Von Hans Georg Möntmann ist außerdem erschienen:

Die Bank als Räuber oder Wie nehmen wir den Kunden aus

Über den Autor:

Hans Georg Möntmann, geboren 1945, ist Unternehmensberater und freiberuflich als Wirtschaftsjournalist für Printmedien und Fernsehen tätig. Er lebt in Iserlohn.

Hans Georg Möntmann

Vorsicht, Arzt!

Ein Ratgeber für Patienten

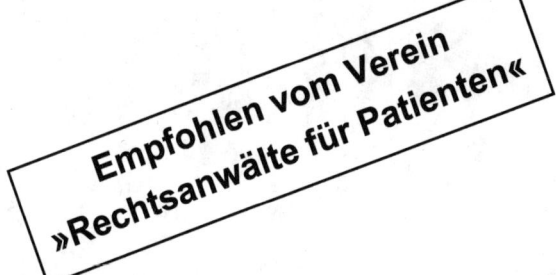

Knaur

Besuchen Sie uns im Internet:
www.knaur.de

Mit einem neuen Vorwort versehene vollständige Taschenbuchausgabe 2002
Droemersche Verlagsanstalt Th. Knaur Nachf., München
Copyright © 2000 bei Droemersche Verlagsanstalt Th. Knaur Nachf.,
München
Alle Rechte vorbehalten. Das Werk darf – auch teilweise –
nur mit Genehmigung des Verlages wiedergegeben werden.
Umschlaggestaltung: ZERO Werbeagentur, München
Umschlagabbildung: Artwork by ZERO
Satz: MPM, Wasserburg
Druck und Bindung: Clausen & Bosse, Leck
Printed in Germany
ISBN 3-426-77570-0

2 4 5 3 1

Inhalt

Vorwort zur Taschenbuchausgabe

Als die Erstauflage dieses Buches erschien, glaubte ich, schlimmer könnte es nicht mehr werden – bei dem Zustand, wie sich der Medizinbetrieb darstellte. Es schien sogar Anzeichen für eine Besserung zu geben: Die Verantwortlichen im Gesundheitsministerium zeigten sich verhalten optimistisch; eine gerichtliche Entscheidung zu den Arbeitszeiten der Krankenhausärzte zeichnete sich ab, die den Patienten wesentlich mehr Sicherheit zu bringen versprach, weil sie künftig nicht mehr von übermüdeten Ärzten operiert werden würden. Es gab sogar ärztliche Verbandsfunktionäre, die bereit schienen, über die Grenzen ihres Geldbeutels hinauszuschauen. Staatsanwälte schärften ihre Waffen, um Bestechlichkeiten nachzugehen, und in den Kassenärztlichen Vereinigungen, diesen Verwaltungs- und Vermögensverteilungskröpfen mit dem Hang zur Selbstbedienung, wackelten gerade die Stühle jener Bosse, die es allzu arg getrieben hatten.

Doch die Hoffnung war vergebens. Vermehrt erhielt ich Berichte über ein Phänomen, das als »Blutige Chirurgie« traurige Berühmtheit erlangt hat: Weil die Krankenhäuser pauschal bezahlt werden, egal, wie lange die Patienten bei ihnen bleiben, entlassen die Ärzte den Kranken mitunter früher, als es ihm gut tut. Motto: Je früher einer nach Hause kommt, umso höher ist der Profit.

Und wenn sich im Krankenhaus gezeigt haben sollte, dass ein Patient nicht nur unter einer, sondern noch unter einer weiteren Krankheit leidet, wird der Kranke ebenfalls gern nach Hause geschickt. Er kann ja wiederkommen. Das nennt man den Drehtüreffekt. Meinem Schwiegervater jedoch blieb keine Zeit mehr für solche Spielchen.

Der war hochbetagt und ein Pflegefall. Trotzdem lebte er noch zu Hause. Zunächst hatte er nur unter einem schweren Pilzbefall an der großen Zehe gelitten, die ihm erhebliche Schmerzen bereitete, weil inzwischen die Knochenhaut angegriffen war. Der herbeigerufene Hautarzt erkannte die Krankheit in ihrer Schwere nicht, weder medikamentierte er sie ausreichend noch versorgte er sie professionell. Das geschah erst ambulant, auf Veranlassung der Ärzte einer psychiatrischen Klinik, in die der fast Neunzigjährige wegen Depressionen aufgenommen worden war.

Verlegt in eine Augenklinik, wo er wegen seiner zunehmenden Erblindung operiert wurde, klagte der alte Mann weiter über Schmerzen am Fuß – möglicherweise wegen der wohl nicht ausgeheilten Knochenhautentzündung, möglicherweise wegen eines Gefäßverschlusses.

Die Chirurgen des Kreiskrankenhauses weigerten sich jedoch, den alten Mann in ihrer Abteilung weiterzubehandeln. Auf meine Intervention hin bekam ich etwas von »Kostenfrage« zu hören, der zuständige Sachbearbeiter der Krankenkasse versprach, die Sache zu regeln. Das half wohl nichts, denn die Chirurgen untersuchten den Mann zwar, schickten ihn aber nach Hause. Das war an einem Samstag.

Am Sonntag schrie der Kranke wegen der unerträglichen Schmerzen an seinem Fuß so sehr, dass er wegen Schocks zu kollabieren drohte. Per Sanitätswagen ließ ich ihn ins nächste Krankenhaus bringen. Dort entfernte ihm der Chirurg einen lockeren, entzündeten Knochensplitter. Trotzdem konnte er seinem Patienten letztlich nicht helfen. Kurz nach seinem neunzigsten Geburtstag verstarb mein Schwiegervater. Seitdem frage ich mich, ob eine Weiterbehandlung im Kreiskrankenhaus dem Mann, dessen Lebenszeit ohnehin bemessen war, diese Schmerzen nicht erspart hätte.

Etwa zur gleichen Zeit bat Christine P. um Hilfe. Die bedauernswerte Frau schlägt sich seit fünfzehn Jahren mit den Folgen einer mangelhaften Operation am linken Mundbogen herum. Damals musste eine entzündete Speicheldrüse entfernt werden. Die Wunde heilte nicht ab, weil sich ein Fremdkörper, möglicherweise ein Stück Nahtmaterial, darin entzündete. Seitdem zieht die Patientin von Krankenhaus zu Krankenhaus, ohne dass ihr irgendjemand nachhaltig helfen konnte. Auf einer Deutschlandkarte hat sie eingetragen, wohin sie sich in ihrer Not bereits gewendet hat, es sind Krankenhäuser und Ambulanzen in Kiel, Lübeck, Hamburg, Bremerhaven, Oldenburg, Bremen, Berlin, Hannover, Osnabrück, Minden, Braunschweig, Münster, Bielefeld, Dortmund, Essen, Duisburg, Düsseldorf, Köln, Aachen, Bonn, Siegen, Marburg, Gießen, Frankfurt/Main, Wiesbaden, Mainz, Würzburg, Mannheim, Heidelberg, Saarbrücken, Karlsruhe, Stuttgart, Tübingen, Ulm und München.

Inzwischen hat sich in ihrem Mund ein multiresistenter Keim angesiedelt, der die Behandlungsmöglichkeiten kompliziert, hinzu kommt eine Unverträglichkeit gegen Antibiotika. Bereits im Jahr 1994 stellte die Ärztezeitung *Der Kassenpatient* den Fall der geplagten Frau als Beispiel dafür vor, wie mit Patienten *nicht* umgegangen werden soll. Schon gar nicht in der abschätzigen Art und Weise, mit der Christine P. immer wieder begegnet wurde. Einmal hatte sie es mit einem Arzt zu tun, der sich einfach weigerte, »den Mist, den andere gebaut haben, zu reparieren«. Andere unterstellten ihr Simulation oder meinten schlichtweg, sie litte wohl am Münchhausen-Syndrom. So nennt man einen psychischen Defekt, der die Betroffenen zwingt, sich durch Krankheit Bedeutung zu verschaffen und durch ärztliche Behandlung Zuneigung zu erschleichen. Eine Vielzahl ärztlicher Atteste bestätigt jedoch, dass bei Christine P. eine objektiv existierende Krankheit vorliegt.

Und selbst wenn sie psychisch krank wäre, macht das den Skandal nicht kleiner: Warum ergriffen die vielen Ärzte, mit denen sie es im Lauf der Zeit zu tun hatte, keine Maßnahmen, um die Frau auf den richtigen therapeutischen Weg zu bringen?

Was wie ein tragischer Einzelfall wirken mag, erscheint in einem anderen Licht, wenn man sich nur an ein paar Beispielen aus der jüngsten Zeit vor Augen hält, wie es generell um den Umgang mit Patienten bestellt ist:

- In Düsseldorf ermittelte die Staatsanwaltschaft gegen zwei Augenärzte, die an bis zu zwölfhundert Patienten illegal klinische Experimente durchgeführt hatten, um zu testen, ob bei Augenoperationen auf Antibiotika verzichtet werden kann. Eine Vielzahl von Patienten infizierte sich daraufhin mit gefährlichen Erregern, mindestens zwei verloren ein Auge. Kein Patient hatte seine Einwilligung zu den Experimenten gegeben.
- In Aachen soll ein Herzspezialist mindestens zwanzig Patienten mit Hepatitis B infiziert haben; in Fulda soll ein hepatitis-infizierter Neurochirurg trotz seiner Krankheit fünfzehn Jahre lang gearbeitet haben.
- Selbst Massenschädigern wird nicht das Handwerk gelegt. So in München, wo der Chefarzt einer Privatklinik gleich wegen mehrerer Schadensersatzforderungen vor dem Kadi steht. Doch die mit dem Fall ebenfalls befasste Ärztekammer hat als einzige Sanktion ein paar Gespräche mit ihm geführt.

Aber nicht nur solche schlimmen Schicksale scheinen kein Ende zu nehmen, auch Bestechungsskandale gibt es wieder und wieder. So sollen sich über dreitausend Klinikärzte von einem Pharmaunternehmen haben alimentieren lassen. Diesmal hat der Skandal aber eine neue Qualität: Während sich die Ärzte beim Herzklappenskandal noch damit herausreden konnten, sie hätten ja nur Material für ihre Behandlung und Forschung erhalten, geht es jetzt um Cash auf die Kralle und um schöne Reisen als Lohn für das Verschreiben bestimmter Arzneien. Um die jahrzehntealte, gut eingespielte Beeinflussungstechnik also.
Und das Arbeitszeiturteil des Europäischen Gerichtshofs vom Oktober 2000? Zunächst schien es ein wichtiger Erfolg zu sein, denn die Ärzte dürfen nun nicht mehr gezwungen werden, bis zu

achtundvierzig Stunden hintereinander in den Krankenhäusern Dienst zu machen. Kritiker dieser Praxis sagen, nach achtzehn Stunden am Operationstisch sei ein Chirurg genauso unzurechnungsfähig, als hätte er eine Flasche Wodka hinuntergestürzt – die Klinikchefs hat es nicht gekümmert. Es kümmert sie auch weiterhin nicht, denn meist ignorieren sie das Urteil einfach und reden sich auf Ärztemangel und Kostenexplosion hinaus.

Im Jahr 2001 häuften Deutschlands Kliniken einen Verlust von 5 Milliarden Euro an. Kenner der Szene haben den staatlichen oder halbstaatlichen Häusern allerdings vorgerechnet, ihre Strukturen würden die Verluste geradezu herbeizwingen, während private Kliniken, die sich auf bestimmte Verfahren spezialisiert haben, etwa auf Hüftoperationen, gute Gewinne schreiben. Aber das ist den Klinikchefs weitgehend egal, denn sie können auf die Profilierungssucht der Lokalpolitiker vertrauen, die gern über den Etat möglichst vieler Krankenhäuser entscheiden, in deren Verwaltungsräte sie sich haben wählen lassen.

Gegen die Fälschungen in der medizinischen Forschung wird immer noch viel zu wenig getan. Als zum Beispiel der Skandal um gefälschte Forschungsergebnisse in der Krebstherapie ruchbar wurde, drohten die Aufsichtsbehörden den Verantwortlichen massive Sanktionen an. Die Deutsche Forschungsgemeinschaft setzte sogar eine Kommission ein – verlor dann aber offenbar schnell jegliche Motivation, für eine kurzfristige Klärung des Falls zu sorgen. Ein Kommissionsmitglied, der Krebsforscher Professor Dr. Dieter Werner, sagt über das zögerliche Verhalten der Deutschen Forschungsgemeinschaft: »Vermutlich hat man einen Schrecken gekriegt, dass in der medizinischen Forschung so viele Fälle zu finden sind, wenn man danach sucht – und beschlossen, das lieber kleinzuhalten.« Die Deutsche Forschungsgemeinschaft ist jene Institution, die unter anderem damit beauftragt ist, Forschungsinstituten Geld aus dem Steuersäckel zuzuweisen.

Ärzteopfer müssen immer noch jahrelang um Schadensersatz kämpfen. Der Streit um den Ausgleich der Schäden, die der Essener Pathologe Professor Kemnitz angerichtet haben soll (siehe »Eine unheimliche Karriere« in Kapitel 5), dauert immer noch an.

Die Krankenkassen verschleudern weiterhin das Geld der Versicherten. Für ihre Verwaltung geben die gesetzlichen Krankenkassen im Durchschnitt 5 Prozent der Einnahmen aus – doppelt so viel, wie sie bundesweit für Zahnersatz ausgeben. Dabei gibt es besonders sparsame und besonders ausgabefreudige Kassen: Während die Betriebskrankenkasse Ost im Jahr 2000 mit 86,41 Euro pro Versicherten auskam, steckte die Landwirtschaftskrankenkasse Ost 211,16 Euro pro Versicherten in die Verwaltung.

Auch die Politik bekleckert sich nicht gerade mit Ruhm. Kanzler Schröder beispielsweise hat es eingefädelt, dass die Pharmaindustrie sich mit einer Gabe von 200 Millionen Euro von der Verpflichtung freikaufen konnte, die Preise für Medikamente zu senken. Unterstützt wurde er dabei übrigens von den Gewerkschaften, die um Arbeitsplätze fürchteten.

Somit ist die Richtung klar: Es geht den Politikern nicht um die Gesundheit der Menschen, sondern ihre Sorge gilt der Qualität des Pharmastandorts Deutschland.

Gute Besserung, Pharma-Republik!

Hans Georg Möntmann

Einleitung

Alle leiden: die Patienten, die Ärzte, die Verwaltungsleute, die Politiker. Die Patienten, weil sie nie sicher sein können, wem sie in die Hände fallen und ob sie wirklich die bestmögliche Behandlung bekommen. Die Ärzte, die sich unterbezahlt, gegängelt und ausgenutzt fühlen und es auch oft genug sind. Die Verwaltungsleute, weil ihnen das Geld fehlt zur Renovierung der Krankenhäuser, für die Einstellung neuer Ärzte, für den Einkauf von Medizintechnik und Material oder für die Bereitstellung von Medikamenten und Hilfsmitteln. Die Politiker, weil jeder ihrer Versuche, Durchblick und Ordnung zu schaffen in diesem chaotischen Gesundheitssystem, unweigerlich im Widerstreit der verschiedenen Interessenlager versandet. Alle klagen übereinander, gegeneinander, voreinander und miteinander.

Nur einer Gruppe geht es gut: den Funktionären, die auf den Geldtöpfen sitzen.

Die Folge: Missstände, wohin man blickt. Ärztliche Fehlleistungen sind längst keine Ausnahme mehr. Drei Fakten dazu:

- Eine Stichprobe ergab, dass über drei Viertel aller zahnärztlichen Untersuchungen zur Vorbereitung einer Gebisssanierung fehlerhaft waren.
- Seit Jahren stellen die Ärztekammern bei Röntgenaufnahmen eine Fehlerquote von rund 30 Prozent fest.
- Jährlich holen sich 800 000 Menschen in deutschen Kliniken eine Infektion.

Die Folge: Die Zahl der Arzthaftungsprozesse steigt kometenhaft an. Selbst um die Pflege ist es trotz des »Jahrhundertwerks« Pflegeversicherung schlechter denn je bestellt. Bei den Aufsichtsbehörden setzt sich nur sehr zögerlich die Erkenntnis durch, dass es sich bei den oft beklagten unmenschlichen Zuständen in Alten- und Pflegeheimen um Tatsachen und nicht etwa um Phantasieprodukte hypersensibler Angehöriger handelt.

Dieses Buch berichtet davon, wohin es unser Gesundheitssystem gebracht hat. Die medizinisch-technischen Möglichkeiten sind heute zwar besser denn je, aber trotzdem verringert sich die Qualität der Versorgung von Jahr zu Jahr. Das muss nicht sein, und doch folgt es einer beklemmenden Logik, denn diese Mängel sind im System angelegt.

Dieses Buch zeigt, wie bislang noch jeder Versuch zur Besserung dem Kräftespiel der beteiligten Akteure zum Opfer gefallen ist. Es erzählt von Patienten, die in die Kostenfalle geraten. Von Ärzten, die Abrechnungen manipulieren, weil sie anders nicht über die Runden zu kommen glauben; die ausgebrannt sind und für sich keine Perspektive mehr sehen. Von gedankenlosen Bürokraten und von einem medizinisch-industriellen Komplex, der die Kosten in die Höhe schraubt und die Menschlichkeit vertreibt. Von so genannten Kunstfehlern und gequälten Patienten, die jahrelang um ihr Recht klagen müssen, und von Wehrlosen, die vernachlässigt und misshandelt werden. Schlimmer kann es wohl kaum noch werden.

Doch wie stets in solchen Situationen beginnt vielerorts ein Umdenken, begeben sich Berufene wie Nichtberufene auf die Suche nach neuen Konzepten. Auch solche Ansätze beschreibt dieses Buch, und es zeigt sich, dass die Kostenexplosion gebremst und die allgemeine medizinische Versorgung deutlich verbessert werden könnten, wenn sich alle Beteiligten endlich auf die notwendigen Maßnahmen verständigen würden. Den Willen zur Einigung vorausgesetzt, hat unser Gesundheitswesen durchaus eine Zukunft.

Bis es so weit ist, hilft alles Klagen und Jammern nichts. Darum müssen die Schwächsten in diesem System in die Lage versetzt werden, sich zu wehren und sich ihr Recht notfalls zu erkämpfen. Die Schwächsten – das sind die Patienten. Ihnen bietet der letzte Teil dieses Buches einen ausführlichen Patientenratgeber mit den wichtigsten Tipps, Informationen und Adressen, wo sie tatkräftige Unterstützung für den Fall der Fälle bekommen.

1.

Die Patienten

Patienten in der Kostenfalle

Als sie morgens im Bad nach einem Cremetöpfchen greifen will, fällt es ihr aus der Hand. »Nanu«, denkt sie, »da ist mir der Arm eingeschlafen.« Sie wundert sich nur, dass sie nicht dieses vertraute Kribbeln spürt. Stattdessen hat sie ein Taubheitsgefühl, es gelingt ihr nicht, mit der linken Hand etwas festzuhalten. Und sie denkt, dass sie in diesem Zustand nicht in die Schule gehen kann, wo sie Hauswirtschaftskunde und Textiles Gestalten unterrichtet. Es ist sieben Uhr.

Monika Repke aus dem westfälischen Hemer bittet ihren Mann, einen Termin beim Hausarzt auszumachen. Die Sprechstundenhilfe bietet ihr an, gleich in die Praxis zu kommen. Dort geschieht etwas Mysteriöses, denn fortan scheint es zwei Ebenen der Wirklichkeit zu geben. Einerseits wird Frau Repke nämlich sofort untersucht – so später die erste Aussage des Arztes vor dem Landgericht Hagen –, andererseits muss sie aber – so eine weitere Einlassung des Mediziners – bis kurz nach neun Uhr warten. Sie selbst und ihr Mann erinnern sich nur an die Warterei.

Wie dem auch sei, schließlich wird die Patientin untersucht, von der noch niemand weiß, dass sich in ihrem Kopf eine Blutung ereignet hat. Befund des Arztes: wahrscheinlich ein Adernverschluss im Arm. Zur weiteren Diagnostik und Behandlung schreibt er ihr einen Überweisungsschein für die Lungenklinik am Ort. Dort praktiziert ein Gefäßchirurg, der in der Behandlung derartiger Verschlüsse erfahren ist. Außerdem ist die Lungenklinik mit allem diagnostischen Gerät ausgestattet, nach dem eine ambitionierte Ärzteschaft strebt. Unter anderem auch mit einem

Computertomographen (CT), einem Gerät, mit dem sich zum Beispiel Blutungen im Gehirn mit hoher Sicherheit aufspüren lassen. Termin für die Untersuchung: viertel nach elf.

Zurück in ihrer Wohnung, wo sie die Zeit bis zu diesem Untersuchungstermin überbrücken will, bespricht Frau Repke sich mit einer Freundin, einer Krankenschwester. Die rät ihr, besser sofort ins Krankenhaus zu fahren: »Damit ist nicht zu spaßen.«

Wie Recht sie damit hat, beweist sich sogleich: Als Monika Repke sich ins Auto setzen möchte, bemerkt sie, dass sie ihre Beine nicht mehr koordiniert bewegen kann. Am Krankenhaus angelangt, kommt sie kaum aus dem Auto heraus; man muss sie auf einer Trage ins Behandlungszimmer bringen. Es war kurz vor elf Uhr am 7. September 1993. Kurz nach elf Uhr schließt der Gefäßchirurg, zu dem sie überwiesen wurde, eine Operation ab und befasst sich mit Frau Repke. Offenbar auf die Diagnose »Gefäßverschluss im Arm« festgelegt, kommt das Krankenhauspersonal tragischerweise nicht auf den Gedanken, dass die Lähmungserscheinungen möglicherweise auf etwas viel Schlimmeres hindeuten – in diesem Fall auf die Blutung eines Angioms, einer geschwulstartigen Neubildung von Blutgefäßgewebe, im Gehirn.

Dem Chirurgen scheinen aber Zweifel gekommen zu sein, denn er ruft den einweisenden Hausarzt an. Noch während die beiden Ärzte miteinander telefonieren, so berichtet der Ehemann, verzieht sich der linke Mundwinkel seiner Frau nach unten – für Fachleute ein deutlicher Hinweis auf wahrscheinlich dramatische Vorgänge im Gehirn. Der Ehemann informiert den Chirurgen, dieser wechselt noch ein paar abschließende Worte mit dem Hausarzt, schaut sich die Frau an – und sorgt dafür, dass sie in die Hemeraner Paracelsus-Klinik gebracht wird.

Später, bei der Gerichtsverhandlung, wird der Hausarzt vortragen lassen, der Chirurg habe ihn am Telefon von der neuen Situation unterrichtet, dass nämlich ein apoplektischer Insult aufgetreten sei, was er als Zweitdiagnose in das Patientenblatt übernommen habe. Diese Aussage war notwendig geworden, weil dem Anwalt von Frau Repke aufgefallen war, dass auf dem Karteiblatt zwei Eintragungen mit unterschiedlichem Schreibstift vorgenommen worden waren – einmal der falsche Befund über den Verschluss der Ader im Arm und zum Zweiten der Verdacht auf »apoplektischen Insult« – ein Sammelbegriff für Schlaganfall. Dahinter verbergen kann sich sowohl ein Gehirninfarkt, bei dem ein Blutpfropf eine Arterie verstopft, so dass die Nervenzellen nicht mehr ausreichend mit Sauerstoff versorgt werden und absterben, als auch eine Gehirnblutung, bei der eine Ader platzt, so dass das austretende Blut zusammen mit dem erhöhten Innendruck die Nervenzellen gleichfalls unwiderruflich abtötet.

In 80 Prozent der Fälle handelt es sich beim Schlaganfall um einen Infarkt, in 20 Prozent um eine Blutung. Die Behandlung ist unterschiedlich: Beim Infarkt sind gerinnungshemmende Mittel angebracht, chirurgische Eingriffe sind nicht unbedingt notwendig. Bei einer Blutung hingegen muss so schnell wie möglich operiert werden, um sie zu stoppen, dem Innendruck im Hirn entgegenzuwirken und die bereits in das Nervengewebe eingedrungenen Blutgerinnsel zu entfernen. Ob ein Infarkt oder eine Blutung vorliegt, kann allerdings niemand mit Sicherheit wissen, ohne zuvor per Computertomograph in den Schädel hineingeschaut zu haben.

Aber anstatt sofort eine Tomographie durchzuführen, überweist sie der behandelnde Arzt an ein Krankenhaus, das über das notwendige Gerät gar nicht verfügt. Die Paracelsus-Klinik muss ihre Patienten für diese Untersuchung zu aushäusigen Spezialisten schicken – wertvolle Zeit geht dabei verloren.

Die Aufnahmeärztin der Paracelsus-Klinik sah keinerlei Veranlassung, die Tomographie sofort durchführen zu lassen. Sie erkannte, so die Krankenakte, auf Hirninfarkt. Dass sie sich damit dramatisch irrte, zeigte das am nächsten Tag dann doch noch durchgeführte Computertomogramm, worauf man Monika Repke auf der Stelle ins Bochumer Knappschaftskrankenhaus transportierte. Dort räumten die Chirurgen die Blutgerinnsel aus und schnitten auch gleich ein zweites Angiom weg, das ebenfalls zu platzen drohte.

Seit dieser Zeit ist die früher äußerst aktive Lehrerin ein Pflegefall – geistig zwar voll da, aber in ihrer Bewegungsfähigkeit so behindert, dass sie nicht mehr ohne Hilfe gehen kann. Da sie arbeitsunfähig ist, wurde sie im Alter von knapp fünfzig Jahren in Rente geschickt. Die damit verbundenen Einkommenseinbußen stellen ihre Familie, die wegen einer Hausrenovierung aufgenommene Kredite abzahlen muss, vor enorme finanzielle Probleme. Daher gewährte ihr das Landgericht Hagen, vor dem Frau Repke auf Schadensersatz klagte, auch Prozesskostenhilfe.

Allerdings verlor sie den Prozess, weil ein Gutachter feststellte, dass die Computertomographie zwar zweifelsohne zu spät erfolgte, die Hirnschädigung aber zu dem Zeitpunkt, als eine korrekte Diagnose frühestens möglich war, schon zu weit vorangeschritten gewesen sei, als dass eine Operation die Folgen hätte vermindern können.

Allerdings ist Monika Repke nicht die Einzige, bei der ein CT erst viel zu spät gemacht wurde. Johanna Richter wurde ebenfalls in die Paracelsus-Klinik gebracht, ebenfalls mit einer Hirnblutung. Sie bemerkte die ersten Symptome gegen Mitternacht, kurz nach dem Ende einer kleinen Familienfeier. Lebenslustig, wie sie nun einmal war, hatte sie ein paar Gläser Wein getrunken, war aber, so ihr Mann Georg, nicht betrunken: »Ich kenne doch meine Frau, wenn sie zu viel getrunken hat!«

Als Johanna Richter sich im Schlafzimmer auf die Bettkante setzte, sank sie plötzlich, ohne einen Laut von sich geben zu können, stocksteif und in einer unnatürlich wirkenden Haltung nach hinten und blieb reglos und nicht ansprechbar liegen. Um ihre Augen bildeten sich blaue Schatten, ähnlich wie Blutergüsse nach einem heftigen Schlag aufs Auge – ein »Veilchen«. Kurz darauf begann die Frau heftig zu würgen, wobei sie den gesamten Mageninhalt erbrach, eine Mischung aus Magensäure, Wein und Essensresten. Georg Richter war sofort hoch alarmiert.

Er erinnerte sich, dass seine Frau ähnliche Symptome gezeigt hatte, als sie vor fünfundzwanzig Jahren eine Hirnblutung hatte – dieselben Krämpfe, dieselbe Bewusstlosigkeit und auch diese rasch auftretende und ebenso rasch wieder vergehende Verschattung der Augenränder.

So sorgte er dafür, dass sofort ein Notarzt gerufen wurde, der vielleicht im ersten Moment glauben mochte, es hier mit einer Volltrunkenen zu tun zu haben, bei der Schilderung der Symptome aber doch hellhörig wurde. So stellte er die Diagnose »Verdacht auf Schlaganfall« und sorgte für die Einlieferung ins Paracelsus-Krankenhaus. Der Ehemann folgte dem Notarztwagen im eigenen Fahrzeug und war auch dabei, als die Ärztin die Eingangsuntersuchung vornahm.

Obwohl Georg Richter die Ärztin mehrfach auf die Symptome aufmerksam machte, die auf einen dramatischen Vorfall im Gehirn hinwiesen, und obwohl er schilderte, dass seine Frau vor fünfundzwanzig Jahren dieselben Symptome schon einmal gezeigt hatte, ließ die Ärztin keine sofortige Computertomographie machen. Stattdessen ermahnte sie den Ehemann, darauf zu achten, dass seine Frau nicht so viel trinke, verlegte die Patientin aber trotzdem in die Intensivabteilung.

Was Georg Richter erlebte, nachdem er am nächsten Morgen in höchster Sorge wieder ins Krankenhaus geeilt war, schilderte er in einem Beschwerdebrief an die Krankenhausleitung so:

»Die Aufnahmeärztin hatte noch bis um zehn Uhr Dienst. Auch diesmal brachte ich vor, dass nicht der Alkohol, sondern etwas anderes der Grund für den Zustand meiner Frau sein müsse. Da dies keinen Erfolg brachte, verlangte ich den Chefarzt der Klinik zu sprechen.

Der Chefarzt traf gegen zwölf Uhr ein und sagte mir, ich könne in rund eineinhalb Stunden, also gegen 13.30 Uhr, mit der ablösenden Ärztin reden. So fuhr ich wieder unverrichteter Dinge (…) zurück. Als ich wieder in der Paracelsus-Klinik eintraf, erfuhr ich, dass meine Frau mittlerweile in die Lungenklinik in Hemer gebracht worden war. Dort wurde endlich eine Computertomographie durchgeführt (…) Ferner wurde mir mitgeteilt, dass meine Frau per Hubschrauber in das

Knappschaftskrankenhaus nach Bochum-Langendreer verlegt worden sei. Der Grund dieser Verlegung war akutes Hirnbluten!«

Georg Richter bat die Klinikleitung noch, die »in meinen Augen arrogante Ärztin wirklich dahingehend zu belehren, hin und wieder auf andere Menschen zu hören und nicht zu sagen, sie habe keinen medizinischen Unterricht nötig.«

Auf solche Briefe müssen Krankenhausverwaltungen reagieren; allein schon, damit ihnen später nicht unterstellt werden kann, sie hätten durch Stillschweigen Fehlverhalten zugegeben. Und so setzte sich Jörg Buchloh hin und diktierte einen Antwortbrief. Buchloh war der kaufmännische Leiter der Paracelsus-Klinik in Hemer und ist seit Anfang 2000 stellvertretender Finanzdirektor eines Konzerns, der die Klinik in Hemer und weitere Krankenhäuser betreibt: die Paracelsus Kliniken Deutschland GmbH. Jörg Buchlohs Antwortschreiben sagt erfreulich klar, warum eine möglicherweise lebensrettende Diagnostik mitunter nur zögerlich eingesetzt wird. Die Gründe, die er nennt, dürften nicht nur an diesem Krankenhaus eine wichtige Rolle spielen, sondern auch an vielen anderen Kliniken.

Selbstverständlich versicherte Jörg Buchloh zunächst, dass der Ärztin kein Fehler vorgeworfen werden könne: »Für ein sofortiges CT ergab sich in den ersten 10 Stunden des stationären Aufenthalts kein Grund, weil sich aufgrund der Alkoholisierung der Patientin Hinweise auf eine Hirnblutung erst nach ca. 10 Stunden ergeben haben.« Das Zeitfenster zur erfolgreichen Behandlung eines frischen Schlaganfalls liegt bei drei Stunden. Dann schrieb er folgende aufschlussreiche Zeilen:

»Die Entwicklung bei Ihrer Frau ist sicherlich bedauerlich, Sie werden aber verstehen, dass vor dem Hintergrund nicht unbegrenzt zur Verfügung stehender Mittel in der Krankenversorgung oder, um es drastischer zu sagen, in Zeiten äußerst knapper Mittel für Krankenhäuser und Krankenversicherte, wir nicht bei jedem Patienten die volle Diagnostik durchführen können, die der Patient vielleicht für geboten hält.

Ein CT des Kopfes kostet einige hundert Mark, und diese Kosten muss das Krankenhaus bezahlen. Es vorsorglich bei jedem Patienten, der mit einer scheinbar anderen Diagnose in das Krankenhaus kommt, durchzuführen, ist für ein Krankenhaus nicht finanzierbar. Es sei denn, Sie als Patient würden entsprechend höhere Krankenversicherungsbeiträge dafür tragen.

Selbstverständlich werden Sie darauf antworten, dass Sie gern für die Gesundheit Ihrer Frau mehr Geld bezahlen würden.

Wir bewegen uns jetzt jedoch in einer politischen Diskussion um Dinge, die medizinisch machbar, vielleicht auch sinnvoll erscheinen, und Dinge, die die Politik und damit Ihre Krankenkasse bereit sind zu bezahlen. Und Sie werden verstehen, dass wir als Krankenhaus nur das medizinisch leisten können, was wir auch bezahlt bekommen.

Vor diesem Hintergrund bitte ich Sie, das Verhalten der Dienst habenden Ärztin nicht als Arroganz, sondern als verantwortungsvollen Umgang mit Ihren Krankenkassenbeiträgen zu sehen.«

Doch in diesem Fall ging es erst gar nicht darum, ob Georg Richter es lieber gesehen hätte, dass die Klinik einen verantwortungsvollen Umgang mit seinen Kassenbeiträgen anstrebt oder ob er es nicht doch vorgezogen hätte, dass das Gesundheitssystem insgesamt einen verantwortungsvollen Umgang mit seiner Frau anstrebt. Das war hier gar nicht die Frage. Denn – und das bestätigt auch der Verwaltungsdirektor in seinem Schreiben eindeutig: »Frau Richter (...) war mit dem Notarzt unter Verdacht auf ›Apoplex‹ gekommen.« Apoplex bezeichnet in der medizinischen Fachsprache einen Schlaganfall. Die Ärztin war also vom Notarzt eindringlich auf die Gefahr hingewiesen worden und in ihrer Beurteilung der Situation nicht allein auf die sicher sehr aufgeregt vorgebrachten Schilderungen des Ehemannes angewiesen.

Bei Verdacht auf Schlaganfall aber gibt es medizinisch eindeutige Prioritäten, wie sie zum Beispiel in der »Leitlinie für die regionale Primärversorgung von Patienten mit Schlaganfällen« der hessischen Ärztekammer festgehalten sind. Die schreibt unmissverständlich vor, dass in solchen Fällen sofort eine Computertomographie vorgenommen wird; nachzulesen im *Hessischen Ärzteblatt*, Ausgabe 9 aus dem Jahr 1995: »Der Patient kommt unter dem Bild einer spontan und apoplektiform in der Art eines Schlaganfalls aufgetretenen neurologischen Notfallsituation in die Klinik. Er hat starke Kopfschmerzen und/oder Bewusstseinsstörungen und/oder neurologische Ausfälle sowie häufig einen stark erhöhten Blutdruck (...) Die oben genannte Situation erfordert eine sofortige Computertomographie.«

Der Verdacht des Notarztes, die Schilderungen des Ehemannes, die fünfundzwanzig Jahre zuvor bereits überlebte Hirnblutung – hätte die Ärztin da nicht alarmiert sein müssen? Alarmiert genug, um im nächsten Krankenhaus, das über einen Computertomographen verfügt, selbst mitten in der Nacht um Beistand zu bitten, statt Wirtschaftlichkeitserwägungen anzustellen?

Patienten unerwünscht –
abgewiesen und weitergeschickt

»Im Wartezimmer liegt irgendein Vollgedröhnter!« Als Marion K. (Name geändert) diese abschätzige Bemerkung über ihren Mann vernahm, der ohnmächtig im Wartezimmer der Ambulanz eines Hamburger Klinikums mit dem Tod rang, drehte sie durch. Sie schrie und tobte, bat den anwesenden Arzt schließlich unter Tränen um Hilfe – und nichts geschah. Marion K.: »Erst als ich ihn auf seinen hippokratischen Eid aufmerksam machte, holte der Mediziner einen Kollegen.« Der diagnostizierte dann hoch Gefährliches: eine Herzmuskel- und -beutelentzündung. Wird auf dieses Krankheitsbild nicht blitzschnell reagiert, ist der Patient meist verloren. Karsten K. kam auf die Intensivstation, wo die Ärzte sein Leben retten konnten. Dem Mediziner, der in der Ambulanz so teilnahmslos auf die Not eines kranken Menschen reagierte, ist ebenso wenig passiert wie der Krankenschwester an der Pforte des Krankenhauses, die zwar mitbekommen hatte, wie der Mann vor der Tür zusammenbrach und sich dort übergab, sich aber weigerte, Hilfe zu holen. Stattdessen verlangte sie von der geschockten Marion K. sogar, sie solle den Bewusstlosen in die Ambulanz schleppen. Erst auf die Frage, wie das denn gehen solle, eine zierliche Frau und ein zwei Meter großer, sportlich durchtrainierter, ohnmächtiger Mann, gab man ihr einen Rollstuhl als Transportfahrzeug.

In Köln schickten Krankenhausärzte eine Mutter und ihr zehn Monate altes Kind nach einer flüchtigen Untersuchung nach Hause. Die beiden waren gekommen, nachdem der Bub mitsamt seiner Lauflernhilfe neun Stufen einer Treppe heruntergefallen war. Gott sei Dank gab sich die Mutter mit der flapsigen Bemerkung des Arztes, es sei ganz normal, dass das Kind nach dem Sturz die Hosen voll habe, nicht zufrieden, sondern ließ es in einem zweiten Krankenhaus noch einmal durchchecken. Dort wurden dann eine Gehirnerschütterung und der Bruch des linken Schlüsselbeins festgestellt.

In Essen starb ein 34-Jähriger, nachdem der Notaufnahmearzt statt eines beginnenden Herzinfarkts lediglich »Hyperventilation bei Herzangst« diagnostizierte. Er schrieb sogar in den Behandlungsschein, eine Therapie sei nicht erforderlich. Dabei versäumte der Arzt, eine wichtige Untersuchung durchzuführen, den Kreatin-Kinase-Test, der nur 15 Minuten Zeit erfordert, einen beginnenden Herzinfarkt zweifelsfrei nachweist und in solchen Fällen zum Standardrepertoire der Medizin gehört. Wenige Stunden später erlitt der Patient zu Hause den tödlichen Zusammenbruch.

Nicht einmal ins Krankenhaus hinein kam ein Frankfurter Bürger, der sich abends und dazu auch noch an einem Wochenende am Kopf verletzt hatte. Der Pförtner verwehrte dem stark Blutenden den Zutritt, weil die Tür ab 16 Uhr nicht mehr geöffnet werden dürfe. Stattdessen möge der Patient sich doch bitte über eine abschüssige Rampe zur Unfallaufnahme begeben. Dazu musste der zunächst ein Absperrgitter überklettern, danach die Rampe hinunter laufen und einen Fahrstuhl finden, der ihn schließlich in den ersten Stock zur Ambulanz brachte. Mit ihm irrten noch zwei Verletzte, einer mit einer Verbrennung und einer mit einer Platzwunde, durchs Gelände. Der Grund für diesen Irrwitz: Das Krankenhaus versperrt werktags ab 21 Uhr und feiertags ab 16 Uhr alle Zugänge zum Patiententrakt. Dadurch, so verteidigt sich die Klinikleitung, sei die Zahl der Diebstähle um 30 Prozent gesunken. Die Hoffnung Verletzter auf schnellstmögliche Hilfe jedoch um 100 Prozent.

Die Zeitungen sind voll mit derartigen Berichten. Der Tenor: Unwilliges Verwaltungspersonal schikaniert Hilfsbedürftige, und überforderte Ärzte in den Notaufnahmen und Ambulanzen deuten alarmierende Symptome falsch. Oft sind bleibende Schäden oder sogar Todesfälle die Folge.

Riskant kann es auch sein, wenn ein Patient auf die Hilfe der Notarztversorgung angewiesen ist, speziell bei jener Notversorgung, die die Ärzte für die Wochenenden und die Feiertage eingerichtet haben. Dieser Notdienst unterscheidet sich qualitativ sehr von dem, der über die Rettungsleitwachen der Feuerwehren zu erreichen ist. Denn während über die Rettungswachen ausschließlich speziell ausgebildete Rettungssanitäter und Notfallärzte alarmiert werden, die in Chirurgie und Anästhesie ausgebildet sind, kann es beim Notdienst der Ärzte passieren, dass ein Augenarzt, der seit Jahrzehnten keinen Kreislaufpatienten mehr spezifisch behandelt hat, sich plötzlich mit einem Schlaganfall oder Herzinfarkt konfrontiert sieht. Die Mediziner der ärztlichen Notdienste kommen auch nicht mit einem Rettungswagen, der mit allen notwendigen Geräten ausgestattet ist und mit dem die Patienten im Bedarfsfall gleich ins Krankenhaus gebracht werden können, sondern sie kommen mit dem eigenen Auto oder mit dem Taxi, weshalb sie auch »Taxiärzte« genannt werden. Da besteht die Notfallausrüstung häufig aus nicht mehr als dem, was sich in einer alten Arzttasche befindet.

Wenn der ärztliche Bereitschaftsdienst dann auch noch mit zu wenigen Medizinern ausgestattet und schlecht organisiert ist, kann es zu bedrohlichen Entwicklungen kommen. So musste eine 80-Jährige in Hagen geschlagene fünf Stunden auf medizinische Hilfe warten. Die Frau war eines Sonntags gestürzt und hatte sich dabei erheblich verletzt. Der Anruf beim ärztlichen Bereitschaftsdienst kam dort zwar an, blieb aber liegen; selbst nachdem der Ehemann der Verletzten nach einer Stunde Warten noch einmal und nach weiteren Stunden erneut um Hilfe bat. Erst als die Tochter des Hausarztes, der nicht daheim war, beim ärztlichen Bereitschaftsdienst intervenierte, wurde die Frau binnen weniger Minuten aus der Wohnung geholt.

Eine ganze Fallsammlung legten die Münchner SPD-Politiker Barbara Scheuble-Schäfer und Hans-Ulrich Pfaffmann 1997 der

Öffentlichkeit vor. Einer der dramatischsten Fälle ist der einer Frau, zu der erst nach drei Stunden ein Arzt kam. Als er endlich eintraf, war die Frau bereits am Herzinfarkt gestorben.

In München ist die Situation für die Patienten besonders kompliziert, weil die dortige Kassenärztliche Vereinigung eine zentrale ambulante Versorgungsstelle in der Innenstadt eingerichtet hat. Dieses an sich begrüßenswerte Projekt führt dazu, dass nicht mehr in jedem Fall ein Arzt zum Notfallpatienten kommt, sondern von diesem verlangt wird, sich, auf welche Weise auch immer, in die Behandlungsräume zu begeben. Hoffentlich kommt nie jemand, der voller Panik spürt, wie ihn der Infarkt überrollt, in so eine beängstigende Situation.

Aber nicht nur dem ärztlichen Bereitschaftsdienst unterlaufen Fehler. Auch die Rettungsleitstellen und die Polizei patzen mitunter. So blieb in Köln ein Rentner stundenlang unversorgt, obwohl er nach einem Schwächeanfall noch durch Hilferufe und Schläge gegen die Heizungsrohre die Nachbarin hatte alarmieren können. Deren Anruf bei der Polizei blieb allerdings ohne Reaktion. Als es der herbeigerufenen Tochter gelang, die Wohnungstür des Rentners aufzubrechen, war dieser bereits verstorben.

Besonders tragisch, wenn die Notfallversorgung funktioniert, die Krankenhäuser sich aber weigern, den Patienten aufzunehmen. So hatte ein 29-Jähriger, der sich bei einem Sturz schwere Schädelverletzungen zugezogen hatte, sterben müssen, weil sich drei Kölner Kliniken weigerten, das Opfer aufzunehmen. Oder der 14-jährige Bub, der mit dem Fahrrad gestürzt war und sich ebenfalls am Kopf verletzt hatte. Weil ein nur 15 Fahrminuten entferntes Krankenhaus seine Intensivbetten »abgemeldet« hatte, musste der Junge per Hubschrauber in eine wesentlich weiter entfernte Klinik gebracht werden, wo dann jede Hilfe zu spät kam.

Solche Fälle sind gar nicht so selten. Das *Hessische Ärzteblatt* sah sich deshalb 1997 veranlasst, auf die rechtliche Situation hinzuweisen. Danach muss ein Krankenhaus Notfallpatienten auch dann aufnehmen, wenn alle Intensivbetten belegt sind und auch keine freigemacht werden können. Die entsprechenden Richtlinien beruhen auf der Annahme, dass eine schnellstmögliche klinische Versorgung selbst unter widrigen Umständen immer noch größere Aussicht auf Erfolg bietet als die beschränkten Versorgungsmöglichkeiten in einem Krankenwagen oder Hubschrauber. Zudem könne allein der behandelnde Arzt im Krankenhaus ermessen, wo und in welcher Form die Weiterbehandlung erfolgen soll. Leider lassen sich die Notärzte jedoch viel zu oft dazu verleiten, die Abweisungen durch die Krankenhäuser zu akzeptieren.

Aber nicht nur Notfälle, auch »normale« Patienten werden abgewiesen, zum Beispiel ein Mann aus Meerbusch bei Düsseldorf, bei dem der Hausarzt einen faustgroßen Lungenkrebs festgestellt hatte – ein Befund, der eine rasche Operation erfordert. In diesem Fall lehnten jedoch alle Krankenhäuser der Umgebung eine Aufnahme ab, der Patient musste Wochen auf ein freies Bett warten.

Das ist Medizin als Glücksspiel. Ein Spiel, bei dem die Ärzteschaft alle Karten in der Hand hält. Dem Patienten bleibt die Resignation. Wehren kann er sich nur in den seltensten Fällen.

Was soll man Ärzten auch vorhalten, wenn sie einen Patienten zwingen, von Pontius zu Pilatus zu wandern, ohne dass ihm geholfen wird? Eine wahre Odyssee machte ein Mann durch, dem nach einem Squash-Spiel plötzlich das Handgelenk wehtat, weshalb er einen Orthopäden aufsuchte. Diagnose: Sehnenscheidenentzündung. Der Gipsverband brachte allerdings keine Linderung.

Der zweite Arzt spritzte Kortison, worauf die Schmerzen für eine Woche verschwanden. Der Dritte veranlasste eine Röntgenaufnahme, die keine Aufklärung brachte. Der Arzt tippte daher auf etwas mit den Nerven und überwies zu einer Neurologin. Diese, Nummer vier, versuchte es mit Nadelelektroden in den Handballen und der Bemerkung, Männer seien wehleidig. Die Computertomographie beim fünften Arzt, einem Radiologen, war eine

Tortur: Der Versuch, die Hand 20 Minuten unter Anspannung reglos zu halten, führte zu einem zittrigen Krampf, worauf der Patient sich einige Unfreundlichkeiten anhören musste. Da die Aufnahme wertlos, weil verwackelt war, schloss der Radiologe dann doch lieber auf eine Sehnenscheidenentzündung.

Arzt Nummer drei, der die Untersuchung der Hand als Hausarzt steuerte, kommentierte diese Meinung als blödsinnig und schlug eine Operation vor. Begründung: Die Erkrankung ließe sich vielleicht besser am offenen Gelenk diagnostizieren. Der daraufhin herbeigezogene Handchirurg, Arzt Nummer sechs, weigerte sich jedoch, ohne exakte Diagnose zu schneiden, und schickte den Patienten nach Hause. Daraufhin wurde ein Besuch beim Physiotherapeuten, Arzt Nummer sieben, verordnet, allerdings verliefen auch dessen Bemühungen im Sande. Er gab nur einen Diagnose-Tipp ab: federnde Elle, operationspflichtig. Der konsultierte Chirurg (ein anderer als der, bei dem der Patient zuvor schon war) bestritt, dass eine federnde Elle vorlag, und verweigerte die Operation.

Der Besuch bei einem Spezialisten für Handgelenksleiden verlief eher frustrierend. Der ließ sich nämlich nicht blicken; stattdessen applizierte ein Assistent eine Spritze mit der Bemerkung, wenn diese helfe, werde man anschließend den zuständigen Nerv blockieren. Dann wäre der Patient wenigstens seine Schmerzen los. Da der Schmerz aber hartnäckig weiter bohrte, musste sich der Spezialist doch noch selbst bemühen – allerdings nur für die Dauer von einer Minute. Grußlos schaute er auf die mitgebrachten Aufnahmen und befand, es liege nichts Krankhaftes vor. Dann verschwand er ebenso grußlos, wie er erschienen war.

Letzter Rettungsanker war ein Homöopath, inzwischen Arzt Nummer elf. Der setzte eine Spritze mit verdünntem Schlangengift, worauf der Schmerz blieb, dafür aber zusätzlich ein fünfmarkstückgroßer weißer Fleck auf der Haut entstand.

Dann, bei Arzt Nummer zwölf, der Schock: möglicherweise Sudek-Syndrom. Eine Erkrankung der Gelenke, die nach fehlerhafter Behandlung von Knochenverletzungen auftritt und zur endgültigen Versteifung des befallenen Gelenks führt. Zur Diagnose sei ein Szintigramm nötig. Arzt Nummer dreizehn hielt von dieser Theorie nichts.

Dann kam mit Arzt Nummer vierzehn der Höhepunkt der Scharade in Form eines Konzils aus Psychologe, Neurologe, Internist und Orthopäde. Die konnten aber auch nichts feststellen, außer dass es sich hier um einen hoch komplizierten Fall handle.

Schließlich diagnostizierte Arzt Nummer fünfzehn eine ungewöhnlich starke Verkrümmung des Rückgrats als Ausgangspunkt der Krankheit und begann, vom Zentralpunkt der Beschwerden her den Patienten zu behandeln. Mit Erfolg. Drei Jahre nach Beginn seiner Odyssee spürte der Patient schließlich, wie die Schmerzen nachließen. Jetzt will er bald wieder Squash spielen.

So lästig es auch ist, eine solche Ärztetournee mit zweifelhaftem Erfolg zu durchlaufen – mindestens ebenso gefährlich ist es, wenn sich Ärzte um einen Patienten geradezu streiten. Das kann vor allem dann vorkommen, wenn es sich um Privatpatienten in Krankenhäusern handelt, bei denen die Chefärzte vielerlei Handreichungen privat liquidieren können. Da kommen erkleckliche Summen zusammen, die den Chefs ein schönes Leben gestatten. Es sei ihnen gegönnt. Wer aber einmal Gelegenheit hat, hinter die Kulissen zu schauen und zu beobachten, wie sich die honorigen Herrschaften um die Pfennige streiten, der kommt nachhaltig ins Grübeln. So entdeckte der Geschäftsführer eines privaten Klinikkonzerns nach der Übernahme eines bis dahin staatlichen Krankenhauses in den Personalakten zweier Chefärzte ein Bündel anhängiger Klagen. Nicht etwa Klagen von Patienten wegen fehlerhafter Behandlungen – nein, es handelte sich um Klagen, die die Mediziner gegeneinander angestrengt hatten. Weil der eine vom anderen vermutete, er mache ihm die Patienten abspenstig.

Wie so etwas geht, wurde kürzlich in Köln offenbar. Da entschloss sich der renommierte Transplantationsspezialist Professor Otto Drapunt, von der Universitätsklinik Köln nach Oldenburg zu wechseln, um dort ein Transplantationszentrum aufzubauen. Vorher wollte er aber noch in der Universitätsklinik einer Frau, die seit 37 Jahren mit nur einer Herzkammer lebt, eine neue Lunge und ein neues Herz einsetzen. Immerhin befand sie sich an der Spitze der Warteliste, und sobald ein Spenderorgan gefunden worden wäre, hätte sie unters Messer gekonnt. Das geht jetzt aber nicht mehr, weil der ehemalige Chef von Professor Drapunt nicht will, dass dieser noch einmal in Köln operiert. Als Grund führt er an, dass die Nachsorge nicht gesichert sei, schließlich handele es sich bei einer Transplantation um eine Teamleistung. Das neue Kölner Team hat jedoch dramatisch weniger Erfahrung mit der Kombinationstransplantation von Herz und Lunge als das von Professor Drapunt. So fiel die Frau zwischen alle Stühle: entweder eine Operation in Köln mit einem unnötig erhöhten Risiko oder die Anmeldung in einem anderen Transplantationszentrum. Dort rückt sie aber wieder ans Ende der Warteliste – mit ungewisser zeitlicher Perspektive.

Ein Wettbewerbsproblem ganz anderer Art hat sich in Bayern ergeben. Dort versuchte das Sozialministerium zusammen mit der Kassenärztlichen Vereinigung, dem Schwabinger Krankenhaus die Zulassung für Tests zu entziehen, die bei einem Screening notwendig sind, mit dem alle bayerischen Neugeborenen auf eine schwere genetische Erkrankung untersucht werden. Früh erkannt, lässt sich die genetische Zeitbombe entschärfen. Innerhalb der letzten zwanzig Jahre konnte bisher 234 Kindern geholfen werden – was auch für den Staat finanziell Sinn macht, weil die bedrohten Kinder ohne Behandlung früher oder später dem Schwachsinn anheim gefallen und zu Pflegefällen geworden wären.

Nun sollte die Screening-Lizenz einem privaten Labor zugeschanzt werden – und das Untersuchungsverfahren auf dreißig Parameter ausgeweitet werden, mit denen dreißig weitere Erbkrankheiten diagnostiziert werden können. Da es sich dabei aber um Krankheiten handelt, die bisher noch nicht heilbar sind, fragt sich nicht nur der betroffene Krankenhausarzt, Professor Klaus

Gerbitz, welches Interesse der bayerische Staat an der lückenlosen Erfassung von Erbkrankheiten aller bayerischen Neugeborenen haben kann.

Das ist typisch für verkrustete, nicht innovationsfähige Strukturen, wie sie in diesem Fall unter der Patronage von Kassenärztlicher Vereinigung und Staat gedeihen: warten, bis ein Pionier Erfolg hat, um dann schnell das gewinnträchtige Verfahren an sich zu reißen.

Genauso schnell erfolgt der Schulterschluss, wenn neue Anbieter einträgliche Erbhöfe bedrohen. So haben die Betreiber ambulanter Pflegedienste erhebliche Schwierigkeiten, neue Kunden zu finden, weil Krankenhäuser und klassische Pflegedienste zusammenarbeiten. Wie im rheinischen Schwerte, wo das Evangelische Krankenhaus und die dortige Diakoniestation sich vertraglich auf eine Art Zulieferdienst geeinigt haben. Dort werden alte Menschen noch auf der Station und kurz vor der Entlassung vom Pflegepersonal des Krankenhauses darauf angesprochen, dass sie sich in Zukunft lieber dem ambulanten Dienst der Diakonie anvertrauen sollten als anderen Pflegediensten. Später kommt dann vielleicht noch die Empfehlung dazu, sich bei der ambulanten Essensversorgung doch ebenfalls der Einrichtung der Diakonie zu bedienen. Damit bleibt der Profit in der Familie: Diakonie und Krankenhaus sind Einrichtungen der evangelischen Kirche.

Die Kranken als Verfügungsmasse – das gilt bis hin zum Tod. Denn in vielen Krankenhäusern hat sich die Unsitte breit gemacht, dass Beerdigungsinstitute für die Vermittlung von Bestattungsaufträgen erkleckliche Prämien zahlen. Die Mitarbeiter der Krankenhäuser spielen dieses Spiel gern mit; die Dummen sind die Angehörigen, die die nützlichen Zuwendungen durch überhöhte Gebühren zu bezahlen haben.

An Toten lässt sich noch auf manch andere Weise gut verdienen: Für die Ärzte der Kasseler Neuropathologie war es über viele Jahre keinerlei Diskussion wert, ob sie Toten ohne Einwilligung der Hinterbliebenen Hirnhäute entnehmen und an das Melsunger Unternehmen Braun verkaufen durften. In Marburg musste ein Witwer erleben, dass seine bei einem Autounfall verunglückte Frau ohne seine Genehmigung obduziert wurde (was ein Staatsanwalt anordnen darf) und Teile des Gehirns später als Präparat Studenten zur Verfügung gestellt wurden. Besonders erschüttert hat ihn, dass der Rest des Gehirns bei den Behringwerken in Marburg verdampft und die Asche, zusammen mit der Filterasche aus anderen Verbrennungen, als Sondermüll in der für Industrieabfälle vorgesehenen Sondermülldeponie in Herfa-Neurode entsorgt wurde. Ein Erklärungsschreiben, das der Anwalt des Witwers von den Pathologen erhielt, zeigt, dass sich die Damen und Herren dort keinerlei Unrechts bewusst sind. Sie schreiben, ein spezieller »Entsorgungsweg« sei nicht vorgeschrieben.

In Sachen Menschlichkeit sind die Hessen offenbar besonders harte Brocken. Totgeborene, wenn sie weniger als 500 Gramm wiegen, wurden dort lange als »Abortmaterial«, somit als »medizinischer Abfall«, wie Sondermüll behandelt. Das bedeutet, dass sie in Anlagen der Hessischen Industriemüll GmbH verbrannt wurden und ihre Asche in Sondermülldeponien die letzte »Ruhestätte« fand. Erst als die Presse dieses Vorgehen als Skandal bezeichnete, fand sich eine Sonderkommission aus Krankenhausmitarbeitern und Mitarbeitern der Stadtverwaltung zusammen, die die Voraussetzungen dafür schuf, dass seit Mitte 1999 alle Totgeburten auf den Friedhöfen im Feld der Unbenannten beigesetzt werden. Wen mag es wundern, dass es erst eines öffentlichen Aufschreis bedurfte, bis Überlegungen der Menschlichkeit über denen der Kostenminimierung triumphierten?

»Der Nächste bitte!« –
Für Gespräche bleibt keine Zeit

In Marburg praktiziert einer, den nennen sie Dr. Pommes. Wer zu dem in die Unfallchirurgische Praxis kommt, der kann erleben, wie ihm der Arzt eine Wunde ohne vorherige Betäubung zusammentackert. Und der bekommt statt eines Medikaments gegen Schmerzen öfter einmal den Rat, sich eine Tiefkühlpackung Pommes frites zu kaufen und die auf die Wunde zu legen. Das kühle und lindere die Schmerzen.

Da hat der Doktor so Unrecht nicht, zumal sich Pommesbeutel zum Beispiel wirklich ideal um eine lädierte Schulter legen lassen – viel besser als ein Eisbeutel. So kreativ die Idee auch ist – in einer Arztpraxis ist der lapidare Hinweis auf eine Pommestüte nicht das, was einen Patienten nach einer mittelschweren Verletzung beruhigen kann.

Der Chirurg scheint auch sonst nicht der Beste zu sein, wie zwei Kunstfehlervorwürfe andeuten: Bei einem betäubungslos Getackerten entzündete sich die Wunde trotz Tütenkühlung; das betroffene Glied musste amputiert werden. Bei einem anderen Patienten diagnostizierte er statt eines komplizierten Trümmerbruchs ein ausgekugeltes Schultergelenk. Gegen die Schmerzen, die der Trümmerbruch verursachte, empfahl er – nun, was wohl? Die Tüte.

Man sollte meinen, derartige Geschichten gehörten der Vergangenheit an. Die Zeit, als Doktor Eisenbart praktizierte, ist ja auch wirklich schon lange vorbei. Trotzdem hat einiges aus diesen archaischen Zeiten bis heute überlebt. Damals entstand jene Geheimsprache, mit der sich die Doktores abschätzig über ihre

Patienten äußern. Der »Penis normalis. Repetitur« im Arztbrief charakterisierte die Patientin als hysterische Pute, die nur einmal gehörig durchgevögelt gehört. Da ist eine Frau, die über Beschwerden in den Wechseljahren klagt, schnell eine, die mit »klimakterisch akzentuierten vegetativen Vitalitätsschwankungen« daherkommt, was jeder Insider als »heulende, nervende Ziege in den Wechseljahren« übersetzt. Eine Fülle von ähnlichen diskriminierenden Phrasen findet sich in dem Buch *Ärztelatein im Klartext* von Dirk Prang (Ratgeber-Verlag Hamburg).

Was wie Anekdoten klingt, ist ein ernst zu nehmendes Symptom dafür, dass viele Mediziner ihre Patienten nicht ernst nehmen. »Ernst nehmen« im Sinne von: unangebrachte Distanz aufgeben, die wahren Bedürfnisse verstehen lernen und die geschilderten Leiden auf ihre auch emotionalen Wurzeln hin untersuchen.

Die Praxis sieht anders aus: Ein Arzt findet nur selten Zugang zu seinen Patienten. Weil es ihm an Zeit fehlt und allzu oft auch an Einfühlungsvermögen. Wer sich in die Sprechstunde begibt, wird mit der kalten Sprache des Geldes konfrontiert. Nicht selten dauert ein Arztbesuch vier Stunden, wovon der Kontakt mit dem Doc im Durchschnitt nur drei Minuten ausmacht; die für die Ausfertigung eines Rezepts relevante Gesprächsdauer nimmt, wie Studien zeigen, nicht mehr als 23 Sekunden ein.

Von der Ärzteschaft werden diese Befunde bedauernd bestätigt – man habe leider aufgrund der vertrackten Gesundheitsreform nicht mehr die Möglichkeiten, mit dem Patienten zu reden. Ein Gespräch brächte bestenfalls nur zwei Mark fünfzig, eine psychotherapeutische Beratung, die immerhin eine Viertelstunde dauern muss, auch nicht mehr als acht Mark. Wie soll sich damit eine Praxis finanzieren? Also lieber das EKG, lieber die Blutsenkung, lieber hier ein Test und da einer, das bringt zwar auch nicht viel, aber doch mehr als ein Gespräch.

So müssen die Mediziner ständig kalkulieren, was sie am günstigsten abrechnen können, und merken dabei nicht, wie weit sie sich dadurch von den Patienten entfernen. Elke Lippert-Urbanke, Medizinerin an der Universität Göttingen, hat mit einer Studie unter niedergelassenen Ärzten bewiesen: Ärzte bekommen die Erwartungen ihrer Patienten nicht mit. Und wenn sie ein Rezept ausschreiben, wo der Patient doch nicht mehr möchte als eine fundierte medizinische Beratung, meinen die befragten Hausärzte sogar, die so Abgefertigten seien mit der Behandlung sogar noch sehr zufrieden.

Die Klagen von Patienten, die Mediziner hörten ihnen selbst dann nicht richtig zu, wenn sie Symptome schildern oder Vermutungen über Erkrankungen äußeren, sind Legion. Als die Kölner Boulevardzeitung *Express* das Thema im Mai 1999 aufgriff, wurde die Redaktion mit einer Flut von Leserbriefen überschwemmt. Eine Stewardess berichtete: »Ich hatte Mittelohr-Entzündung. Der Arzt fragte knapp: ›Wie lange soll ich Sie krankschreiben?‹ Eine Unverschämtheit. Er hat mich noch nicht einmal richtig untersucht!«

Kein Wunder also, wenn allerorten beklagt wird, dass die Mediziner nicht mit den Ängsten umgehen können, die die Patienten plagen. Nicht nur die niedergelassenen Ärzte sind da überfordert, auch die in den Kliniken profilieren sich lieber mit teuren Maschinen als durch den einfühlsamen Umgang mit Ängsten. Hinzu kommt, dass Ärzte selber unter Ängsten leiden, die sie nicht bewältigen, weshalb sie lieber auf die Effizienz und Sicherheit versprechende Technik ausweichen. Doch das ist nur eine Scheinsicherheit – die wirkungsvolle Behandlung schwerer Krankheiten ist mit Medizintechnik allein nicht zu erreichen.

Ärzte sind hilflos gegenüber den manifesten Angstkrankheiten wie Panikanfälle etwa oder jene Gefühlszustände, die sich in Unrast äußern, sich aber als Angstkrankheit eindeutig diagnostizieren lassen. Es ist inzwischen gesichertes Wissen, dass solche Krankheiten sich in physischen Symptomen manifestieren, zum Beispiel in hohem Blutdruck. Statt aber die Ursache des Bluthochdruck aufspüren zu wollen, verschreibt der normal gestrickte Arzt in der Regel lieber die allgegenwärtigen Blutdrucksenker.

Die Ursachen für andere Ängste sind nicht selten hausgemacht:

Warum muss ein Kinderarzt seine kleinen Patienten gleich mit der Spritze überfallen, anstatt sie und die Eltern darauf vorzubereiten? Die gut Geschulten dieser Zunft können das; wer aber einmal in einem Büro gleich neben der Praxis eines Kinderarztes gearbeitet hat, weiß, wie viel Furcht sich in den Behandlungsräumen dort täglich Luft verschafft – und sich für ein Leben lang festsetzt.

Aufgeklärte Zahnärzte wissen die Ängste ihrer Patienten zu differenzieren. Da gibt es die Angst vor dem Schmerz und eine tief sitzende Furcht vor Beschädigungen in einem der sensibelsten Körperbereiche. Wer in den Mundraum eines Menschen eindringt, durchbricht dabei auch Tabuschranken – und viele Menschen reagieren geradezu panikartig darauf. Ein ähnlicher Effekt zeigt sich beim Weißkittel-Syndrom: Bei manchen Menschen steigt der Blutdruck reflexartig in astronomische Höhen, sobald sie eines Arztes bloß ansichtig werden; bei anderen spätestens dann, wenn der Mediziner ihnen die Manschette des Blutdruckmessers anlegt.

Im Krankenhaus erreichen solche Ängste ihren Höhepunkt. Zu der Verunsicherung durch die ungewohnte Situation (verstärkt durch nicht erklärte, mysteriöse und auch belastende Untersuchungsmethoden) kommt hier die Angst vor Verletzung, Schmerz und Tod hinzu. Und mit diesem Bündel Stressfaktoren wird der Einzelne allein gelassen – nicht einmal der Krankenhausgeistliche findet die richtigen Worte.

Da passiert es häufig, dass ein zu Operierender die Worte, mit denen er über die Risiken aufgeklärt werden soll, gar nicht oder nur unvollständig wahrnimmt. Spätestens bei der zweiten Risikobeschreibung schaltet er ab und unterschreibt alles, was ihm vorgelegt wird. Viele Mediziner verstärken (und nutzen) diesen Effekt, indem sie die Aufklärung, zu der sie verpflichtet sind, auf Fachchinesisch vortragen.

Sich selbst und der Wirkung seiner Medikamente überlassen, sind die meisten Patienten schließlich völlig verunsichert: Der Beipackzettel, in dem aus rechtlichen Gründen jedes noch so geringe Risiko beschrieben wird, ist nicht zu verstehen und macht den Kranken misstrauisch gegenüber den verschriebenen Mitteln. Da wirft er die teuren Pillen lieber weg, als dass er Gefahr läuft, an Nebenwirkungen zu verrecken.

Die Folgen lassen sich messen; die Pharma-Firma Glaxo Wellcome, Hamburg, hat es 1998 ermittelt: Der Schaden, der aus der Überforderung der Patienten und nicht ausgeräumter Angst entsteht, summiert sich jährlich auf rund zehn Milliarden Mark. Die Summe setzt sich zusammen aus den Kosten für weggeworfene Medikamente (eine Milliarde Mark), 900 000 unnötigen Krankenhauseinweisungen, 30 000 zusätzlichen Pflegefällen und 200 000 unnötigen Notfalleinsätzen.

Aber nicht nur bei Patienten, auch bei Ärzten gibt es diese Angst vor Medikamenten. Es gibt sogar eine Bezeichnung dafür: die »Cortison-Angst«. Sie ist der Grund für viele unnötige Schmerzkarrieren zum Beispiel von Rheumatikern. Das Gleiche gilt für die Benzodiazepine, gemeinhin besser bekannt unter Markennamen wie Valium. Weil sowohl Cortison wie auch die Benzodiazepine früher vielfach wahllos und falsch angewandt wurden, gehen die Ärzte heute übervorsichtig mit diesen Substanzen um – was früher zu viel verordnet wurde, davon wird heute in bestimmten Fällen übermäßig zurückhaltend Gebrauch gemacht.

So entsteht Leiden aufgrund mangelnder Information – dabei wäre vielen Kranken mit einem Gespräch weit mehr geholfen als durch Pillen oder Maschinen. Kommunikation hilft Missverständnisse zu vermeiden und beugt Fehldiagnosen vor. Arztbesuche machen manchmal krank vor Angst, und manchmal legen sie den Keim für eine depressive Karriere. Daher ist Sprachlosigkeit als Kunstfehler zu bewerten.

2.

Die Ärzte

Zur Kasse bitte – Ärzte rechnen ab

Das Szenario kann irrealer nicht sein, und Tasso Fischer aus Rinteln, Niedersachsen, sieht sich nachts in seinen Alpträumen immer wieder damit konfrontiert: Er liegt auf der Trage, mit der er gleich in den Operationssaal geschoben werden soll, der Tropf mit den Antibiotika ist schon angeschlossen, der Anästhesist wartet – und da eilt so ein Grünkittel herbei und verlangt noch schnell 5000 Mark. Auf die Hand und sofort, sonst werde es nichts mit der Operation. Und es beginnt ein einstündiges Feilschen, bei dem der Inkasso-Arzt dem völlig verwirrten Patienten auf die Frage, wo er denn auf die Schnelle so viel Geld hernehmen solle, vorschlägt, er könne ja seine Frau zum Geldautomaten schicken.

All das bedeutet für jemanden, der gleich eine Narkose bekommen soll, wozu ein ausgeglichener Kreislauf unabdingbar ist (weshalb Patienten vor einem Eingriff auch regelmäßig Angst blockierende Mittel erhalten), eine Gefährdung von Leib und Leben. Tasso Fischer tat denn auch das Klügste, was er unter diesen Umständen tun konnte: Als der Professor sich schließlich doch noch bereit erklärte, die geplante Nasenoperation ohne Vorkasse auszuführen, verbat er sich den Eingriff und verließ das Krankenhaus.

Das alles geschah im Juni 1999, operiert war Tasso Fischer bis Ende des Jahres immer noch nicht, obwohl sein Leiden, eine Verengung an der Nasenscheidewand, ihn massiv beim Atmen behindert – mögliche Herzschädigungen nicht ausgeschlossen.

Zwei-Klassen-Medizin einmal andersrum: Der Kaufmann Fischer ist privat versichert, mit allem, was die Medizin so mag an diesen Leuten: Erste-Klasse-Privileg, das Recht der freien Auswahl unter den Koryphäen dieses Landes, Medikamente ohne Einschränkung und das Recht, auch unkonventionelle Behandlungsmethoden in Anspruch zu nehmen. Wenn es da nicht das Problem gäbe mit den Privatabrechnungen, die hin und wieder nicht bezahlt werden. Möglich, dass der Professor, Direktor der Klinik für Hals-, Nasen- und Ohrenerkrankungen an einer Medizinischen Hochschule in Norddeutschland, dieses Problem mit Hilfe der Vorkasse vom Tisch haben wollte. Leider sind ihm seine Inkassoprobleme nicht vorher eingefallen. So kurz vor der Operation riecht das Vorgehen ein wenig nach Nötigung, wenngleich zuerst der zuständige Staatsanwalt und, nach einer Beschwerde, der Generalstaatsanwalt in Celle eine entsprechende Strafanzeige als unbegründet abgelehnt haben.

Bei Arztrechnungen dauert es mitunter ein wenig, bis säumige Zahler dazu bewegt werden können, ihren Verpflichtungen nachzukommen – speziell dann, wenn aufgeklärte Patienten mit der Leistung nicht ganz zufrieden sind. Wie zum Beispiel jene Frau aus Wiesbaden, die für ihr neues Gebiss eigentlich 492 Mark hätte zuzahlen müssen. Mit dem Argument, der Doc habe ihr für die Zeit, während die dritten Beißer beim Zahntechniker hergestellt wurden, kein Provisorium zur Verfügung gestellt, wodurch sie drei Wochen nichts Festes habe kauen können, verweigerte sie die Zahlung. Daraufhin schritt der Mediziner zur Tat: Als er seiner widerspenstigen Patientin eines schönen Julitages im Wiesbadener Restaurant »Rheinterrasse« begegnete, holte er sich das Gebiss handstreichartig zurück. Die Frau schilderte das so: »Auf einmal greifen zwei Hände mir über die Schulter, drücken brutal meinen Mund auf und reißen mir das Gebiss heraus.« Flugs enteilte der Dentist in seine Praxis. Am nächsten Tag durfte die beraubte Zahnlose sich die Beißer bei der Sprechstundenhilfe abholen – gegen Bares.

Bargeld lacht. Manche Ärzte sind ungemein erfinderisch, wenn es um Cash auf die Kralle geht: So ist es schon vorgekommen, dass Eintrittsgeld verlangt wird für den Zugang zur Praxis. In Euskirchen unterfütterte ein Augenarzt seine Anregung, Kassenpatienten mögen ihre Behandlung doch bitte vorfinanzieren und später mit der Krankenkasse direkt abrechnen, mit standespolitischen Motiven. Denn dann, so der Arzt, werden die Behandlungskosten nicht mehr über die Kassenärztliche Vereinigung abgerechnet, sondern über die Krankenkassen direkt – aus deren Sondertopf für ambulante Behandlungen. Das mache den Kassen nicht unerhebliche Mühe und sei eine prima Retourkutsche für so manche administrative Nickeligkeit. Der Arzt berichtet, dass, vor die Wahl gestellt, rund 5 Prozent seiner Patienten sich für die Vorkasse entschieden haben: »Bei den Mengen an Patienten, die eine augenärztliche Praxis durchlaufen, hat das denen ganz schön Arbeit gemacht.«

Um diese Strategie zu verstehen, muss man wissen, wie ein Arzt an sein Honorar aus der gesetzlichen Krankenversicherung kommt. Die Sache ist zwar hoch kompliziert, lässt sich aber auf einige wenige Grundzüge reduzieren: Das Geld, das dem krankenversicherungspflichtigen Otto Normalarbeitnehmer vom Lohn abgezogen wird, geht an die Krankenversicherung, die AOK zum Beispiel. Einen Teil dieses Geldes überweist die AOK dann an eine Institution, die sich »Kassenärztliche Vereinigung« (KV) nennt, eine Selbstverwaltungsorganisation der Ärzte, mit dem Status einer Anstalt des Öffentlichen Rechts gesegnet. Es gibt 23 solcher KVs, jede für eine bestimmte Region dieser Republik zuständig. Die Kassenärztliche Vereinigung verteilt das ihr zur Verfügung gestellte Geld an die Ärzte, je nach deren Leistung. Mehr Geld als reinkommt darf die Kassenärztliche Vereinigung nicht ausgeben. Damit steckt sie in der Klemme: Wenn die Ärzte viele Patienten haben und viele Diagnosen und Behandlungen machen, wenn sie also gründlich und gewissenhaft arbeiten – dann ist der große Geldtopf schnell leer.

Daher haben es sich die Kassenärztlichen Vereinigungen einfallen lassen, die Diagnose- und Behandlungsleistungen nach

Punkten aufzuteilen. So bringt ein zehnminütiges diagnostisches Gespräch 300 Punkte, eine sonographische Untersuchung der Schilddrüse (einschließlich Bilddokumentation) 220 Punkte und ein EKG mit mindesten zwölf Ableitungen 250 Punkte. Am Ende des Quartals (Ärzte rechnen nicht nach Arbeitsmonaten, sondern nach Jahresquartalen ab), wenn die Ärzte ihre Krankenscheine ausgewertet, ihre Punkte addiert und den Kassenärztlichen Vereinigungen übermittelt haben, beginnt dort das große Verteilen.

Im Prinzip ist es ganz einfach:

>Der Rest-Punktwert ergibt sich arztgruppenspezifisch aus der Division des nach Abzug des für die Kernpunktzahlvolumina benötigten Vergütungsanteils mit dem Rest-Punktzahlvolumen der betreffenden Arztgruppe.<

So stand es in der Zeitschrift *Arzt & Wirtschaft*. – Das haben Sie nicht verstanden? Macht nichts, da dürfte es Ihnen nicht viel anders gehen als den meisten Ärzten. Versuchen wir es noch mal neu:

Alle Punkte werden addiert, dann wird das verfügbare Geld durch die Gesamtzahl der Punkte geteilt. So entsteht ein Punktwert von zum Beispiel acht Pfennig. Auf der Basis dieses Punktwerts rechnen die Buchhalter bei den Kassenärztlichen Vereinigungen den tatsächlichen Wert einer medizinischen Leistung aus. Dann bringt ein zehnminütiges Patientengespräch 24 Mark, ein Ultraschall von der Schilddrüse 17,60 Mark und ein EKG 20 Mark.

Meistens sind die Ärzte, ob zu Recht oder nicht, unzufrieden mit ihrem Honorar. Und so liegt die Versuchung nahe, bestimmte Leistungen, vor allem solche mit einer hohen Punktzahl, etwas öfter durchzuführen als im Quartal zuvor, damit sich die Arbeit wieder lohnt. Da das aber viele machen, steigt nicht nur die Zahl der eigentlich nicht notwendigen Leistungen kontinuierlich an, sondern es sinkt auch der Punktwert und damit das Honorar der

Ärzte erneut. Also liegt die Versuchung nahe, wieder ein paar Untersuchungen mehr durchzuführen.

Das ist eine Spirale, die unausweichlich nach unten weist. Manchmal sehen sich Ärzte dann gezwungen, bei ihren Abrechnungen zu betrügen: Sie schreiben mehr auf, als sie tatsächlich tun. Wenn sie dabei erwischt werden, weil sie zum Beispiel 25 Stunden am Tag gearbeitet haben müssten, um die aufgeführten Leistungen auch tatsächlich erbracht haben zu können, landen sie vor dem Kadi. Wenn nicht, haben sie sich selbst zu neuem Betrug verurteilt. Denn die Honorierung sinkt um so schneller, je mehr Ärzte zu krummen Tricks greifen. Inzwischen gibt es Computerprogramme, mit deren Hilfe die Mediziner feststellen können, welche Leistungen sie noch aufschreiben dürfen, ohne bei Plausibilitäts- und Wirtschaftlichkeitskontrollen der Kassenärztlichen Vereinigung aufzufallen.

So verdichtet sich das Dilemma: Nicht nur, dass ein Patient sich niemals sicher sein kann, dass sein Doc das medizinisch Richtige tut, er hat nun zusätzlich auch noch darauf zu achten, dass er finanziell nicht über den Tisch gezogen wird.

In Berlin mussten nach der Überprüfung der Abrechnungen aus dem ersten Quartal 1996 (die Ergebnisse der Plausibilitätsprüfungen der Kassenärztlichen Vereinigung liegen erst spät vor, die von 1996 erst 1999) viele Mediziner insgesamt 3,5 Millionen Mark zurückzahlen. 29 von ihnen kassierten Geldstrafen von insgesamt 159 000 Mark. Zwei mussten ihre Kassenzulassung zurückgeben. Und bei der Überprüfung des zweiten Quartals fielen sogar 72 Ärzte auf. In Würzburg schickte ein Gericht zwei Gynäkologen für fünf Jahre beziehungsweise 34 Monate ins Gefängnis, weil sie 6,78 Millionen Mark unrechtmäßig kassiert hatten. Das sind Ergebnisse aus einer eher kleinen Stichprobe, denn die Kassenärztlichen Vereinigungen wären heillos überfordert, wollten sie die Abrechnungsgewohnheiten einer jeden Praxis kontrollieren.

Da ist es ziemlich clever, die Bezahlung der Untersuchungen und Behandlungen auf eine andere Ebene zu hieven, nämlich in den

Etat, den die Krankenkassen für ambulante Leistungen bereitstellen. Es gibt Patienten, die bei so etwas mitmachen, und darunter nicht wenige, die das aus der Furcht heraus tun, sie würden sonst von ihrem Arzt nicht mehr richtig behandelt. Zu dieser Atmosphäre beigetragen hat vor allem eine Kampagne, in der die Kassenärztlichen Vereinigungen behaupten, im Prinzip könne kein Arzt mehr kostendeckend arbeiten, bei chronisch Kranken müsse er sogar zuzahlen. Da drückt natürlich so mancher Patient dem Doc lieber ein paar Mark in die Hand und hilft ihm so, der Verelendung zu entrinnen, statt dass er wegen des Sparzwangs seine Gesundheit aufs Spiel setzt.

Auf derselben Verunsicherungsmasche reitet die Ärzteschaft mit ihrem Igel-Programm. »Igel« steht für »Individuelle Gesundheitsleistungen« – ein 70 Posten umfassender Leistungskatalog, aus dem die Patienten Diagnosetechniken oder Behandlungen auswählen können, von denen sie meinen, dass sie sie brauchen oder ihnen gut tun. Die müssen sie dann selbst bezahlen, weil die Kassen dafür nicht (mehr) aufkommen. Das Perfide daran: Es geht dabei nicht nur um Vitaminspritzen – diese früher so beliebten »Aufbauspritzen« werden schon seit langem nicht mehr bezahlt – oder kosmetische Eingriffe – etwa die Entfernung von Besenreisergefäßen (die kleinen rot gefärbten »geplatzten« Äderchen zum Beispiel an den Oberschenkeln) –, wofür die Allgemeinheit nun wirklich nicht aufkommen muss, sondern auch um Diagnosetechniken, die medizinisch durchaus Sinn machen und die, wenn das ärztlich begründet ist, auch über die Kassenärztliche Vereinigung abgerechnet werden, ohne dass die Patienten extra dafür bezahlen müssten. Die Ultraschalluntersuchung der Eierstöcke spielt zum Beispiel in der Krebsfrüherkennung eine wichtige Rolle. Wie wird ein Arzt die abrechnen, wenn er diese Untersuchung im Rahmen des Igel-Programms macht und dabei eine Krebsgeschwulst entdeckt? Ab diesem Zeitpunkt ist erwiesen, dass die Untersuchung medizinisch sinnvoll war, und darum kann sie »normal« abgerechnet werden. Wird er das Igel-Geld in die Tasche stecken und auf das gesetzliche Honorar verzichten? Oder wird er zweimal kassieren? Diese Frage kann man stellen.

Allerdings zeigt dieses Beispiel auch: Wenn bei einer Igel-Untersuchung zufällig ein Eierstockkrebs entdeckt wird, so war diese Untersuchung doch sehr berechtigt. Hätte der Arzt den Ultraschall nicht gemacht, hätte er auch den Krebs nicht entdeckt. In der Klemme zwischen Profitinteresse der Ärzte und Sparwut von Kassen und Gesundheitswesen droht vor allem eins auf der Strecke zu bleiben – die Gesundheit der Menschen.

Poster und Handzettel schüren in den Praxen auf subtile Weise eine Atmosphäre der Angst. Wie rechtfertigen es die Ärzte vor sich selbst, dass sie damit ihre Patienten dazu verleiten, alle möglichen Sonderleistungen an sich vornehmen zu lassen, die an sich gar nicht notwendig sind, sondern rein merkantilem Interesse entspringen? Manche Ärzte lassen sogar ihre Sprechstundenhilfen aktiv um Igel-Aufträge werben. Die verteilen dann Preislisten, mit denen die Patienten im Wartezimmer dazu animiert werden, darauf das anzukreuzen, was der Mediziner Teures mit ihnen anstellen soll.

Es gibt Regionen, in denen die Patienten sich solcher Einflussnahme kaum mehr erwehren können. Die Verbraucherzentrale Nordrhein-Westfalen hat herausgefunden, dass sich in Ratingen nahe Düsseldorf elf Frauenärzte zusammengetan haben, um ihre Patientinnen vermehrt zur Nutzung von Igel-Leistungen zu bringen. Durch diese Massierung, so die Sprecher der Verbraucherzentrale, entstehe der Anschein, dass es sich bei den angebotenen Leistungen um wirklich wichtige Maßnahmen handele, die man besser nicht ablehne, wolle man nicht Gefahr für Leib und Leben laufen. Inzwischen bieten die Ärzteorganisationen sogar Kurse an, wie die Mediziner möglichst viele der Igel-Angebote an die Patienten bringen.

Zu welchen Tricks sich Ärzte hinreißen lassen, wenn eine undurchschaubare Rechtslage und die Verzweiflung der Patienten es zulassen, zeigt das Beispiel eines Kieferorthopäden aus dem Raum Frankfurt:

Noch 1997 waren alle Patienten, nicht nur die privat Versicherten, dank einer Verordnung des damaligen CSU-Gesundheitsministers Seehofer gezwungen, die Kosten für Zahnspangen vorzufinanzieren, um sie sich später in voller Höhe von den Krankenkassen zurückerstatten zu lassen (was viele weniger Begüterte dazu zwang, auf Zahnspangen für ihre Kinder zu verzichten). Das brachte einen Kieferorthopäden auf den Gedanken, den Eltern Formularverträge unterzuschieben, in denen sie sich zu einer privaten Behandlung verpflichteten – selbstverständlich zu den teuren Konditionen, die Privatkassen zu zahlen bereit sind. Das Ergebnis war für die Gelinkten dramatisch. Nicht nur, dass bei einer solchen Abrechnungsmethode eine Zahnspange statt 4000 plötzlich 8000 Mark kosten kann – die Patienten mussten den Betrag voll bezahlen, ohne auch nur einen Teil davon erstattet zu bekommen. Denn da es sich laut Vertrag um eine private Behandlung handelte, waren die gesetzlichen Krankenkassen noch nicht einmal dazu verpflichtet, den Anteil an den Kosten der Behandlung zu bezahlen, den sie regulär ohnehin hätten übernehmen müssen – sie bezahlten einfach gar nichts. Da blieb den Betroffenen nur der Versuch, gegen den Kieferorthopäden auf Auflösung des Vertrags zu klagen – mit ungewisser Aussicht auf Erfolg.

Eine Folge des Abrechnungssystems ist die zwangsläufige Hinwendung zur Apparatemedizin. Aber Röntgengeräte oder gar Computertomographen sind teuer; ein Röntgengerät mittlerer Güte kommt gut und gern auf 300 000, ein Computertomograph auf 500 000 Mark, und ein Kernspintomograph ist unter einer Million nicht zu haben. Immer neue Prüfungen und Fortbildungsnachweise, die zu erlangen Zeit und Geld kostet, erhöhen die Eintrittsschwelle in den Club der Fachärzte zusätzlich. Kritiker sind der Meinung, dass sich die etablierten Strahlenärzte damit einen »closed shop« mit extrem hohen Zugangsschwellen eingerichtet haben. Für die, die es geschafft haben, lohnt es sich: Um den Fachärzten der Apparatemedizin ein erträgliches Einkommen zu sichern, werden deren Leistungen regelmäßig mit höheren Punktzahlen bewertet als die der Allgemeinärzte.

Auf mittlere Sicht wird die Allgemeinarztdichte dadurch zusehends ausgedünnt, denn immer mehr junge Mediziner streben in die höher dotierten Facharztberufe. Und weil die Apparatemediziner den Allgemeinärzten das Honorar beschneiden (in den Gremien, die die Punktzahl pro Leistung festlegen, sitzen in der Überzahl Apparatemediziner), hat der Hausarzt nahezu keine Zeit mehr, mit dem Patienten ein langes Gespräch zu führen. So bekommt der ein Rezept in die Hand gedrückt, wo er sich vor allem Aufmerksamkeit und Mitgefühl erhofft hatte.

Wie die hoch qualifizierten Fachärzte abrechnen, lässt sich am Beispiel der Kardiologie, der Lehre von der Behandlung der Herz- und Kreislauferkrankungen, gut zeigen. In einigen Praxen häufen sich eigentlich unnötige Behandlungen: Mehrfache Katheter-Eingriffe, stets mit Röntgenaufnahmen verbunden, sind teuer und für den Patienten wegen der Strahlenbelastung auch gefährlich. Bei der Katheteruntersuchung wird ein dünnes hohles Drahtgeflecht, an dessen Spitze manchmal eine Kamera und ein medizinisches Gerät sitzen, von einer Bauchader ausgehend bis ins Herz des Patienten geschoben; auf diese Weise lassen sich unter anderem Gefäßverengungen nachweisen. Eigentlich reicht einem erfahrenen Kardiologen eine einzige Katheterisierung aus, um den Grad der Schädigung festzustellen. In einer Hallenser Gemeinschaftspraxis aber musste sich ein Patient dieser Prozedur gleich mehrfach unterziehen, bevor der Arzt ihn endlich in das Herzzentrum Leipzig überwies – nicht ohne zuvor auch noch eine Ballondilatation durchgeführt zu haben. Dabei wird eine verengte Ader durch den Druck eines Ballons, der am Katheter befestigt ist und den der Arzt langsam aufbläst, wieder auf Normalmaß erweitert. Bei diesem und anderen Fällen aus der betroffenen Gemeinschaftspraxis vermutet die Staatsanwaltschaft den Versuch, mittels überflüssiger Behandlungen zu ungerechtfertigten Einnahmen zu kommen. Der Vorwurf gegenüber den Ärzten in Halle: Sie hätten allein mit überflüssigen Röntgenuntersuchungen fast 350 000 Mark Honorar herausgeschunden. Ganz abgesehen von den Belastungen für die Patienten: Das ist Geld, das den ehrlichen Kollegen anderswo fehlt.

Doch offensichtlich ist das kein Einzelfall. Bereits im Oktober 1997 hatte der damalige Präsident der Berliner Ärztekammer, Ellis Huber, seinen Standeskollegen vorgeworfen, sie würden aus reiner Geldgier gesunde Menschen unnötig operieren. Dabei entstünde ein Schaden zwischen 20 und 40 Milliarden Mark jährlich.

In einen normalen Betrieb versucht der Geschäftsführer, wenn das Unternehmen an seine Grenzen stößt, die Firma zu vergrößern, zu rationalisieren, Personal einzustellen und über die Lieferung standardisierter Höchstqualität seine Marktposition auszubauen. Bei den Ärzten ist so etwas nur bedingt möglich. Zwar kann ein Doktor Kollegen einstellen, damit kommt er aber noch lange nicht über die zweite Begrenzung, die ihm neben der Budgetierung auferlegt ist: die Fallzahlbeschränkung. Nach der darf er – abgesehen von einem kleinen Steigerungskoeffizienten – nicht mehr Patienten versorgen, als er das 1995 getan hat. Wenn er aber einen Partner in die Praxis nimmt, also eine Gemeinschaftspraxis aufbaut, dann dürfen beide zusammen ihre Kontingente ausschöpfen und abrechnen.

Falls der Partner aber die Risiken einer selbstständigen Existenz scheut, wäre es für beide das Beste, den einen Arzt als Angestellten des anderen zu beschäftigen. Allerdings müssten sie diese Regelung den Verbänden verschweigen. Wenn dann der Arzt-Unternehmer mit Hilfe eines der vielen Optimierungsprogramme, die ihm sein Praxis-Computer bietet, so abrechnet, als seien in der Praxis zwei Selbstständige tätig, könnte er illegal einen hohen Gewinn einfahren. Der angestellte Arzt hingegen erfreute sich seines fixen Lohnes und des Rentenanspruchs. Was wie eine ideale Kombination erscheint, ist streng verboten und geeignet, den Kollegen die Butter vom Brot zu nehmen. Auch deswegen sind die beiden bereits erwähnten Würzburger zu so hohen Freiheitsstrafen verurteilt worden.

Die Zeiten, wo jeder Arzt noch selber Blut- oder Fruchtwasser-untersuchungen im eigenen Labor oder (was zwar auch verboten war) von der Sprechstundenhilfe daheim im Badezimmer durchführen ließ (die Helferin erhielt ein paar Mark extra auf die Hand, die damals noch stattlichen Honorare steckte der Arzt selbst ein), sind längst vorbei. Zu kompliziert sind diese Untersuchungen geworden, zu hoch ist das Haftungsrisiko, zu teuer sind die notwendigen Geräte. So etablierten sich »Laborärzte«, die nichts anderes tun, als von anderen Ärzten eingeschickte Proben zu untersuchen. Einige wenige von ihnen haben den Markt unter sich aufgeteilt und kämpfen mit harten Bandagen um Anteile. Es gibt neben den niedergelassenen Laborärzten, zu denen der Haus- oder Facharzt die Patienten mit einem Überweisungsschein schickt, wahre Laborfabriken, in die der Arzt Proben einsendet. Dort werden täglich bis zu 80 000 Proben untersucht. Dazwischen haben sich Gemeinschaften kleinerer Labors etabliert.

Beim Durchleuchten der Szene stießen die Staatsanwälte auf eine Reihe anrüchiger Praktiken. Manche funktionieren nur bei Patienten, die Mitglied einer gesetzlichen Krankenkasse sind, andere nur bei privat Versicherten. Es gibt:

- *Koppelgeschäfte:* Hier bietet ein Labor dem Arzt extrem günstige Konditionen bei Standardleistungen, wenn der Arzt das Labor im Gegenzug mit aufwendigen und besonders teuren Untersuchungen beauftragt. Je mehr teure Aufträge der Arzt vergibt, desto billiger kommen ihn die Standardanalysen. Der Vorteil für den Arzt: Bei der Abrechnung mit der Kasse streicht er eine hübsche Gewinnspanne ein. Vorteil für das Labor: Die Gewinne aus den teuren Untersuchungen subventionieren die Einnahmenminderungen aus den Sonderkonditionen für Standardleistungen. Der Nachteil für die Kassen: Sie sehen sich mit einer Zunahme teurer und medizinisch nicht notwendiger Laborarbeiten konfrontiert. Denn manche Ärzte können der Versuchung nicht widerstehen, überflüssige Analysen in Auftrag zu geben.

- *Überweisungszirkel:* Der Laborarzt erhält Proben, die er auf eine Reihe von Parametern hin untersucht. Weil er für die Bestimmung anderer Parameter angeblich nicht ausreichend ausgestattet ist, schickt er die Proben in ein weiteres Labor; dafür erhält er Rückvergütungen. Dieses Prozedere lässt sich auf nahezu beliebig viele befreundete Labors ausweiten.

- *Beteiligung am Erlös:* Das funktioniert am besten bei Privatpatienten und wird gern von Laborärzten angewendet, die die Patienten noch selbst zur Ader bitten (lassen). In diesem Fall rechnet der Laborarzt selbst mit dem Patienten ab (der die Rechnung an Krankenkasse und Beihilfestelle weitergibt). Einen Teil seines Honorars gibt er an den Arzt, der ihm den Patienten geschickt hat, weiter.

- *Blanko-Überweisungsscheine:* Dafür sind undifferenzierte Aufträge notwendig wie »Immunstatus erstellen« oder »Hormonanalyse«. Wenn der Laborarzt diese Aufträge nicht von sich aus einschränkt, hat er freie Hand, das ganze Feuerwerk diagnostischer Kunst abzubrennen. Dann braucht es nicht einmal den spezifizierten Auftrag für besonders teure Untersuchungen, der für den Hausarzt eine kitzlige Sache ist, weil er damit bei einer Plausibilitätsprüfung (die allerdings sehr unwahrscheinlich ist) auffallen könnte. So riskiert er höchstens eine Ermahnung, künftig genauere Aufträge zu schreiben. Der Unterschied ist spürbar. Dem Einheitlichen Bewertungsmaßstab vom Juli 1999 zufolge, in dem die Punktzahlen aller Untersuchungen festgelegt sind, kosten alle infektionsimmunologischen Untersuchungen zusammen rund 1600 Mark – es sind knapp 80 Tests möglich. Eine exakt spezifizierte Untersuchung auf Yersinien-(Pesterreger-)Antikörper zum Beispiel hätte gerade einmal neun Mark gebracht.

- *Genossenschaften:* Immer häufiger schließen sich Ärzte auf Initiative der Labors zusammen, um bei der Beschaffung von Material und Leistungen gemeinsam aufzutreten. Die Labors rechnen damit, dass die Genossen ihnen dafür in Zukunft treue Kunden sein werden. Um die Bindung zu verstärken, gewähren sie den beteiligten Ärzten großzügige Sonderkonditionen und Rabatte.

Auch von der Gründung eigener Dienstleistungsunternehmen können beide Seiten profitieren: Die finanzieren die Forderungen aus privaten Abrechnungen vor und treiben die Beträge auf eigene Rechnung ein. Da auch der beteiligte Laborarzt über diese Gesellschaft abrechnet, kommen recht hohe Volumina und, durch die anfallenden Gebühren, entsprechende Gewinne zusammen. Diese werden an die beteiligten Ärzte verteilt. Da der Laborarzt mit seinen hohen Umsätzen für einen Großteil der Gewinne gesorgt hat, die Gewinnanteile aber zu gleichen Teilen überwiesen werden, hat der Laborarzt die Beteiligungsgewinne der Ärzte indirekt subventioniert.

Macht ein solches Unternehmen hingegen Verlust, weil zum Beispiel über interne Verrechnungsmodalitäten die bereits beschriebenen Rückvergütungen abgerechnet werden, erhalten die Ärzte Verlustzuweisungen, mit denen sie ihre Steuerlast verringern können.

- *Kurierdienste:* Manche Ärzte gründen eigene Kurierdienste, die den Transport der Blut- oder Gewebeproben zum Laborarzt besorgen. Die dabei anfallenden Kosten plus eine erfreuliche Gewinnspanne stellt das Transportunternehmen dann nicht etwa dem Arzt in Rechnung, sondern dem Labor.

Alle diese zusätzlichen Gebühren, Rückvergütungen und Rabatte müssen letztlich von den Patienten und deren Versicherungen bezahlt werden.

Noch leichter als bei Kassenpatienten sind Manipulationen bei Privatpatienten. Denen kann ein Arzt nahezu alles verschreiben, die darf er so lange und so ausschweifend behandeln, wie er es für nötig hält, und denen darf er mehr Geld abverlangen, als es der Einheitliche Bewertungsmaßstab der gesetzlichen Krankenkassen erlaubt.

Basis der Abrechnung ist die »Gebührenordnung Ärzte« (GoÄ), in der Pauschalen für ärztliche Dienstleistungen in DM festgeschrieben sind, zum Beispiel eine echokardiographische Untersuchung für knapp 25 Mark oder die zweistündige Betreuung eines Kranken für knapp 70 Mark. Die Krankenkassen haben im Prinzip nichts dagegen, wenn der Arzt seine Forderungen daraus etwas aufbessert. Solange dies zurückhaltend geschieht, braucht der Arzt nichts zu befürchten; überschreitet er aber so genannte Schwellenwerte, nämlich das 1,8- beziehungsweise das 2,3fache des Grundwertes, muss der Arzt das begründen und, wenn der Patient darauf besteht, diesem auch erläutern. Vor allem der Multiplikator 2,3 darf eigentlich nur dann eingesetzt werden, wenn die Leistung unter besonders erschwerten Bedingungen erbracht wurde.

Wie es der Zufall will, haben die »außergewöhnlichen Bedingungen« exakt zu dem Zeitpunkt überhand genommen, als es die ersten Schwierigkeiten mit der Kostendämpfung im Gesundheitswesen gab. Sie haben sogar so sehr überhand genommen, dass bereits 1996 eine Untersuchungskommission des Bundesfinanzministeriums den Höchstmultiplikator als Regelfall bei den Abrechnungen festgestellt hat. Damals verkündete der Chef des Verbandes Privater Krankenversicherungen, Christoph Uleer, die Patienten würden in mehrstelliger Millionenhöhe geschädigt. Härtere Maßnahmen gab es jedoch nicht – nur in Einzelfällen kam es zur Androhung von Klagen und hin und wieder zu staatsanwaltlichen Ermittlungen. Auch die Beihilfestellen des öffentlichen Dienstes zeigten sich zwar verschnupft, beließen es aber bei verbalen Protesten.

Ärzte gegen den Rest der Welt – wenn es ums Geld geht, werden sie besonders kreativ. Zum Beispiel, wenn es Klinikärzten gelingt, durch besonders geschicktes Verhandeln Rabatte und Preisnachlässe für technisches Material herauszuholen. Diese Gelder stehen eigentlich den Krankenkassen zu – nur vergessen die Chefärzte das gern. Sie rechnen stattdessen zum Listenpreis ab und stecken die Differenz in die eigene Tasche, in den Pool oder in den Stock, in dem die Forschungsgelder gehortet werden. Immer schädigen diese Handlungen die Allgemeinheit, aber nicht immer sind sie auch kriminell. Das mussten jene Staatsanwälte erfahren, die schon geglaubt hatten, sie seien mit der Entdeckung von Unmengen angeblich falsch abgerechneter Herzklappen und anderem medizinischen Gerät einem großen Ringbetrug auf die Spur gekommen. Nach den ersten Ermittlungen merkten sie, dass irgendetwas im System nicht stimmen konnte, hielten sich doch die Vertreter der gesetzlichen Krankenkassen mit der Zulieferung belastenden Materials auffallend zurück. Bald stellte sich der Grund heraus: Es gab flächendeckend Absprachen zwischen Krankenkassenoberen und Chefärzten, die das Verfahren sanktionierten. Schließlich wurden fast alle Ermittlungsverfahren eingestellt, einige wenige endeten mit einem Strafbefehl, noch weniger mit einem Urteil vor Gericht, und in Niedersachsen verzichteten die Kassenchefs sogar weitgehend auf die Rückerstattung der zweckentfremdeten Gelder. Statt die bis zu 200 Millionen Mark Einsparungspotential allein bei Balondilatationen zu realisieren, die ein Bericht des Medizinischen Dienstes Niedersachsen einmal ermittelt hatte, gaben sich die Medizinfunktionäre mit der Rückzahlung von drei Millionen Mark durch drei der Hauptbeschuldigten zufrieden. Es war ja nicht ihr Geld.

Aber am einfachsten und unauffälligsten lässt sich immer noch mit überflüssigen Untersuchungen Profit machen: 50 Prozent aller Röntgenuntersuchungen sind unnötig; ebenso 40 Prozent aller Eingriffe an Eierstöcken und Eileitern; ebenso 30 Prozent der Blinddarmoperationen bei Frauen. Das steht in einem Bericht des Sozialministeriums von Niedersachsen. Hier hat sich die Zahl der Gallenblasenoperationen binnen weniger Jahre um 50 Prozent erhöht; die Zahl der minimalinvasiven Eingriffe am Kniegelenk stieg in drei Jahren um 600 Prozent.

Lustlos, demotiviert und ausgebrannt – die kranken Heiler

Eine gute und eine schlechte Nachricht schrieb Elisabeth Noelle-Neumann, die Altmeisterin der Sozialforschung, den Medizinern anlässlich des Internistenkongresses 1999 ins Poesiealbum. Die gute Nachricht: »Trotz eines dramatischen Normenwandels in allen gesellschaftlichen Bereichen ist das Ansehen des Arztes unbeirrt wie eine Insel in den Stürmen des Ozeans.« Er genieße immer noch das höchste Sozialprestige aller Berufe.

Die schlechte Nachricht: »Leider führt das konstante Vertrauen in die Ärzteschaft auch dazu, dass die Mediziner immun gegen massive Kritik und unflexibel für Veränderungen sind.« Deutlicher lässt sich das Dilemma kaum ausdrücken: Außen top und innen flop. Wo kommt das her?

Als Frau Noelle-Neumann die Ergebnisse ihrer Untersuchung über das Ansehen der Ärzte vortrug, war bereits seit drei Jahren die deutschsprachige Übersetzung des Buches *House of God* auf dem Markt. Dieser dramatische Bericht über den zynischen Umgang mit Patienten in amerikanischen Krankenhäusern war in den frühen 70ern in den USA erschienen und hatte dort schnell Kult-Status erlangt. Aber anders als in den USA, wo das Buch zum Anlass genommen wurde, die inneren Abläufe in den Kliniken grundlegend zu reorganisieren, verschlossen sich die deutschen Mediziner der Botschaft. »Kein Thema in Deutschland«, hieß die einhellige Meinung der Verantwortlichen. Reichlich verblendet angesichts dessen, was wir über die Zustände in Pflegestationen und Altenheimen wissen und was auch die Schwestern und Pfleger aus den Krankenhäusern erzählen.

Der Psychiater Roy Menninger aus Topeka in Kansas hat im Laufe seines Psychiaterlebens über 1000 Ärzte behandelt. Sein zusammenfassender Bericht ist im *Journal of the American Medical Association (JAMA)*, Band 282, Jahrgang 1999 abgedruckt. Was ihm besonders auffiel, ist ein ausgeprägtes Defizit in der Fähigkeit, soziale Bindungen und Liebesbeziehungen aufzubauen oder aufrechtzuerhalten. Und da dieser Defekt so besonders häufig auftritt, schließt der Psychiater, dass die Eigenschaften, die einen Menschen zu einem möglicherweise guten Arzt machen, echte soziale Kompetenz geradezu ausschließen.

Der tägliche Umgang mit Leid, Schmerzen, Enttäuschungen, Hoffnungen und Tod führt nicht etwa zu einer größeren Mitleidsfähigkeit, sondern zu einem Zynismus, der mit äußerlicher, unverbindlicher Freundlichkeit kompensiert wird. Selbst im Familienleben, wenn die Mediziner denn überhaupt eins haben, herrscht diese Unverbindlichkeit vor. Menninger: »Fünf-Minuten-Sex ohne Streicheln und Küssen lautet bei vielen Ärzten die Definition von Intimität.« Zugleich fällt es Ärzten offenbar schwer, private Prioritäten zu setzen. Lieber vertrösten sie ihre Familie auf bessere Zeiten: »Wenn erst meine Klinikzeit, meine Praxiszeit zu Ende ist ...« Daran scheitern viele Medizinerehen, die Scheidungsrate ist hoch. Die Gründe für diese Defizite hat der Psychiater in der Kindheit seiner Patienten gefunden: Sie hätten in frühen Jahren nicht ausreichend Liebe erfahren, und aus dem Bedürfnis danach habe sich ein Helfersyndrom entwickelt. In der Hoffnung, aus mehr Arbeit auch mehr Liebe schöpfen zu können, vernachlässigen diese Ärzte ihr primäres soziales Umfeld.

Man mag zu dieser Theorie stehen, wie man will. Selbst wenn der Psychiater berufsbedingt vor allem mit »nicht normalen« Ärzten zu tun gehabt haben mag, ist die soziale Verarmung vieler Mediziner nicht von der Hand zu weisen. Die Zeitschrift *Medical Tribune online* hat 1998 unter der Überschrift »Worüber sonst kein Kollege redet ...« über ein Seminar berichtet, das sich mit der sozialen Situation der Ärzte beschäftigte. Die Schilderungen der Mediziner zeigen, wie es in den Doktoren aussieht: »Ich verdränge Konflikte. Wenn was bei uns los ist, gehe ich ins Bett. Ich weiß, dass meine Familie zu kurz kommt. Meine Frau sagt: ›Du bist zu Hause und doch nicht da.‹« Oder: »Ich habe keine eigenen Bedürfnisse mehr. Ich käme nie raus aus den eigenen vier Wänden, würde meine Frau nicht einfach Konzertkarten kaufen.« Und: »Früher hatte ich meine Patienten gern, heute hasse ich einige. Wenn die zur Tür reinkommen, werde ich kribbelig und muss mich zusammenreißen, damit kein Ausrutscher passiert. Ich habe Angst vor dem Tag, an dem ich mich nicht mehr zusammenreißen kann.« Verbreitet sind auch Störungen der Libido. Depressionen sind nicht selten, manche Ärzte erkennen sie früh genug: »Ich behandle mich selbst mit Antidepressiva.« Das könnte auch der Einstieg in eine Suchtkarriere werden. Ärzte sind besonders anfällig für Suchterkrankungen jeglicher Art.

Es gibt statistische Erhebungen über die desolate Gemütslage bei Ärzten, die besonders bei jungen Medizinern ausgeprägt ist. Im März 1999 veröffentlichte das *Deutsche Ärzteblatt*, das auflagenstärkste Medium der Branche, die Ergebnisse einer Befragung unter 170 Probanden. Durchgeführt hat sie die Politikwissenschaftlerin Dr. Renate Rottenfußer vom Sozialwissenschaftlichen Forschungszentrum der Universität Erlangen-Nürnberg. Danach äußerten sich 80 Prozent der Befragten resignativ oder unzufrieden sowohl mit ihrer Arbeit wie mit ihrem Leben. Über ein Drittel hat sogar schon einmal mit dem Gedanken gespielt, die Praxis gänzlich aufzugeben; immerhin 13 Prozent dachten darüber nach, ihre Kassenzulassung zurückzugeben. Und mehr als ein Drittel würde heute nicht mehr Arzt werden wollen.

Nicht allein die von vielen als bedrohlich erlebte finanzielle Situation ist der Grund für diese Unzufriedenheit. Kaum ein Arzt scheint gewusst zu haben – geschweige denn, dass er darauf vorbereitet war –, was ihn allein an verwaltungstechnischem Aufwand erwartet. Die komplizierten Abrechnungsmodalitäten, betriebswirtschaftliche Zwänge, Personalprobleme und immer neue administrative Vorgaben hindern ihn an dem, was er eigentlich sein möchte – Heiler. Niemand hat ihm beigebracht, mit

Konflikten umzugehen, auch nicht mit jenen, die Patienten an ihn herantragen. Hilflos ist er seinen eigenen Frustrationen ausgesetzt. Zitat aus der Studie: »Die Erwartungen der Patienten sind unwahrscheinlich hoch. Gerade bestimmte Patienten, denen man sich zeitlich und auch emotional stark widmet, sind umso enttäuschter und verlassen umso schneller die Praxis, wenn sie merken, dass es doch nicht gleich hinhaut. Das sind schon deutliche Frustrationserlebnisse.«

Eine hohe Anzahl der Befragten war akut mit dem Burn-out-Syndrom konfrontiert: Ein Viertel stand kurz davor oder war bereits ausgebrannt. Dann wird es auch für die Patienten höchst gefährlich: Die Ärzte sind nur noch eingeschränkt fähig, den Kranken die notwendige Zuwendung zu geben. Sie reagieren zynisch auf deren Probleme und sehen in ihnen nur noch Objekte. Sie stellen jegliches Engagement ein und verrichten ihre Arbeit rein mechanisch, routiniert, ohne kreativen Einsatz und oberflächlich. Wehe dem Patienten, der dann mit versteckten Symptomen zum Arzt kommt. Die Chance, dass so ein ausgebrannter und sozial praktisch isolierter Arzt hinter andauernden Kopfschmerzen eine Angstkrankheit vermutet und zu diagnostizieren versucht, ist gleich null. Ebenso dürfte es vergebliche Hoffnung sein, von einem ausgebrannten Arzt eine ausgiebige Erörterung der möglichen Behandlungsmethoden zu erwarten. Psychosozial kranke Ärzte erkennen ihre eigene Situation entweder zu spät oder gar nicht. Sie reagieren mit Verdrängung, und die Patienten haben es dann eher mit einem nach Schema F funktionierenden Automaten als mit einem Menschen zu tun. Drehtürmedizin ist die Folge.

Sprachlosigkeit in der Praxis ist aber nicht zwangsläufig Ausdruck des Burn-out-Syndroms, die wird Ärzten und Helferinnen häufig von außen – durch die wirtschaftlichen Rahmenbedingungen – geradezu aufgezwungen. Resignation und das Gefühl des Überfordertseins sind oft die Folge.

Bei Fachärzten kommt mitunter noch ein anderer Grund hinzu, dass sie sich einem Gespräch verweigern. Wer einen Überweisungsschein einmal genauer anschaut, findet dort drei Rubriken, von denen der Hausarzt eine angekreuzt hat. Wenn er das bei »Ausführung von Auftragsleistung« getan hat, hat er seinem Fachkollegen eine Art Redeverbot auferlegt: Der soll tun, was von ihm verlangt wird, und den Patienten keinesfalls über das aufklären, was er an Auffälligkeiten sieht. Manchmal geschieht das aus Fürsorge. Dann möchte der Hausarzt seinem Patienten eine schlimme Nachricht lieber selbst beibringen. Manchmal geschieht es aus Habgier – dann möchte er den Kranken noch ein wenig länger therapieren und daher die Befunde ein wenig negativer interpretieren, als sie sind: »Sie müssen unbedingt in zwei Monaten noch einmal wiederkommen, da ist noch etwas, das wir beobachten müssen« –, in Wirklichkeit will der Arzt nur die Chipkarte zu Beginn des neuen Quartals noch einmal sehen. Und manchmal geschieht es aus Kollegenneid. Denn wenn der Hausarzt den Facharzt zum Stillschweigen verdonnert, kann der auch keine Gesprächsgebühr abrechnen. Und der Facharzt kann dem Patienten nicht suggerieren, bei der nächsten Erkrankung doch lieber gleich zu ihm zu kommen; vor allem, wenn es sich um einen Internisten handelt.

Die meisten Ärzte aber kommen einfach nicht mehr dazu, mit den Patienten zu reden. Ganze Disziplinen sind in Stummheit verfallen, so die Gastroenterologen, jene Ärzte, die Magen- und Darmspiegelungen durchführen. Die hohen Praxiskosten, in die die Anschaffung der extrem teuren Geräte mit einfließt, zwingen zu einer optimalen Rationalisierung. So klagte der in Wiesbaden niedergelassene Gastroenterologe Professor Volker Eckardt, nur noch maximal 10 bis 15 Prozent seiner Zeit mit Patientengesprächen verbringen zu können, während die Quote in den USA bei 50 Prozent liege. Er macht folgende Rechnung auf: »Erst wenn wir 45 Prozent unserer Zeit mit Gastroskopien und Koloskopien verbringen, können wir unsere Kosten decken, und bei 70 Prozent erreichen wir das Einkommen eines durchschnittlichen Facharbeiters. Würden wir das ärztliche Gespräch mehr in den Vordergrund stellen, wären wir bei einer 25-prozentigen Inanspruchnahme ruiniert und bereits bei 10 Prozent ein Fall für die Sozialhilfe, wenn nicht das kleine Häuflein von Privatpatienten wäre.«

Die Konsequenzen aus dieser Situation bekommen die Patienten überdeutlich zu spüren, gibt eine Gastroenterologin aus dem Frankfurter Raum zu. Früher hatten die Patienten viel Zeit, sich in der Praxis auf den Eingriff vorzubereiten, erhielten dort den vor der Spiegelung notwendigen Einlauf (der häufig explosionsartige Darmentleerungen bewirkte, deren Spuren die Arzthelferin zeitaufwendig wegputzen musste), erhielten fürsorglich Handtücher und spezielle Kleidungsstücke, durften hinterher noch warten und auf Kosten der Ärztin ein Taxi herbeirufen. Heute gibt es das nicht mehr: Abgeführt wird zu Hause, die hygienischen Verrichtungen sind ebenfalls daheim zu erledigen, das Taxi muss von daheim aus vorbestellt werden, es wird keine Kleidung mehr zur Verfügung gestellt, und zu lange Verweilzeiten vor und nach der Behandlung sind unerwünscht. Die Praxis ist bis auf die letzte Minute durchrationalisiert – für intensive Gespräche bleibt keine Zeit. Wie der Patient sich dabei fühlt, darf nicht interessieren. Wie die Ärztin sich fühlt, auch nicht.

Arme Ärzte? Reiche Ärzte?

Frühestens sechs Monate nachdem er seine vierteljährliche Leistungsliste bei der Kassenärztlichen Vereinigung eingereicht hat, wird dem Arzt mitgeteilt, was er in den drei Monaten verdient hat. Noch später kommt dann auch das Geld. Damit er aber nicht Hunger leiden muss und seine Angestellten und Rechnungen bezahlen kann, erhält der Arzt einen monatlichen Vorschuss überwiesen. Ob er über das Geld auch verfügen kann, sei, so klagen die Ärztevertreter, zunehmend zweifelhaft. Denn mehr und mehr Ärzte säßen in der Schuldenfalle, und die Banken lassen ihnen nur den pfändungsfreien Betrag übrig. Manchmal würden sie nicht einmal mehr die Gehälter für das Personal überweisen, so dass der Arzt auch noch den Telefondienst und den ganzen Schreibkram selber erledigen müsse.

Durch die späte Schlussabrechnung sei es für den Arzt nahezu unmöglich, eine Schieflage der Praxis frühzeitig zu erkennen und gegenzusteuern, solange noch Zeit dafür ist. Im Prinzip, so die Standesvertreter, sind die Ärzte in ihrer Mehrzahl pleite, sie wollen es nur nicht wahrhaben.

Zahlen, wie sie die Gastroenterologin aus dem Raum Frankfurt vorlegt, zeigen tatsächlich, dass es selbst Ärzten mit gut frequentierter Praxis nicht zwangsläufig rosig geht. Aus einem Umsatz von einer Viertelmillion Mark macht sie gerade einen Gewinn von knapp 60 000 Mark – vor Steuern, die, wäre sie kinderlos und unverheiratet, bei rund 15 000 Mark liegen. Macht ein Einkommen von wenig über 3500 Mark pro Monat, von dem noch einmal die persönlichen Sozialkosten wie Krankenversicherung und Altersvorsorge abzuziehen sind. Wenn die Ärztin dann noch Miete zahlen müsste, blieben ihr gerade einmal ein paar hundert Mark zum Leben. In diesem Fall wird sie von ihrem Ehemann subventioniert, der als Oberarzt an einer großen Klinik arbeitet; zum gemeinsamen Haushalt kann sie nicht viel beitragen.

Eine Dortmunder Allgemeinärztin und Umweltmedizinerin betätigt sich an der Universität Düsseldorf halbtags als wissenschaftliche Fachkraft, um über die Runden zu kommen. Die Psychotherapeuten Sachsens beklagten 1999 einen Quartalsumsatz von durchschnittlich 13 500 Mark und den Absturz ihrer Punktwerte um 40 Prozent auf 3,8 Pfennig.

Was ist dran an solchen Mitleid erregenden Geschichten? Sind sie noch die Ausnahme – oder schon die Regel? Gar so schlecht, wie es die Funktionäre der Ärzteschaft glauben machen wollen, ist es mit Sicherheit nicht um das Einkommen der Ärzte bestellt. Die Ärztezeitungen jedenfalls sind stets voller Werbung und Berichte über Steuersparmodelle, mit denen sich hohe Einkommen herunterdrücken lassen.

Besonders aufschlussreich sind Umsatz- und Gewinnzahlen, die bei Auseinandersetzungen um den Wert einer Praxis zur Sprache kommen. Bekanntlich dürfen Ärzte ihre Praxis mitsamt der kassenärztlichen Zulassung verkaufen. Besonders wertvoll sind die Praxen dann, wenn sie in einem »gesperrten« Gebiet liegen, wenn also keine weiteren Ärzte einer bestimmten Fachrichtung sich dort mehr niederlassen dürfen. Verschiedene Fälle illustrieren, wie gut die wirtschaftliche Situation niedergelassener Ärzte immer noch ist: Eine Internistin hat seit 1996 einen durchschnittlichen Umsatz von etwas über 400 000 Mark gemacht und daraus einen Gewinn von 200 000 Mark gezogen. Eine Praxis mit rund einer Million Mark Umsatz ist mit 60 Prozent Kosten belastet, macht also 400 000 Gewinn. Selbst kleinere Unternehmungen werfen offenbar noch erträgliche Einkünfte ab. Die Daten einer Praxis mit 160 000 Mark Umsatz lassen auf einen Gewinn in Höhe von 90 000 Mark schließen. Angesichts solcher Zahlen verdichtet sich der Verdacht, dass es sich bei den lauthals vorgetragenen Klagen um politisch instrumentalisierte Einzelfälle handelt.

Im Durchschnitt aller Ärzte liegen die Kosten eines Praxisbetriebs bei rund 60 Prozent – ausgenommen die Radiologen, deren Betriebskosten wegen der teuren Geräte bei 80 Prozent liegen. Die niedrigsten Betriebskosten haben mit 54,4 Prozent des Umsatzes die Nervenärzte, die Allgemeinärzte kommen auf 57,4 und die Orthopäden auf 66 Prozent. Bei diesen Daten handelt es sich allerdings um Angaben der Kassenärztlichen Bundesvereinigung; jener Organisation also, die sich im Kampf um die Verteilung der Ausgaben im Gesundheitswesen stets auf die Seite der Ärzte geschlagen hat – bis hin zur Anzettelung von Streiks zu Lasten der Patienten. Die Angaben über die Fixkosten sind also mit Vorsicht zu genießen – wahrscheinlich liegen sie zu hoch, während die Umsätze wahrscheinlich zu niedrig angegeben sind.

Laut Kassenärztlicher Bundesvereinigung erwirtschafteten die Ärzte im Jahr 1998 insgesamt einen Umsatz von durchschnittlich 366 000, die Allgemeinärzte einen von nur 308 000 Mark. Rund 13 Prozent der Allgemeinärzte kamen auf einen Umsatz von 260 000 bis 300 000, rund 12 Prozent auf 300 000 bis 340 000 und rund 10 Prozent auf einen Umsatz von 340 000 bis 380 000 Mark. Einen Umsatz von 800 000 Mark erzielen gerade einmal 0,6 Prozent aller Allgemeinmediziner und 3,7 Prozent der Fachärzte. Unterhalb der 100 000-Mark-Schwelle bewegen sich immerhin 3 Prozent der Allgemeinärzte.

Die Überschüsse (jährliche Durchschnittswerte aus der Zeit von 1995 bis 1997, bezogen auf die alten Bundesländer) betragen durchschnittlich knapp 190 000 Mark vor Steuern, ein Allgemeinarzt erreichte gut 160 000 und ein Arzt mit Gebietsbezeichnung (zum Beispiel Kinderarzt, Chirurg) 201 000 Mark. Spitzenverdiener waren die Hals-Nasen-Ohrenärzte mit 236 000 und die Radiologen mit 224 000 Mark. Am schlechtesten weg kamen die Chirurgen mit 171 000 Mark, und nur wenig darüber befanden sich mit 184 000 Mark die Nervenärzte.

Gekennzeichnet war die Entwicklung damals von einem allgemeinen Rückgang der Umsätze und damit der Gewinne. Lag der jährliche Durchschnittsumsatz eines Augenarztes zwischen 1995 und 1997 noch bei 514 000 Mark, erreichte er im letzten Jahr der Erhebung nur 375 000 Mark. Die Entwicklung bei den Hautärzten: 491 000 Mark zu 357 000 Mark; bei den Orthopäden: 660 000 zu 489 000 Mark; bei den Allgemeinärzten: 377 000 zu 318 000 Mark. Da hat also eine gewaltige Erosion stattgefunden. Einzelschicksale ausgenommen, ist die Entwicklung dennoch weit davon entfernt, dramatisch zu sein. Waren die Ärzte früher reich, so sind sie heute zumindest gut situiert.

Ein tragisches Einzelschicksal illustriert, wo die eigentlichen Probleme liegen: Es geht um ein junge Praxis mit 350 000 Mark Umsatz, davon stammen allein 150 000 Mark aus Privatliquidation. Die Personalkosten sind eher niedrig, dafür sind eine hohe Miete zu zahlen und erhebliche Investitionen in die Weiterbildung, weil die Praxis um die Anwendung von Naturheilverfahren erweitert werden soll. Die Finanzierung hat eine abenteuerliche Schlagseite zugunsten der Bank, möglicherweise gibt es auch Probleme bei der Abrechnung: Manche Leistungen scheinen nicht verbucht worden zu sein. Der Umsatz mit den Kassenpatienten ist noch zu niedrig. Wenn der Arzt nicht bald eine bessere Finanzierung erreicht, muss er Konkurs anmelden.

Wie dieses Beispiel zeigt, sind es nicht die Auswirkungen der Gesundheitsreform – es ist die Finanzierung, die den Ärzten zu schaffen macht. Ein Problem, das auf die Ausbildung der jungen Mediziner zurückzuführen ist, die sich ausschließlich auf die Vermittlung fachspezifischer Inhalte konzentriert und Managementaspekte außen vor lässt. Erst wenn falsche Finanzierung und Managementfehler das wirtschaftliche Fundament einer Praxis unterminiert haben, können Regressforderungen ihr den Garaus machen.

Das wirtschaftliche Grundproblem ist jedoch im eigentlichen Strukturdefizit des Gesundheitswesens in der Bundesrepublik begründet: In der Arztpraxis treffen Instrumente der Zuteilungswirtschaft auf kapitalistische Gewinnoptimierungsstrategien. Die Ärzte sind also in der Klemme: Auf der einen Seite die Einschränkung der unternehmerischen Freiheit durch Gesetze und Standesvertretung, auf der anderen Seite das nahezu ungehinderte Gewinnstreben der Lieferanten und Systempartner. Der Arzt ist eingeschränkt in seiner Niederlassungsfreiheit, seiner Arbeitseinteilung und seinen Wettbewerbsstrategien; die Höhe seines Einkommens ist nicht kalkulierbar, auf viele Faktoren, die es bestimmen, hat der niedergelassene Arzt keinen Einfluss.

Gleichzeitig konfrontiert die Pharma- und Geräteindustrie den Arzt mit Preisen, die nach oben nicht beschränkt sind. Die Kosten für die Geräte treiben seinen Investitionsbedarf bei Neugründung und Modernisierung in die Höhe, und die Banken reichen die Finanzierung zu den schlechtest möglichen Bedingungen heraus. Bedient sich der Arzt der Finanzierungsangebote der Gerätehersteller und der Pharmaindustrie, ist er in seiner Entscheidungsfreiheit eingeschränkt. Hängt er am Tropf des Pharmagroßhandels oder der Industrie, wird es ihm schwer fallen, auf preiswertere Medikamente umzusteigen.

Die Niederlassungsbeschränkung macht bestehende Arztpraxen zu wertvollen Handelsobjekten. Insgesamt kommt ein Praxiserwerb in der Regel auf eine viertel Million Mark.

Und manchmal erschwert der alteingesessene Kollege dem Neueinsteiger sogar noch den Start. Denn der Praxisumsatz – Grundlage jeder Verkaufsverhandlungen – errechnet sich ja aus dem, was Kassenpatienten und Privatpatienten gemeinsam bringen. Wenn nun der alte Arzt neben den Ruhestandsvergnügungen noch eine Privatpraxis betreibt und die Privatpatienten von seinem Nachfolger abzieht, ist die Katastrophe schnell da – so wie bei jenem jungen Mediziner, der nach einem Jahr mit einer halben Million Mark Schulden aufgeben muss.

So ist der Versuch, sich als niedergelassener Arzt selbstständig zu machen, oft genug ein Vabanquespiel, zumal es nahezu unmöglich ist, sich frei im Gesundheitsmarkt zu bewegen. Werbung um neue Patienten? Fehlanzeige; höchstens ein sehr zurückhaltender

Auftritt im Internet ist erlaubt. Sich filialisieren, um durch die Verteilung von Verwaltungskosten in höhere Gewinnmargen zu kommen? Verboten; es gilt die Regel: ein Arzt, eine Praxis. Nur zwei Alternativmodelle sind erlaubt; Gemeinschaftspraxen, in denen ein paar Ärzte sich in die Kosten für gemeinsame Buchhaltung und Terminverwaltung teilen, und die Praxisnetze, die zu Ringüberweisungen und zum Austausch der Patientendaten per Fernübertragung führen. Verkauf von Medikamenten in der Praxis? Bei Strafe verboten. Ausweichen auf lukrative Spezialisierungen? Wegen der aufwendigen und teuren Ausbildung und wegen der Zulassungsbeschränkungen witzlos. So kommt es zu Ausweichstrategien über nahe Verwandte: Da eröffnet die Gattin einen Gesundheitsladen, in dem der Arzt gegen Honorar Vorträge hält. Zielsetzung: Patientenakquisition.

Da bleibt zur Steigerung des Einkommens oftmals nur der Abrechnungsbetrug. Die Kassenärztliche Vereinigung, die die Mediziner ja nicht nur kontrollieren, sondern als deren Genossenschaft auch einkommenspolitisch vertreten soll, scheint das hinzunehmen. Anders ist die lächerlich niedrige Zahl von aufgedeckten Betrügereien nicht zu erklären. Sage niemand, Ärzte seien eben so korrekt, dass es nicht viel aufzudecken gebe. Überall dort, wo die Prüfkommissionen hineinstechen, kommen zahlreiche illegale Bereicherungsstrategien ans Licht.

Statt Karriere nur Misere –
wie junge Ärzte ausgebeutet werden

Wie soll ein junger Arzt eine eigene Praxis gründen, ohne sich bis über beide Ohren zu verschulden, wenn er nicht von Haus aus gut betucht ist? Bis zu seinem dreißigsten Lebensjahr, wenn er seine Tätigkeit als Assistenzarzt im Krankenhaus abschließt, hat er nicht viel auf die hohe Kante legen können. Als unverheirateter Arzt im Praktikum (AiP) hat er sich laut Bundesangestelltentarif mit maximal 2400 Mark begnügen müssen, ein Assistenzarzt kommt im dritten Jahr auf maximal 4800 Mark. Arzt im Praktikum wird jeder Medizinstudent, der den dritten Abschnitt der ärztlichen Prüfung abgeschlossen hat. Bevor er sich zur Approbation anmelden darf, muss er 18 Monate entweder in einem Krankenhaus oder in einer dafür qualifizierten Praxis hospitiert haben. Das bedeutet: Wer diese Phase seiner Ausbildung nicht durchlaufen hat, kommt nicht weiter. Die Folge ist, dass sich die Arbeitgeber ihre AiPs nach Gusto aussuchen können und auch nicht zimperlich sind beim Herunterhandeln der Vergütungen. Immerhin gab es im Bereich der Ärztekammer Nordrhein am Stichtag 31. Dezember 1998 genau 165 junge Mediziner, die bereits über 42 Monate im Besitz der Erlaubnis waren, als Arzt im Praktikum tätig zu sein – und 101 von ihnen waren zu diesem Zeitpunkt ohne Engagement; Tendenz steigend.

Die AiPs werden nach Strich und Faden ausgenutzt. Die Zustände sind so schlimm, dass selbst die sonst eher zurückhaltenden Oberfunktionäre der Ärztekammer Nordrhein nicht umhin kommen, eine wenn auch diplomatisch verklausulierte Mahnung vorzubringen. Im Tätigkeitsbericht der Kammer aus dem Jahre 1999 schreiben sie:

»Es kann jedoch nicht unerwähnt bleiben, dass insbesondere niedergelassene Ärzte – auch aufgrund der verstärkt angespannten finanziellen Situation der Vertragsarztpraxen durchaus nachvollziehbar – sich nicht in jedem Fall bereit erklären konnten, den für den öffentlichen Dienst geltenden Tarifvertrag für die Vergütung der AiP-Tätigkeit zugrunde zu legen. Den Ärzten im Praktikum sollte Verständnis für deren Erwartungshaltung entgegengebracht werden, auch für die Tätigkeit in der Praxis eine adäquate Vergütung zu bekommen. Die gilt letztlich auch für Kliniken, die zur Entlastung des Haushalts bisweilen unentgeltliche Gastarztstellen anbieten, die jedoch nicht nur arbeitsrechtliche sondern auch berufsrechtliche Fragen aufwerfen sowie die Anerkennung der AiP-Zeit auf die Weiterbildung zum Facharzt gefährden können.«

Ein Arzt im Praktikum ist noch kein Arzt; es fehlen ihm wichtige Erfahrungen, und es fehlt ihm vor allem die Approbation. Es ist ihm somit verboten, wie auch immer eigenständig ärztlich tätig zu sein. Wenn er es doch tut, machen sich er selbst und der Arzt, der ihn beschäftigt, strafbar, ganz abgesehen von den zivilrechtlichen Folgen bei einem Kunstfehler.
Und doch geschieht der Rechtsbruch immer wieder. Das weiß auch die Ärztekammer Nordrhein und mahnt:

»Ein besonderer und wesentlicher Punkt ist die Frage des Einsatzes der AiPs im Rahmen ihrer ärztlichen Tätigkeit, die unter Aufsicht eines voll ausgebildeten Arztes zu erfolgen hat. Besondere rechtliche Fragen ergeben sich, wenn Ärzte im Praktikum im Bereitschafts- oder Nachtdienst im Krankenhaus eingesetzt werden, eine radiologische Tätigkeit ausüben oder auf dem Rettungswagen eingesetzt werden sollen. Ebenso ergeben sich besondere Rechtsfragen bei Abwesenheit des ausbildenden Arztes oder beim Einsatz im organisierten ärztlichen Notdienst, desgleichen bei der Verordnung von Arzneimitteln und der ärztlichen Betreuung von zum Beispiel Sportvereinen und Koronargruppen. Hier ist die Grenze zum straf- und berufsrechtlichen Fehlverhalten schnell überschritten, wenn die vorgeschriebene ärztliche Aufsicht nicht gewährt ist und der AiP unzulässigerweise ›selbstständig‹ ärztlich tätig ist. Im stationären gynäkologischen Bereich werden AiPs zunehmend nicht mehr im Bereitschafts- oder Nachtdienst eingesetzt.«

Ärzte im Praktikum klagen über besonders lange Arbeitszeiten und Überstunden, die regelmäßig nicht in Geld oder Freizeit abgegolten werden. Aber nicht nur sie. Nur ein Viertel der 50 Millionen Überstunden, die in Kliniken anfallen, so hat der Marburger Bund, die Interessenvertretung der angestellten und beamteten Ärzte, herausgefunden, kommt in irgendeiner Weise den Ärzten zugute. In der Baubranche säßen die verantwortlichen Firmenchefs bei derartigen Verstößen gegen das Tarifgesetz für Jahre hinter Gittern; beamtete Verwaltungsleiter in den Kliniken dürfen sich so etwas straflos leisten.

Ausbeutung und Erpressung sind an der Tagesordnung – quer durch alle Hierarchien. Das schlägt sich sogar ganz ungeniert in Dokumenten nieder. Dr. P., ein Russlanddeutscher, musste sich – wie die Vorschriften es vorsehen – in einem deutschen Krankenhaus für einige Monate als Gastarzt betätigen, bevor er sich hier niederlassen durfte. »Ärztliches Anpassungspraktikum« heißt so etwas. In seinem Zeugnis steht:

»Dr. P., der lange Zeit in leitender Position als Radiologe in einem renommierten Moskauer Team gearbeitet hat (...), ist inzwischen eine wertvolle Unterstützung geworden. Obwohl er auf einer unbezahlten Gastarztstelle arbeitet, steht er dem Institut ganztägig zur Verfügung und erfüllt seine Pflichten sehr gewissenhaft und diszipliniert.«

76

Ein ehemals leitender Arzt muss es sich also gefallen lassen, unbezahlt zu arbeiten?

Nicht nur das, wie der Gastarztvertrag belegt, den das Land Hessen mit einer russlanddeutschen Ärztin abgeschlossen hat:

>Es erfolgt keine Ausbildung nach geregelten Grundsätzen. Die Gastärztin erhält lediglich Gelegenheit, sich selber fortzubilden (...) Sie haftet wie die planmäßig beschäftigten Ärzte der Abteilung der Klinik (...) Eine Vergütung oder Unterhaltshilfe wird nicht gewährt.«

Dagegen hat es ein anderer geradezu fürstlich getroffen:

>Für die Dauer des Anpassungspraktikums erhält Dr. R. für sich und seine Familie Sozialhilfe nach den Bestimmungen des Bundessozialhilfegesetzes. Eine Vergütung oder anderweitige finanzielle Entschädigung wird nicht gewährt.«

Mitunter bekommen diese Ärzte nicht nur kein Geld – sie müssen sogar dafür zahlen, dass sie überhaupt arbeiten dürfen. Für den Fall, dass die Familie des Gastarztes über Geld verfügt, kommt es zum so genannten Stiftermodell: Die Verwandten zahlen das Monatsgehalt zum Beispiel eines Oberarztes an die Klinik, die führt daraus den Arbeitgeberanteil für die Sozialversicherungen ab und überweist den übrig gebliebenen Betrag auf das Konto des Gastarztes. Fehlt nur noch, dass die Klinikverwaltung für diesen Aufwand eine Verwaltungsgebühr in Rechnung stellt.

Dass solche Verträge gegen die Gesetze verstoßen, schert niemanden – der Arbeitsmarkt macht's möglich. Verfasst haben diese Knebelwerke (die selbstverständlich immer eine Geheimhaltungsklausel enthalten) Beamte, die irgendwann einmal auf das Grundgesetz geschworen haben.

Für alle Klinikärzte, welcher Gehalts- und Hierarchiestufe auch immer, gilt die 38,5-Stunden-Woche. Darüber können die Mediziner nur lachen. Durchschnittlich fallen wöchentlich 8,5 Überstunden an, in den Universitätskliniken sogar 13, und selbst diese Zahl ist noch geschönt. Ein Oberarzt in einer großen westdeutschen Klinik, der nicht genannt werden will, äußerte sich freimütig: »Ich weiß, dass ich mich strafbar mache. Aber es geht nicht anders, ich fälsche die Stundenabrechnungen.«

Aber auch das ist erst die halbe Wahrheit. Oft kommen die jungen Assistenzärzte Stunden vor ihrem offiziellen Dienstanfang in die Klinik, um sich ihrer wissenschaftlichen Arbeit zu widmen oder bei wichtigen Besprechungen anwesend zu sein. Es ist nämlich nicht gut, bei Gruppentreffen durch Abwesenheit zu glänzen, das wird meist negativ ausgelegt. Und so geschieht es, dass der gerade »zufällig« anwesende Kollege schnell mal auf der Station einspringt, wenn der Diensthabende zu einem Notfalleinsatz gerufen wird. Eingang in die Abrechnungsbögen findet so etwas nie.

Wenig Rücksicht nimmt die Arbeitsplanung auch auf die körperlichen Leistungsgrenzen der jungen Ärzte. Nach dem Grundsatz, was einen nicht umbringt, mache nur noch härter, verpassen viele medizinische Chefs den Assistenten nach dem maximal 36-stündigen Bereitschaftsdienst sofort und ohne Ruhephase wieder einen regulären Dienst. Das ist laut Bundesangestelltentarif und Arbeitszeitgesetz zwar ausdrücklich verboten, kommt aber, so eine repräsentative Umfrage des Marburger Bundes, in der Hälfte aller Kliniken regelmäßig vor.

Solche illegalen Praktiken halten die Zahl der arbeitslosen Ärzte hoch: Zur Zeit warten in der Bundesrepublik 12 000 auf eine Anstellung. Der Ausweg in die selbstständige Existenz ist ihnen wegen der Niederlassungsbeschränkungen verwehrt. Außerdem schreibt die Approbationsordnung eine abgeschlossene Ausbildung als Facharzt vor, für die eine Tätigkeit als Assistenzarzt in einer Klinik zwingend absolviert werden muss. Wer wird sich unter diesen Umständen gegen ein paar läppische Überstunden wehren wollen?

Ein paar haben es in einer Klinik im Raum Frankfurt/M. gewagt.

Sie hatten sich zusammengetan, ihre Überstunden ungeschönt aufgelistet und zur Bezahlung angemahnt. Darauf reagierte der Personalleiter mit dem Hinweis, Überstunden könnten nur abgegolten werden, wenn sie angeordnet worden seien. Das Perfide: Natürlich werden Überstunden in Kliniken nicht angeordnet, da müsste ja vorher der Personalrat befragt werden; es wird lediglich stillschweigend vorausgesetzt, dass jeder sie leistet. Das hatte 1994 auch das Bundesarbeitsgericht in Kassel durchschaut und einen Arbeitgeber auf Zahlung verurteilt. Somit hat die Klinikleitung die jungen Ärzte also für dumm zu verkaufen versucht. Die, darunter Mitglieder des Marburger Bundes, drohten daraufhin Klagen beim Arbeitsgericht an – mit guten Erfolgsaussichten. Sogar die Chefärzte hatten sich hinter die jungen Kollegen gestellt.

Das Ganze ging allerdings aus wie das Hornberger Schießen. Als der Verwaltungschef merkte, dass ihm die Klagen möglicherweise den finanziellen Spielraum zur Sanierung des überschuldeten Krankenhauses zu rauben drohten, kündigte er an, die bislang eher großzügige Reiseregelung der jungen Ärzte zu überdenken. Die kamen nämlich regelmäßig in den Genuss von Sonderurlaub, wenn sie wissenschaftliche Kongresse besuchen wollten. Außerdem wies der Verwaltungsleiter darauf hin, dass zur Zeit alle Krankenhäuser zur Disposition stünden. Wenn es nicht gelinge, die Kosten für das eigene Haus zu senken, wäre es aus mit den vielen schönen Jobs dort. Die Kurzzeitrevolutionäre gaben auf und reihten sich wieder ein in den Zug der Lemminge.

Die jungen Ärzte fürchten um ihre nackte Existenz. Jemand, der aufmupft, hat nicht nur mit schlechten Zeugnissen zu rechnen. Schließlich muss sich ein Assistenzarzt immer wieder neu bewerben, denn auch das ist die rechtswidrige Regel in deutschen Krankenhäusern: Anstellungsverträge sind nicht mehr unbefristet, sondern nur noch befristet, oft gerade einmal für ein halbes Jahr. Da muss man sich schon ein gutes Image verschaffen beim Herrn Professor. Ein so gutes, dass einem die Hinterhältigkeiten der Kollegen gleichgültig bleiben können.

Aber die Frage, warum Ärzte so etwas mit sich machen lassen, ist mit dem Hinweis auf die desolate Arbeitsmarktlage nicht ausreichend beantwortet. Denn Mobbing und substanzgefährdende Arbeitszeiten gab es früher auch. Damals wurde dieses Stahlbad allerdings noch durch die Aussicht auf den Reichtum gemildert, den später die eigene Praxis versprach. Es wurde erträglicher gemacht durch die patriarchalisch-wohlwollende Zuneigung, die die Chefärzte dem Nachwuchs trotz allem zukommen ließen. Da entwickelte sich das Gefühl, einer verschworenen, elitären Gemeinschaft anzugehören, die weit über dem gemeinen Volk steht, auch, was die Leidensfähigkeit anbelangt.

Wer mit Ärzten in Krankenhäusern spricht, trifft immer wieder auf diesen besonderen Stolz, in einem abstoßenden Umfeld trotzdem noch seinen Mann zu stehen – selbst wenn es die Patriarchen heute kaum noch gibt, sondern nur noch Oberwölfe und Underdogs. Bezeichnend ist die Antwort auf die Vorhaltung, es sei doch unverantwortlich, nach 36 Stunden Dienst auf Station sich in der Ambulanz noch an die Versorgung eines Schwerverletzten heranzuwagen: »Ach, wenn Sie erst einmal das Blut sehen, macht Sie der Adrenalinschub schon schnell wach.« Und ein prominenter Chirurg verweist auf die besonderen Belastungen, an die sich die jungen Kollegen gewöhnen müssen: »Wenn sie nach zehn Stunden immer noch am offenen Brustkorb stehen, können sie nach Ablauf der regulären Dienstzeit doch nicht das Skalpell hinwerfen!« Es sind wohl diese Art von Korpsgeist und das Gefühl von Omnipotenz, die die Versuche, die Verhältnisse in den Kliniken zu verbessern, noch lange ins Leere laufen lassen werden.

Wer's nicht aushält, fällt heraus. Doch mit der Freizügigkeit innerhalb der EU hat sich inzwischen ein Ventil geöffnet: Wer vernünftig ist und gut leben möchte, geht ins Ausland, nach Norwegen etwa. So schreibt Dr. Annette Schmitz aus Harstadt in Norwegen in einem Leserbrief an den *Spiegel:*

»Die angesprochenen Missstände sind genau die Gründe dafür, dass sich hier in Norwegen immer mehr deutsche Mediziner ansiedeln. Es ist kaum zu glauben, dass man unter so angenehmen Bedingungen in Krankenhäusern arbeiten darf. Deshalb rate ich allen Studierenden der Medizin, rechtzeitig Norwegisch zu lernen und möglichst viel (Studien-)Zeit hier zu verbringen.«

3.

Die Bürokraten

Blinde Reformwut –
oder: kein Arzt für Arme

Das war nie sein Ziel: Mitten in der Stadt in einer piekfeinen Privatklinik zu residieren als reicher Leute Doktor für Kopfschmerzen und Verspannungen. Vielmehr hatte er sich vorgenommen, ein Neurologe für die Zukurzgekommenen in dieser wohlhabenden Stadt zu sein, der ihnen hilft, mit Altersdemenz und Multipler Sklerose zurechtzukommen und mit den Folgen von Schlaganfällen oder Querschnittlähmungen.

Idealismus? Wer Dr. Herbert Baumbach zuhört, wenn er von seinem wirtschaftlichen Niedergang spricht und sich über die verrottete Struktur des Gesundheitssystems in München heiß redet, der mag diesen Eindruck gewinnen. Aber dann spricht er davon, dass ein nächtlicher Krankenbesuch dem Arzt 28 Mark und fünfzig Pfennige bringt, während die Telekom für die Anfahrt eines Servicetechnikers bedenkenlos 75 Mark einstreicht; dass die ARD über einen Jahresetat von neun Milliarden Mark verfüge, was bei 25 000 Mitarbeitern einen Pro-Kopf-Kostensatz von 360 000 Mark ausmacht, während in der ambulanten Medizin 40 Milliarden Mark für 350 000 Ärzte zur Verfügung stehen, was denen im Schnitt jährlich wenig mehr als 110 000 Mark einbringt. Wenn Dr. Baumbach diese Argumente vorbringt und noch viele Zahlen mehr, spätestens dann merkt jeder, dass da nicht ein weltfremder Sanftarzt redet, sondern ein betriebswirtschaftlich klar denkender Unternehmer, der es nicht hinnehmen mag, dass das Gesundheitswesen so kontraproduktiv organisiert ist, wie es sich heute darstellt. Eine willkürliche Veränderung der Rahmenbedingungen hat die wirtschaftliche Existenz dieses Arztes vernichtet.

1995 ließ sich Baumbach als Facharzt für Neurologie in München nieder. Der Standort war gut gewählt: mitten in Neuperlach, einer riesigen Retortensiedlung mit rund 100 000 Bewohnern, meist sozial Schwächeren, darunter viele Behinderte und alte Menschen. Diese Klientel versprach zwar nicht den Stamm an Privatpatienten, der für eine gut gehende Praxis eigentlich erforderlich ist, dafür war das Potential an Kranken aber überaus groß, speziell bei Befunden wie Altersverwirrtheit und psychogenen Verspannungen, die zu Kopfschmerzen führen.

Dr. Baumbach richtete sich in einer eher großzügig dimensionierten Praxis ein und stattete diese mit den notwendigen, wenn auch nicht gerade mit extrem teuren medizinischen Apparaten aus.

Die ersten Monate gaben dem Arzt Recht: Die Praxis war sofort gut ausgelastet, zeigte einen stetigen Zuwachs an Patienten, und es schien, als wären die Anlaufverluste, wie sie bei jeder neuen ärztlichen Praxis die Regel sind, schnell überwunden.

Dann geschah zweierlei: Zunächst gab es 1996 eine Änderung der Gebührenordnung. Mit der Einführung des so genannten Einheitlichen Bewertungsmaßstabs brachten bestimmte Leistungen aus dem Behandlungskatalog plötzlich viel weniger ein als zuvor, darunter auch viele neurologische Leistungen. Das war zwar ärgerlich für eine Praxis, die noch mit Verlust arbeitete, aber durch erhöhten Einsatz zu verkraften.

Gleichzeitig kam die Budgetierung, eine rückwirkende zudem (diese Verordnung wurde inzwischen vom Bundesverfassungsgericht als verfassungswidrig eingestuft und aufgehoben). Budgetierung bedeutet, dass die Gemeinschaft aller Ärzte mit einem festen Betrag auskommen muss, der ihr von den Krankenkassen über die Kassenärztlichen Vereinigungen zur Verfügung gestellt wird.

Der Todesstoß für Baumbachs Praxis aber war die Fallzahlbeschränkung. Die wurde unter anderem so geregelt, dass die Einnahmen der betroffenen Ärzte aus den Leistungen, die sie für Kassenpatienten erbrachten, auf den Stand eines bestimmten

Stichtages festgeschrieben wurden. Für einen alteingesessenen Arzt war das weiter kein existenzgefährdendes Problem: Seine Gewinnspanne wurde lediglich eingefroren und damit nach oben begrenzt. Für Dr. Baumbach aber war es ein Desaster: Man fror ihn in der Verlustphase fest. Da konnte sich der Arzt ausrechnen, wann ihm die Banken den Hahn abdrehen würden.

Einen Ausweg hätte es noch gegeben: die Anstellung eines zweiten Neurologen. Dann wäre ein Wachstum in rentierliche Dimensionen möglich gewesen. Zunächst schien Baumbach das Glück auch hold: Just zu dieser Zeit beschäftigte er einen Praktikumsarzt, der gerade einmal sechs Monate vor der Facharztprüfung stand. Es war damals durchaus üblich, dass die Ärztekammer in begründeten Fällen diese Prüfung vorzog. Baumbach stellte den entsprechenden Antrag – und scheiterte. Offizielle Begründung: Kein Bedarf an weiteren Neurologen in München. Rechtlich war daran nicht zu rütteln, denn München ist in der Tat gesegnet mit Neurologen – nur sitzen die meist dort, wo das Geld wohnt. In wirklich schön und teuer eingerichteten Praxen. In Schwabing zum Beispiel, in Bogenhausen oder in der Innenstadt auf der Maximilianstraße, wo glitzernde Damen sich in glänzenden Boutiquen amüsieren. Solche Stadtteile sind weit entfernt von Neuperlach, mit öffentlichen Verkehrsmitteln nur nach langer Fahrt zu erreichen und gefühlsmäßig so weit von der Lebenswelt der Perlacher entfernt wie Monte Carlo von Grönland. Soll sich eine Rentnerin dorthin trauen, die Schwierigkeiten hat, vom Supermarkt in ihre Wohnung heimzufinden? Ein querschnittgelähmter Frührentner, der von Sozialhilfe lebt? Ein Epileptiker ohne Arbeit?

Rein rechnerisch besteht in München also kein Bedarf an zusätzlichen Neurologen. Doch das ist nur ein Durchschnittswert, und dafür gilt bekanntlich dasselbe wie für Durchschnittstemperaturen: Wenn der Kopf vor Hitze glüht und die Füße eiskalt sind, ergibt das im Durchschnitt eine sehr angenehme Temperatur. Um in Bild zu bleiben: Was Neurologen betrifft, gibt es in Neuperlach so viele wie in Grönland. Haben die Ärztefunktionäre diese patientenfeindliche Situation nicht erkannt? Wenn sie sie erkannt haben, war sie ihnen offensichtlich gleichgültig.

Und so kam es, wie es kommen musste: Die Banker, die Baumbachs Sanierungskonzept, den Assistenten als Facharzt zu übernehmen und auf diese Weise aus der Misere zu kommen, bislang sehr unterstützt hatten, wollten plötzlich nichts mehr davon wissen. Die auf Ärzte spezialisierte Bank zahlte die Löhne nicht mehr, so dass Baumbach allen Angestellten kündigen musste. Auch der Versuch, als Einzelkämpfer und mit 14-Stunden-Schichten das Ruder doch noch herumzureißen, schlug fehl – obwohl die Kranken dem Arzt förmlich die Tür einrannten. Zum Schluss hatte er einen Patientenstamm von 650 pro Quartal, hätte aber 2000 behandeln können, wenn man ihm das erlaubt hätte. Doch es gibt ja vorgeblich genug Neurologen in München ...

Auch der Versuch, aus Neuperlach herauszugehen, die Kassenpraxis aufzugeben und stattdessen mitten in der Stadt eine Privatpraxis einzurichten, scheiterte. Die Bank wollte das Geld für den Umzug nicht vorstrecken.

So räumte der Mediziner im März 1998 die Praxis, meldete Konkurs an und streitet seitdem mit der Bank um Schadensersatz. Begründung: Falschberatung. Aber das ist wieder ein anderes Thema.

Seelenlose Vorschriften,
sture Bürokraten

Richter Norbert Kunath fand ungewöhnlich deutliche Worte:

»Dass die die Antragstellerin … untersuchende Frau Lubjahn die erforderliche Qualifikation besitzt … ist zur Überzeugung des Gerichts im Hinblick auf die Art der Durchführung der Untersuchung auszuschließen. Frau Lubjahn hat die Prüfung der der Antragstellerin … in mehreren Attesten eines Facharztes bescheinigten Kriegstraumatisierung in der Weise vorgenommen, dass die achtjährige Tochter der Antragstellerin … als Dolmetscherin … eingesetzt wurde. Eine solche Verfahrensweise, die geeignet ist, neben der Traumatisierung der Mutter eine solche der Tochter herbeizuführen, muss nach Überzeugung des Gerichts als offensichtlicher, durch nichts zu rechtfertigender ärztlicher Kunstfehler angesehen werden. Die Vorstellung, die achtjährige Tochter müsste eine von der Mutter erlebte Vergewaltigung übersetzen … ist so ungeheuerlich, dass ein sachkundiger Facharzt eine solche Situation von vornherein vermeiden würde.«

Was hat den Richter am Berliner Verwaltungsgericht so in Harnisch gebracht? In Berlin pfeifen es die Spatzen von den Dächern, dass das Ausländeramt besonders hart mit Kriegsflüchtlingen aus dem ehemaligen Jugoslawien umgeht. Einer der unmenschlichen Tricks, die gequälten Opfer aus dem Land zu ekeln, ist der Versuch, die psychischen Verletzungen, die sich vielen der Betroffenen nach dem Erlebnis der Greueltaten tief in die Seele gefressen haben, einfach zu negieren. Wer dann auf dubiose Weise gesundgeschrieben ist, kann leichter abgeschoben werden. Auch wenn das dem Geist des Abkommens von Dayton widerspricht, wonach die Ausreise traumatisierter Kriegsopfer und solcher, die in den berüchtigten serbischen Gefangenenlagern festgehalten waren, nur auf freiwilliger Basis erfolgen soll. Das macht auch Sinn. Denn seit etwa zehn Jahren wissen die Ärzte und Psychologen (zumindest wenn sie die einschlägige Literatur zur Kenntnis genommen haben), dass kriegstraumatisierte Menschen, wenn sie nicht behandelt werden, in höchstem Grade selbstmordgefährdet sind. Vor allem die Frauen, die Vergewaltigungen nicht so leicht vergessen können, wie manche deutsche Mediziner das gern annehmen möchten.

In Berlin aber werden nahezu routinemäßig alle Atteste, mit denen Fachärzte den Opfern eine Traumatisierung bescheinigen, durch den Polizeiärztlichen Dienst überprüft. Zum Beispiel durch jene Psychologin Lubjahn, der Richter Kunath die Inkompetenz so drastisch ins Stammbuch geschrieben hat.

Sie glauben, das betrifft Sie nicht? Sie glauben, dass Sie als deutscher Staatsbürger, als deutsche Staatsbürgerin auf der sicheren Seite seien? Sie glauben, dass Ihre Kassenbeiträge Ihnen jederzeit eine angemessene Behandlung garantieren? – Weit gefehlt! Was an Kriegsflüchtlingen vorexerziert wird, das kann auch jeden anderen treffen. Das mussten im Sommer 1998 einige Patienten aus dem Ruhrgebiet erleben. Dort hatten die Krankenkassen einen Feldversuch namens »Paula« gestartet, mit dem versucht werden sollte, die Zahl der ungerechtfertigten Krankschreibungen zu verringern. In diesem Feldversuch war der Medizinische Dienst der Krankenversicherung Westfalen-Lippe eingebunden. Der Medizinische Dienst hat im Jahre 1990 die Funktion übernommen, die bisher die Vertrauensärzte inne hatten, und hat vorwiegend die Aufgabe, Pflegestufen zu bestimmen, Kuranträge zu begutachten und die Berechtigung teurer Heilmaßnahmen zu prüfen. Der Dienst ist für alle Krankenkassen zuständig und wird von Ärzten und Patienten gern als Anspruchsabwehrinstitution apostrophiert.

Für »Paula« wurden – zusätzlich zu den beim Medizinischen Dienst fest angestellten Ärzten – landesweit und flächendeckend praktizierende Mediziner zu Prüfärzten bestellt. So kann jeder, der krankgeschrieben wird, damit rechnen, dass sein Gesundheitszustand und seine Arbeitsfähigkeit auf der Stelle von einem dieser Prüfärzte kontrolliert werden. So berichtet eine in Dortmund niedergelassene Ärztin von einer schwer zuckerkranken Frau, deren medikamentöse Einstellung »völlig entgleist«, die zudem »nervlich-psychisch« dekompensiert sei und zu allem Überfluss auch noch an einem akuten Infekt litt. Der Prüfarzt jedoch war anderer Meinung und schrieb die Frau trotz ihres schwer kranken Zustands, der eigentlich einen Klinikaufenthalt gerechtfertigt hätte, gesund. Ein Befund von seltener Dürftigkeit: »Psychogene Reaktion (akutes Belastungssyndrom).« Auf gut Deutsch heißt das: Basta, hab dich nicht so, gute Frau!

Die Ärztin legte daraufhin sofort Widerspruch ein, auf den der reguläre Medizinische Dienst mit einem ausführlichen Gutachten reagierte, das die Diagnose der Ärztin und die desolate gesundheitliche Situation der Patientin bestätigte. Ergebnis: Krankschreibung auf unbestimmte Zeit. Und zwar durch den Medizinischen Dienst selbst.

Offensichtlich hatte da einer zuvor eine falsche Diagnose gestellt. Und das war der Prüfarzt, der die Frau gesundschrieb. Aber warum hatte er das getan? War da vorauseilender Gehorsam am Werk, weil der Prüfarzt der Ansicht war, es sei im Sinne seines Auftraggebers, wenn er so viele Patienten wie möglich wieder an ihren Arbeitsplatz schickt? Vielleicht war es ihm wichtig, sich diesen kleinen Zusatzverdienst auf Dauer zu bewahren. Aber man stelle sich vor, die Patientin, eingeschüchtert durch das Diktat, gefälligst nicht so wehleidig zu sein, hätte sich tatsächlich wieder an die Arbeit begeben. Womöglich wäre die schwer Zuckerkranke dort zusammengebrochen und ins Koma gefallen! Die Dortmunder Ärztin versichert, gegen mehrere solcher Fehldiagnosen erfolgreich Widerspruch eingelegt zu haben – alles

Fälle, in denen ein Arzt wissentlich die schwere Schädigung eines kranken Menschen in Kauf genommen zu haben scheint.

Diese Geschichte lehrt: Wo das Geld knapp wird, stoßen ärztliche Ethik und staatliche Fürsorge an ihre Grenzen – Gesundheit hin oder her. Doch selbst diese haarsträubende Erfahrung ist noch steigerungsfähig – in Berlin.

Hier mussten auch »normale« kranke Asylbewerber unter der finanziellen Schwindsucht der Stadt leiden, die offenbar keine Rücksicht auf Menschenrechte erlaubt. Ist ihr Bleiberecht abgelaufen, werden die Asylbewerber vom Polizeiärztlichen Dienst nicht etwa auf die Krankheit untersucht, an der sie leiden, sondern lediglich darauf, ob sie reisefähig sind. Und so kann es passieren, dass ein krebskranker Mitmensch, selbst wenn er nur noch wenige Monate zu leben hat, als reise- also abschiebefähig klassifiziert und ins Flugzeug expediert wird. Dass der Kranke dann in Somalia oder anderswo keinerlei Zugang zu einer angemessenen Behandlung hat, interessiert die Polizeiärzte in Berlin nicht. Genauso wenig wie der Umstand, dass er dort mit hoher Wahrscheinlichkeit Repressalien aller Art ausgesetzt ist.

Mediziner und Bürokraten – die Ersten, die unter dieser heiligen Allianz zu leiden haben, sind bezeichnenderweise Mitglieder von Randgruppen. Doch das ist nur die Spitze des Eisbergs.

Unmerklich sind die Anforderungen immer höher geschraubt worden, die vor Bewilligung einer Leistung erfüllt sein müssen. Das fällt kaum auf, denn es trifft ja immer nur Einzelne. Wer – außer dem Betroffenen selbst – sollte sich auch aufregen, wenn einem Schwerkranken aus fadenscheinigen Gründen eine Kur verweigert wird. Die Ärzte des Medizinischen Dienstes der Krankenkassen sind inzwischen verrufen als notorische Leistungsverhinderer. Dass einem halb blinden, gehbehinderten und an Rückenproblemen laborierenden Rentner zugemutet wird, seine bettlägerige Frau rund um die Uhr ohne jegliche Hilfe zu pflegen (ein Zustand, dem die Pflegeversicherung eigentlich abhelfen sollte), ist inzwischen geradezu die Regel geworden.

Wie leicht Menschen in dem Zuständigkeitsgeflecht aus Bürokraten, Ärzten und Interessenvertretern durchs Netz fallen, hat Helmut Zander erfahren müssen, der inzwischen an Aids gestorben ist. Lange Zeit hat er erfolgreich gegen die Krankheit ankämpfen können. Hat in dieser Zeit immer wieder anderen Mut gespendet, hat sich für ein Plakat ablichten lassen, das unter dem Motto »Rettet die Liebe – stoppt Aids« die staatliche Aufklärungsinitiative unterstützte. Helmut Zander setzte sich unermüdlich für den Abbau der Berührungsängste gegenüber Aidskranken ein. Als Initiator der Regenbogen-Initiative, die Hospize für Schwerstkranke und Sterbende einrichten wollte, sammelte er Spenden und sensibilisierte die Öffentlichkeit für die Bedürfnisse jener, die sich in einer menschenwürdigen Umgebung dem Tod nähern wollten und nicht als verkabeltes Objekt der Intensivmedizin.

Als dann in Hamburg ein entsprechendes Haus gefunden war, vergab der Senat dieses jedoch nicht an die Regenbogen-Initiative, sondern an das Vormundschaftsamt und betraute das Diakonische Werk mit der Durchführung von Zanders Ideen. Und den aufmüpfigen Schwulen überließ man seinem Schicksal, als die Krankheit bei ihm ausgebrochen war: Die Pflegeversicherung ordnete ihn in die niedrigste Pflegestufe ein. Das bedeutete, dass dem Mann, der nicht einmal mehr in der Lage war, die Behördenbriefe selbst zu öffnen, fremde Hilfe, so sie bezahlt werden musste, nur für 45 Minuten am Tag genehmigt wurde.

Die Entscheidungen von Bürokraten, die sich natürlich immer auf die Gesetzeslage berufen können, sind unmenschlich, weil starre Vorschriften unmenschlich sind – bei der Lösung von individuellen Problemen jedoch ist flexible Hilfe gefragt. Mitunter wird durch bürokratisch-unflexibles Handeln sogar das erklärte Ziel, die Kostendämpfung, auf groteske Weise verfehlt.

In München beantragte Anfang des Jahres 1999 ein Aidskranker, Hans-Uwe Gleim, der zudem an den Nachwirkungen einer Hirnverletzung leidet und daher nicht lange stehen kann, bei seiner Krankenkasse eine Stehhilfe. Das ist ein transportables Gestell aus Edelstahlrohren, auf das ein Fahrradsattel montiert ist. Im

Unterschied zu einer Gehhilfe kommt es ohne Rollen aus. Stehhilfen sind ein paar hundert Mark billiger als Gehhilfen – und sie sind im Katalog der Krankenkassen als Hilfsmittel, auf die ein Kranker Anrecht hat, nicht vorgesehen. Der Logik der Kasse zufolge ist Gleim gezwungen, sich einer Gehhilfe zu bedienen, die er nicht nur nicht braucht, sondern die für seine Zwecke extrem unpraktisch und auch gefährlich ist (Gehhilfen lassen sich nicht arretieren) und die zu allem Überfluss fast doppelt so viel kostet wie das Gerät, das er eigentlich benötigt. Um zu diesem Ergebnis zu kommen, wurden bergeweise Akten angelegt und teure medizinische Gutachten angefertigt.

Zu diesem Bild bürokratischen Irrwitzes passt, dass die Kasse dem Kranken die Bewilligung einer Maltherapie zur Zurückgewinnung der Arbeitsfähigkeit und die Anschaffung eines Computerprogramms verweigert hat, mit dem er seine Reaktionsfähigkeit verbessern wollte. Das Verhalten der Sachbearbeiter brachte den jungen Mann schließlich so weit, aus Protest seine Aidsbehandlung abzubrechen, was er sieben Wochen lang durchhielt. Unterstützt hat ihn dabei die Anteilnahme, die er nach der Veröffentlichung seines Schicksals in der *Süddeutschen Zeitung* erfahren hat: 170 Solidaritätsanrufe und Hilfsangebote haben ihn spürbar aufgerichtet. Das Problem löste sich dann nach dem Anruf eines Sanitätshauses, das ihm anbot, die teuerste und luxuriöseste Stehhilfe auszuwählen, die der Katalog nur hergebe. Die wolle man ihm dann schenken.

Immer wieder werden Vorschriften zu Lasten der Kranken ausgelegt, koste es, was es wolle. Denn Kostengesichtspunkte werden nur dann vorgebracht, wenn sie die Zumutbarkeit einer behördlichen Maßnahme begründen sollen. Wird ein Behinderter, der sich eigentlich, ein wenig Unterstützung vorausgesetzt, ganz gut selbst behelfen könnte, in ein Pflegeheim eingewiesen, dann hat das Sozialgesetzbuch es vorgeblich deshalb so vorgesehen, weil die Unterbringung im Heim weniger koste als die ambulante Hilfe. Die finanziellen Folgen der einen wie der anderen Möglichkeit sind natürlich vorher sorgfältig gegeneinander aufgerechnet worden. Nicht berücksichtigt wird, dass damit einem querschnittgelähmten jungen Menschen von vielleicht Mitte zwanzig wegen des Mangels geeigneter Häuser zugemutet wird, den Rest seiner Tage inmitten dementer Senioren zuzubringen. Die Verantwortlichen brauchen nicht darüber nachzudenken, dass die Zwangseinweisung in eine ungeeignete Umgebung Depressionen hervorrufen kann, die zu behandeln die Allgemeinheit teurer kommt als ein paar Mark mehr für ambulante Dienste. Was diese Bürokraten einzig sehen, ist, wie sie kurzfristig die Kasse der kommunalen Sozialämter schonen.

Entscheidungen von Krankenkassen dagegen, bei denen den Verantwortlichen die Kosten von vornherein ganz und gar gleichgültig zu sein scheinen, erwecken den Eindruck, als ginge es einzig und allein darum, den Versicherten zu zeigen, wer hier die Macht und das Sagen hat. Aus der Vielzahl einschlägiger Beispiele seien hier nur einige wenige herausgegriffen. So verweigerte die Deutsche Angestellten-Krankenkasse Patienten aus dem bayerischen Oberland, die sich lieber im österreichischen Wörgl statt in München einer bestimmten strahlentherapeutischen Behandlung unterziehen, die Kostenübernahme. In Wörgl dauert die Radiojod-Therapie gerade einmal zwei Tage, und der Patient kann im Hotel statt im Krankenhaus logieren. In München hingegen muss man zwei Wochen strenge Quarantäne einkalkulieren. Entsprechend die Kosten: Statt 500 bis 600 Mark für die österreichische Behandlung muss die Kasse für die Therapie in Deutschland leicht das Zehnfache berappen. Andere deutsche Krankenkassen übernehmen die Behandlung in Österreich gern. Bis zum Bundessozialgericht musste ein Patient klagen, um sich in der Auffassung bestätigen zu lassen, er habe Anrecht auf einen viel praktischeren »Shoprider« zu 5000 bis 8000 Mark, statt sich mit einem klassischen elektrischen Rollstuhl zu 12 000 Mark abplagen zu müssen. Anlässlich dieses Urteils rief das oberste Sozialgericht den Krankenkassenbürokraten den Paragraphen 33 des Ersten Sozialgesetzbuches ins Gedächtnis, der die Sozialversicherungsträger darauf verpflichtet, auch die Wünsche der Versicherten zu berücksichtigen, zumal dann, wenn die billiger kommen.

Verschanzten sich die Sachbearbeiter bei den bisher geschilderten Fällen hinter ihren Vorschriften, haben andere ihre eigenen Vorstellungen von Recht und Gesetz entwickelt. So hielt die AOK Westfalen-Lippe lange an ihrer Auffassung fest, nur solchen Behinderten einen Rollstuhl zu finanzieren, die ihn auch selber fahren können. Andere, die auf die Hilfe von Pflegern und Verwandten angewiesen sind, sollten den Rollstuhl aus eigener Tasche bezahlen. Die AOK bestand auf dieser Praxis selbst dann noch, als bereits mehrere Sozialgerichte diese Einschränkung als unzulässig qualifiziert hatten. Erst eine Rüge des Gesundheitsministeriums beendete den unwürdigen Zustand.

Ein Versicherter, der gegen die DAK gewonnen hatte, die ihm ein dringend benötigtes Atemgerät verweigern wollte, musste sogar die Pfändung einleiten, bevor die Kasse sich zu bezahlen bequemte.

Typisch Bürokratie? Hoffentlich handelt es sich bei den hier geschilderten Fällen »nur« um jene Art von Gedankenlosigkeit, für die die Bürokratie in allen Ländern dieser Erde berüchtigt ist. Doch möglicherweise steckt mehr dahinter. Mit der Zahl derartiger Fälle wächst der Verdacht, dass hier ein unausgesprochenes Prinzip um sich greift: der systematische Versuch, Patienten so mutlos zu machen, dass sie resignieren und lieber eigenes Geld einsetzen, um sich die Behandlung zu erkaufen, auf die sie als Kassenmitglieder und Pflegeversicherte eigentlich ein Anrecht haben, die zu erlangen ihnen aber systematisch erschwert wird.

Geübte Kassierer: die Vorstände von Krankenkassen und Kassenärztlichen Vereinigungen

»Die führen ihren Laden wie eine Pommesbude!« Stoßseufzer eines Kriminalbeamten, der sich mit den finanziellen Gebräuchen in den Krankenversicherungen herumschlagen muss. Die Pommesbudenbesitzer unter den Lesern dürften sich aber mit Recht dagegen wehren, mit den Kassen in einem Atemzug genannt zu werden. Denn würden sie Gesetz und Moral in dieser Weise missachten – der Strafrichter hätte sie längst am Haken.

Weit über 600 gesetzliche Krankenkassen gibt es in der Bundesrepublik – von den Allgemeinen Ortskrankenkassen bis hin zur Betriebskrankenkasse der Zahnradfabrik Friedrichshafen. Jede verfügt über einen Vorstand, der es vor vielen Jahren von einer Unternehmensberatungsfirma schriftlich bekommen hat, dass er Aufgaben verrichtet, die denen von Vorständen und Geschäftsführern mittlerer Privatunternehmen gleichkämen. Daraus leiteten die Krankenkassenbosse prompt die Berechtigung ab, sich Bezüge wie in der freien Wirtschaft zu genehmigen. Die Vorstandsgehälter in den Krankenkassen stiegen daraufhin rasant an, bis hin zu Spitzensalären von etwa einer halben Million pro Jahr. Als diese Einkommen 1997 bekannt wurden und zugleich durchsickerte, dass die Funktionäre der Versicherungen auch noch beamtenähnliche Privilegien genössen und sich mit zinslosen Krediten bedienten, war die Empörung sogar bei Politikern groß. Sie forderten ein Gesetz, mit dem verbindliche Obergrenzen für die Gehälter festgeschrieben werden sollten. Die bayerische Sozialministerin kündigte es sogar gleich an. Sie war deshalb so zornig, weil der Vorstandsvorsitzende des AOK-Bundesverbandes, Hans-Jürgen Ahrens, schlankweg behauptet hatte, die Sozialminister der Bundesländer hätten solche Gehälter doch höchstpersönlich genehmigt.

Selbstverständlich hat sich bis heute nichts geändert. So darf jeder Vorstand zu beliebigen Konditionen vor sich hin wurschteln, lediglich geprüft von ein paar Gremien, in die der Versicherte keinen Einblick hat. Die genaue Höhe der Gehälter wird streng geheim gehalten, und was die Damen und Herren sich sonst noch so zubilligen an Erfolgsprämien, bleibt auch unter der Decke.

Aus dem schönen Plan, die Höhe von Erfolgsprämien an Erfolge bei der Kosteneinsparung zu koppeln – also an Kennzahlen, die die Wirtschaftlichkeit der Krankenkassenverwaltung widerspiegeln –, ist leider ebenfalls nichts geworden. Da hätten die Manager dumm geguckt, denn 1999 stellte sich heraus, dass die Verwaltungsbudgets der Kassen von 1997 bis 1998 um satte 5,6 Prozent auf 13,3 Milliarden Mark angestiegen sind. Eine Summe in derselben Größenordnung wie die jährlichen Kosten für ambulante Medizin in Deutschland. Noch freigebiger mit dem Geld ihrer Mitglieder gehen die privaten Krankenkassen um: Sie verfrühstücken bis zu 18 Prozent ihrer Einnahmen für die Verwaltung. Die Fürsten der gesetzlichen Versicherungen sahen sich dadurch bestätigt: Sie seien doch so schlecht nicht, hieß es.

Wie die Kassen mit dem ihnen anvertrauten Geld der Versicherten umgehen, belegen einige Fakten, die an die Öffentlichkeit gedrungen sind, sowie der Prüfbericht des Bundesversicherungsamts. So kam heraus, wie die Berliner AOK versuchte, die Zahl ihrer Mitarbeiter zu reduzieren. In einem Schreiben an die Belegschaft verkündete das Management, es habe die tariflichen Abfindungen »deutlich erhöht«, wenn sich einer bereit erkläre, von sich aus zu kündigen. Für den Ausscheidungswilligen bedeutete das Kündigungsprämien bis zu 45 000 Mark.

Im Wettbewerb um Selbstständige sind die Kassen auch schon einmal zu Dumpingpreisen bereit. Wenn ein gut verdienender Architekt, der sich freiwillig versichern lassen wollte, sein Einkommen mit 3000 Mark angab, waren ihm niedrige Beitragszahlungen ungeprüft sicher. Bei Bedarf leisteten Kassen-Geschäfts-stellenleiter Rechen- und Argumentationshilfe.

Muss wirklich ein Versichertenservice (zur Betreuung der Kund-schaft, nicht für medizinische Leistungen) in Ferienzielen wie Mallorca unterhalten werden? Ist es angebracht, 100 Mark Fang-prämie für jeden neuen Versicherten zu zahlen, wenn nur 30 Mark zulässig sind?

Mit Blick auf den Stellenausbau bei den Kassen äußerten die Kassenärztlichen Vereinigungen (KV), das Selbstverwaltungs-organ der Ärzte, das mit den Versicherungen hin und wieder ein paar scharfe Worte wechselt, den Verdacht, dort würden die Controllingabteilungen ausgeweitet. Und zwar mit dem Ziel, die »guten« von den »schlechten« Risiken zu trennen, will sagen: herauszufinden, welche Mitglieder »unrentabel« sind, also öfters mal zum Arzt müssen, und welche nicht. Für die »schlechten« Risiken gibt es dann immer eine Möglichkeit, sie aus der Kasse herauszukomplimentieren. Etwa durch die Verweigerung von Kuren oder indem ihnen der Medizinische Dienst auf den Hals geschickt wird.

Krankenkassenvertreter reagierten auf Kritik von dieser Seite überaus verschnupft. Sie kündigten an, ihre Controllingabteilun-gen mit der Prüfung des ärztlichen Abrechnungsverhaltens zu beauftragen, wenn mit derlei Anwürfen nicht bald Ruhe sei. Daraufhin war schnell Ruhe.

Die Bosse der Kassenärztlichen Vereinigungen sind aber auch die Letzten, die über Verwaltungskosten oder Vorstandsgehälter rä-sonnieren dürfen. Denn sie erhalten für ihren aufopferungsvol-len Dienst nicht weniger als ein bestens besoldeter Kassenvor-stand. Wegen der verbreiteten Ämterhäufung kann dabei schon mal eine Million als »Aufwandsentschädigung« herausspringen. Die Vorstände kleinerer Vereinigungen, die nicht selten nur ein paar hundert Mitglieder verwalten, erhalten in der Regel immer noch um die 200 000 Mark pro Jahr.

Die eigene Praxis wird für die Dauer des Vorstandsamts natürlich von einer Vertretung weitergeführt. Und den Gewinn, den ihre

Praxis abwirft, dürfen sich die Funktionäre selbstverständlich gleichfalls in die Tasche stecken.

Unterhalb der Vorstandsebene reihen sich, mit offenen Händen, die Bezirkschefs auf, die die Interessen der Kassenärztlichen Vereinigung in der Region vertreten. Ein Bezirksstellenleiter aus Hessen gibt freimütig an, seine Entschädigungspauschale betrage 7000 Mark im Monat. Hinzu kommt eine Vielzahl von Beschlussgremien und Ausschüssen, deren Mitglieder ebenfalls nicht für Gotteslohn arbeiten. Und: Da die Zahnärzte über eigene Kassenärztliche Vereinigungen verfügen, verdoppelt sich der ganze Aufwand, gespeist vom unaufhörlichen Geldfluss der Kassenmitglieder.

4.

Das Krankenhaus

Im Krankenhaus sind alle krank:
Patienten und Personal

Hundert Milliarden Mark werden jedes Jahr in deutschen Krankenhäusern umgesetzt. Ein Viertel aller Krankenhausbehandlungen ist medizinisch nicht notwendig, stellte Dr. Rainer Daubenbüchel, Präsident des Bundesamts für das Versicherungswesen, in seinem 1998er-Bericht fest. Experten gehen davon aus, dass außerdem mindestens ein Viertel der Finanzressourcen der Krankenhäuser unproduktiv eingesetzt wird. Das zeigt sich unter anderem in dem immensen Kostenunterschieden der Krankenhäuser. 1996 hat sie der Verband der Angestellten-Krankenkassen für Rheinland-Pfalz einmal zusammengestellt. Da kostete die Versorgung eines Patienten auf der Intensivstation des St.-Vinzenz-Krankenhauses in Speyer 1605 Mark, in der des Clemens-August-Krankenhauses in Bitburg 8105 Mark. Im rheinland-pfälzischen Durchschnitt wurden für die Versorgung der Schwerstkranken 3750 Mark bezahlt.

»Aus Geldnot – Immer mehr Kliniken lehnen Operationen ab« titelte am 23. November 1997 die *Welt am Sonntag*, als der Kampf um die Budgets gerade in seine erste heiße Phase ging. Krankenhausmanager, etwa die des Kreiskrankenhauses Lehrte, barmten, aufgrund der finanziellen Minderausstattung könnten sie zum Beispiel einer Kranken nicht das dringend benötigte neue Kniegelenk einsetzen. Die Frau müsse warten, bis im nächsten Jahr wieder ein OP-Platz frei sei. Solche Tatarenmeldungen wiederholen sich seither in kurzen Abständen.

Angesichts solcher Finanznöte müssten die Krankenhausverwaltungen sich ernsthaft bemühen, Kosten einzusparen, um Mittel für notwendige Operationsplätze freizumachen. Hin und wieder gibt es das und wird, wie im Städtischen Krankenhaus von Offenburg, mit einigem Nachdruck durchgesetzt. Doch am Schluss kommen dabei gerade einmal 5 Prozent Rationalisierungsgewinn heraus. Sind die Krankenhäuser noch zu retten? Oder anders gefragt: Was macht sie denn so teuer?

Wo öffentlich-rechtlich gearbeitet wird, ist wegen der fast unbegrenzten Einspruchsmöglichkeiten des Personalrats in Sachen Rationalisierung nahezu nichts zu machen. Ökonomischere Schichteinteilung? Zustimmungspflichtig. Qualitäts- und Rationalisierungszirkel? Zustimmungspflichtig. Übertragung von Serviceleistungen, etwa die Zubereitung der Mahlzeiten, auf externe Dienstleister? Gott bewahre. Einen Chefchirurgen dazu bringen, sparsamer mit dem Material umzugehen und sich einer ökonomischen OP-Belegplanung zu unterwerfen? Eher ginge ein Kamel durch ein Nadelöhr ...

Die Fallpauschalen, über die ein Krankenhaus seine Kosten erstattet bekommt, führen zu einer merkwürdigen Praxis: Kaum ist ein Patient operiert und wieder halbwegs auf den Beinen, muss sein Bett so schnell wie möglich mit einem neuen Fall belegt werden. Selbst dann, wenn er noch längst nicht gesund ist. Er muss raus – und wird für den nächsten Tag zur Nachuntersuchung bestellt. Die zuständigen Ärzte auf der Ambulanz wissen schon Bescheid: Sofort wieder aufnehmen! So hat das Krankenhaus einen »neuen« Fall mit brandneuer Pauschale und kann den Patienten in aller Ruhe gesundpflegen.

Und über allem thronen ein ärztlicher und ein Verwaltungsdirektor, die sich um die Zuständigkeiten streiten. Gemeinsame Reorganisationsmaßnahmen lassen sich nur unter dem Druck von Ministerien oder Stadtratsbeschlüssen durchsetzen. Keine guten Voraussetzungen für Bemühungen um eine effizientere Organisation des Klinikbetriebs. Und ganz sicher keine für eine gute Medizin. Stellen Sie sich nur einmal die folgende Situation vor:

Du trittst einen schweren Gang ins Krankenhaus an. Was du

nicht weißt: Es ist dein letzter Gang. Was du weißt: Eines deiner Beine muss amputiert werden – Folge von Entzündungen bei schwerer Diabetes. Du wachst nach der Operation auf und stellst fest, dass die Ärzte dir das falsche Bein weggeschnitten haben. Da wird dir klar: Du wirst nie wieder gehen können. Für den Rest deines Lebens wirst du an den Rollstuhl gefesselt sein, weil das kranke Bein ja durch die Amputation des anderen nicht gesund geworden ist. Es muss ebenfalls abgenommen werden.

Diesen Alptraum erlebte der Rentner Ludwig Masching im Städtischen Klinikum Bamberg.

Wie kann so etwas geschehen? Weil manchmal die rechte Hand nicht weiß, was die linke tut, geschweige denn, dass sie sie kontrolliert. Es war vorgesehen, das gesunde Bein auf dem Operationstisch zu fixieren, während das kranke frei beweglich bleiben sollte – das Pflegepersonal aber fixierte das kranke Bein.

Die Operation wurde durch einen Assistenzarzt durchgeführt, der kurz vor seiner Facharztprüfung stand (daher sicher nicht völlig frei war von Stress). Die Aufsicht übernahm nicht der eigentlich eingeplante Oberarzt (der war bei einer anderen Operation aufgehalten worden), sondern ein Kollege. Und so kam es, dass das Operationsteam vor dem Eingriff nicht noch einmal rasch überprüfte, ob Messer und Säge überhaupt ins richtige Bein schnitten …

Heute ist man in Bamberg klüger: Gleich nach der Katastrophe wurde verbindlich vorgeschrieben, dass jeder Operateur den Eingriff unmittelbar vor dem ersten Schnitt noch einmal schriftlich bestätigen und auf der Einwilligungserklärung des Patienten gegenzeichnen muss. Für Ludwig Masching allerdings kam diese Maßnahme zu spät.

Verwechslungen dürften nicht vorkommen, sie geschehen trotzdem.

In Kassel entfernten die Chirurgen einem Lungenkranken große Teile des gesunden Lungenflügels – den anderen, von einem Tumor befallen, ließen sie unangetastet. Die Röntgenaufnahme war falsch herum gehalten worden.

In der Kölner Universitätsklinik verwechselten Ärzte die Blutkonserve, weil sie zwei Patienten mit ähnlichen Namen, aber sehr unterschiedlichen Blutmerkmalen zu versorgen hatten. Einer der beiden starb an dieser Fehlbehandlung.

In Kassel wollte sich eine Frau an der Nasenscheidewand operieren lassen. Sie hatte das Pech, dass eine Rachenmandeloperation, die vor ihrem Eingriff stattfinden sollte, ausfiel. So wurde sie mit dem falsche Operationsbesteck in den Saal gerollt – und prompt von ihren Mandeln befreit.

Im Münchner Klinikum Großhadern ließ es ein Professor für Orthopädie zu, dass ein Firmenvertreter, der keine medizinische Ausbildung hatte, das Bein einer jungen Patientin operierte. Der Vertreter wollte vorführen, wie ein neues Gerät zur Streckung von Knochen eingesetzt wird. Der Eingriff verlief nicht gut – am Schluss verklebte das Kniegelenk des malträtierten Beines so, dass es lange steif blieb.

Obwohl Zeugen die Operationstechnik des Vertreters als zaghaft, ungeschickt und unsicher schilderten, sogar sagten, dieser habe ein Lehrbuch zu Rate gezogen, während er am Bein der Patientin werkelte, scheinen dem Orthopäden keine Zweifel an der Qualifikation seines Hilfsoperateurs gekommen zu sein. Da fragt man sich doch: Sind unsichere Chirurgen, die zwischendurch mal zum Lehrbuch greifen, in unseren Kliniken etwa die Regel?

Der Professor wurde später zu einer Freiheitsstrafe von sieben Monaten verurteilt, die gegen eine Geldbuße in Höhe von 100 000 Mark zur Bewährung ausgesetzt wurde. Gegenüber der *Süddeutschen Zeitung* erklärte der Professor, er habe nie ein Schuldanerkenntnis abgelegt; er sei davon ausgegangen, der Vertreter sei ein ausgebildeter Mediziner gewesen.

Im Bathildis-Krankenhaus von Bad Pyrmont konnte ein Gynäkologe sieben Frauen verstümmeln:

- Einer 58-jährigen Buchhalterin verletzte er bei einer Operation den Darm. Folge: einmonatiger Krankenhausaufenthalt, Berufsunfähigkeit. Die 20 000 Mark Schmerzensgeld, die die Geschädigte erhielt, sind da bestimmt nicht zu viel.

- Eine 41-Jährige sterilisierte er, indem er gleich die ganze Gebärmutter entfernte. Dabei verletzte er den Harnleiter.
- Einer Krankenschwester verkleinerte er die Brüste – und vergaß vier Klammern darin. Die Gequälte: »Aus den Nähten lief Eiter, dann fielen die Brustwarzen ab.«
- Eine Frau, die er am Unterleib operiert hatte, handelte sich dabei einen Infekt ein. Sie magerte auf ein Gewicht von 40 Kilo ab, ehe die Genesung einsetzte.
- Einer Patientin entfernte er die Gebärmutter – und schnitt dabei in ihre Blase. Acht Monate Katheter und Windeln waren die Folge. 40 000 Mark Schmerzensgeld werden die Frau nicht sehr getröstet haben.
- Eine 34-Jährigen fiel bei einer Sterilisation, bei der der Dünndarm verletzt wurde, ins Koma. Sie ist heute schwer gehbehindert.
- Einer 45-Jährigen, der eine Fehlgeburt drohte, nähte er, medizinisch korrekt, die Gebärmutter zu. Später vergaß er dann, zum geeigneten Zeitpunkt den Faden zu ziehen – daraufhin wäre das Organ fast geplatzt.

Bis dahin war die einzige Konsequenz, die der Gynäkologe zu tragen hatte, dass die Klinikverwaltung ihn vorübergehend vom Operationsbetrieb ausschloss. Entlassen wurde er erst, nachdem er in volltrunkenem Zustand eine Schwangere untersuchen wollte. Das war im Sommer 1998. Im Frühjahr 1999 betrieb er seine eigene Praxis und hatte Belegbetten in der betreffenden Klinik.

In einem Berliner Krankenhaus vergaßen die Operateure im Bauch der Patientin eine Klemme; die Ärzte empfahlen ihr gegen die daraus resultierenden Bauchschmerzen Kümmeltee. Erst nachdem eine Röntgenaufnahme, die ein externer Urologe anfertigte, bewies, dass es sich bei der Frau nicht um eine Simulantin handelte, wurde die Klemme entfernt. Vorsorglich bettete man die Kassenpatientin sogar in ein Ein-Bett-Zimmer; möglicherweise, wie diese heute vermutete, um jeglichen Kontakt mit anderen Patienten zu unterbinden. Darüber bekam sie dann eine Rechnung: mehr als 5000 Mark.

Ebenfalls wegen eines im Bauch vergessenen medizinischen Hilfsmittels hatte sich in Frankfurt ein Gynäkologe zu rechtfertigen. Er ließ ein 40 Zentimeter großes Bauchtuch in der Wunde, was auch der OP-Schwester nicht auffiel. Das Röntgenbild deckte die Schlamperei auf, wodurch eine zweite Operation notwendig wurde. Zuvor täuschte der Frauenarzt allerdings die Gemarterte: Er spiegelte ihr vor, er müsse eine Geschwulst am Darm herausnehmen.

Eine Anästhesistin wurde im März 1998 wegen fahrlässiger Körperverletzung zu acht Monaten Freiheitsstrafe auf Bewährung verurteilt, weil sie bei der Kieferoperation an einem Säugling die falsche Spritze gesetzt hatte – statt einer Kochsalzlösung das Desinfektionsmittel Wasserstoffperoxid. Das Kind ist seither teilweise gelähmt und muss künstlich ernährt werden.

Drei grundsätzliche Ursachen für Ärztefehler in Krankenhäusern lassen sich ausmachen:

- *Erstens: Organisationsmängel* – wie bei dem irrtümlich amputierten Bein, den vertauschten Blutkonserven und der Mandeloperation bei einer Patientin, die sich eigentlich nur die Nasenscheidewand richten lassen wollte.
- *Zweitens: persönliches Versagen* – wie bei dem Münchner Professor, der (wohl zu Recht, wie die für ihn eher marginalen Folgen belegen) meinte, sich über Sicherheitsvorschriften hinwegsetzen zu können, oder wie bei dem alkoholkranken Gynäkologen.
- *Drittens: stressbedingte Unachtsamkeiten* – wie sie sich in Form von im Körper der Patienten vergessenen Operationsmaterialien manifestieren oder im Verwechseln von Spritzen.

Bei allen drei Fehlerkategorien muss sich die jeweils zuständige Klinikleitung Vorwürfe gefallen lassen: Wenn Ärzte ihr Skalpell an der falschen Stelle ansetzen, sind in die Abläufe von der Untersuchung bis zum Eingriff offensichtlich zu wenige Sicherheitsvorkehrungen eingebaut. Wenn Ärzte aus persönlichem Versagen heraus ihren Patienten schaden, fehlt es offensichtlich an wirksamen Kontrollen, so dass selbstherrliche Chefs ihre Kompetenzen überschreiten oder alkoholkranke Ärzte gleich mehrfach zum Gesundheitsrisiko für ihnen anvertraute Patienten werden können. Und wenn sich stressbedingte Fehler häufen, lässt es die Klinikleitung offensichtlich an der notwendigen Fürsorge fehlen.

Organisationsfehler kommen in der Arztpraxis wie in der Klinik vor, nur mit dem entscheidenden Unterschied, dass sie im Krankenhaus naturgemäß fatalere Folgen haben. So resultierten von der AOK untersuchte Geburtsschäden zu 60 Prozent aus Organisationsfehlern: Selbst bei einer bevorstehenden Risikogeburt war kein kompetenter Arzt zur Stelle, die Zuständigkeiten zwischen Arzt und Hebamme waren nicht eindeutig festgelegt, es war niemand da, der die Überwachungsgeräte richtig analysieren konnte, oder es gab keine verbindliche Richtlinie, wann ein Neugeborenes in die Kinderklinik muss. Besonders schlecht schnitten dabei die Kliniken der Grundversorgung ab: städtische oder Kreiskrankenhäuser in nicht großstädtischen Regionen.

Organisationsmängel sind es auch, wenn Patienten nicht rechtzeitig und ausführlich genug über die Risiken eines Eingriffs aufgeklärt und wenn Operationsprotokolle schlampig geführt werden.

Aber vielleicht ist es ja auch einfach nur so, dass sich in diesen (und anderen) Krankenhäusern niemand an Auffälligkeiten im Persönlichkeitsbild von Ärzten stößt? Man fühlt sich in den Kliniken wohl zu sicher, vielleicht auch zu allwissend, um sich einzugestehen, dass niemand vor Fehlern gefeit ist. So kommt es zu Unachtsamkeiten und Schludrigkeiten. Der tägliche Umgang mit der Gefahr führt dazu, dass notwendige Sicherheitsvorkehrungen Schritt für Schritt immer weiterziger ausgelegt werden.

Bis sie schließlich völlig außer Acht geraten – »es ist ja immer gut gegangen«.

Aus dieser Einstellung dürften die meisten jener Fehler entstehen, die dem alltäglichen Stress angelastet werden. Keine Ärztin, die bei Verstand ist, wird einem Säugling vorsätzlich statt Salzlösung (die den Kreislauf stabilisiert) das hochgiftige Wasserstoffperoxid injizieren. Wenn sie aber übermüdet ist oder von ihren männlichen Kollegen unter Druck gesetz wird oder in Gedanken an ihre kurz bevorstehende Prüfung ist oder wieder einmal einen 36-Stundentag hinter sich hat, der ihr nicht bezahlt wird, und wenn dann die Flasche mit dem Desinfektionsmittel im Operationssaal herumsteht, wo sie nichts zu suchen hat, und die Lehrschwester aus dieser Flasche die Spritze aufzieht und die Ärztin vergisst, den Inhalt zu prüfen – dann steht am Ende einer Reihe unglücklicher Verkettungen ein Kind, das nie mehr ein normales Leben führen wird.

Natürlich darf die Ärztin nicht ungestraft davonkommen, denn sie war es ja, die nicht aufgepasst hat. Aber genauso wenig dürfte in solchen Fällen die Klinikleitung ungeschoren bleiben.

Denn das ist Realität in unseren Kliniken: Wer in ein Krankenhaus geht, wird mit hoher Wahrscheinlichkeit von der Aufnahme bis zur Operation von einem Arzt behandelt, der bereits länger im Dienst ist, als es das Arbeitszeitgesetz erlaubt. Nach zwölf Stunden ohne Pause kommt die Reaktionsfähigkeit dieses Arztes der eines Betrunkenen gleich. Wie soll ein Arzt in diesem Zustand – der, wenn das Unglück es will, in eine Arterie schneidet, so dass ihm ein fingerdicker Blutstrahl entgegenschießt – auf Anhieb richtig reagieren?

Und ist es etwa verwunderlich, wenn ein Arzt, der gerade fünf Operationen hinter sich hat und entsprechend müde ist, der Versuchung erliegt, sich einfach darauf zu verlassen, dass die vom Pflegepersonal schon alles richtig gemacht haben bei den Operationsvorbereitungen? Sind doch alles hoch qualifizierte Leute!

Nicht selten sorgen die Klinikchefs für erhebliches Gefahrenpotenzial durch den Einsatz unterqualifizierter Kräfte: Assistenzärzte, also noch nicht fertig ausgebildete Mediziner, werden mit Notfällen in der Ambulanz konfrontiert. Hier müssen sie binnen Sekunden richtig reagieren – und sind sich ständig ihrer Position ganz unten in der Hierarchie bewusst. Denn unter Klinikärzten gilt die Abordnung in die Ambulanz als Strafversetzung. Da entwickelt sich bestimmt nicht das Selbstbewusstsein, das Voraussetzung ist für instinktsichere Entscheidungen in kritischen Situationen.

Den Chefs ist es gleichgültig, wer sich dieser Knute unterwirft – rund 15 000 arbeitslose Ärztinnen und Ärzte warten auf eine Anstellung. Dabei sind es nicht nur Berufsanfänger, die sich dem System notgedrungen unterwerfen. Aus den Ärztekammern ist zu hören, dass selbst Oberärzten untersagt wird, ihre Überstunden abzufeiern. Das Disziplinierungsinstrument: Fest angestellte Mediziner haben heute meist nur befristete Arbeitsverträge von zwei bis fünf Jahren – im Unterschied zu jenen Chefs, die als beamtete Professoren unkündbar sind. Und wenn so ein Oberarzt mit 45 Jahren keine Lust hat, sich auf dem freien Markt den Wind des Wettbewerbs um die Nase wehen zu lassen, dann gibt er eben klein bei, wenn ihm wieder einmal die eigentlich dringend notwendige Wochenenderholung gestrichen wird. Notwendig zur Regeneration – und zur Weiterbildung.

So schließt sich der Kreis: Weil keine Zeit mehr ist für Ruhe und zur Weiterbildung, potenzieren sich für den Patienten die Gefahren, die er eingeht, sobald er über die Schwelle eines Krankenhauses tritt.

Aber nicht nur Überlastung und Ausbeutung, auch Mobbing in seinen vielfältigen Spielarten sorgt für Dauerstress im Klinikalltag. Zum Beispiel gibt es da einen Professor der Gynäkologie. Er unterrichtet eine Jahr für Jahr wachsende Schar von Studenten. Er fährt jedes Jahr (zusammen mit seiner Sekretärin) zu mindestens drei Kongressen, die von Pharmaunternehmen an schönen Orten dieser Erde veranstaltet werden. Er leitet in der Klinik eine Abteilung, über deren Personal (einschließlich der Vertragssklaven) er nach Belieben verfügen kann. Er ist ein Genie am Skalpell, meint zumindest er selber. Und er könnte der Gott der Klinik sein – wäre da nicht der ärztliche Direktor. Der, vielleicht ein Herzspezialist, sitzt über ihm und kann mit dem Professor, dem Genie, dem international Geachteten, verfahren, wie er es möchte.

Kann ihn zu Operationen einteilen, die ihm zeitlich nicht passen, und ihm damit eine Kongressreise verbauen. Kann ihm in die Verordnungen und sogar in die Operationstechnik hineinreden – obwohl er von der Materie nichts versteht. Das ist die Wirklichkeit.

In München geisterte jahrelang der Fall zweier Professoren durch die Gerichte. Der eine Professor, Chef der Neurochirurgie, hatte dem anderen Professor, einem Oberarzt, das Operieren untersagt und ihn auch gleich vom gesamten weiteren Klinikbetrieb ausgeschlossen. Nicht, weil der Oberarzt etwa schlecht gearbeitet hätte – die beiden vertrugen sich nur von Anfang an nicht. Die Folge: Der operationsfreie Oberarzt war von da an auf die Mühsal mit den Studenten reduziert. Schließlich, nach sieben Jahren Streit, wurde dann doch ein (güldener) Kompromiss gefunden: Der Oberarzt übernahm eine diagnostische (keine therapeutische – dafür war die Pause wohl zu lang) Tätigkeit in der Neuroradiologie und leitet seitdem zugleich die Gutachtenstelle der neurochirurgischen Klinik.

Wer unter solchen Bedingungen arbeitet, kann nicht gesund bleiben. Das bestätigen zwei Meldungen aus jüngster Zeit:

- *Ärzte sind suchtgefährdet:* Neben Verkehrspiloten sind Ärzte die am meisten von Alkoholismus betroffene Berufsgruppe. Forscher der Universität von Newcastle kamen 1998 nach einer Befragung von 90 jungen Medizinern zu dem Ergebnis, dass 93 Prozent häufig Alkohol zu sich nehmen, davon 60 Prozent regelmäßig so viel, dass sie über 0,8 Promille (die britische Promillegrenze) intus haben. Haschisch konsumierten 35 Prozent der Männer und 19 Prozent der Frauen; 13 Prozent der Männer und 10 Prozent der Frauen nahmen LSD, Kokain oder Amphetamine – deutlich mehr als im Schnitt der Bevölkerung.

- *Wer im Krankenhaus arbeitet, ist häufiger krank:* Der wissenschaftliche Dienst der AOK meldete, dass die durchschnittliche Zahl der Fehltage des bei der Kasse versicherten Medizinpersonals 1996 bei 21,5 Tagen pro Beschäftigten lag. Ein Drittel der rund 1,2 Millionen Krankenhausmitarbeiter meldete sich in diesem Jahr mindestens einmal krank. Mit einem Krankenstand von 5,9 Prozent liegt das Klinikpersonal nur knapp unter dem der öffentlichen Verwaltung (6,3 Prozent).

Die häufigsten Erkrankungen: Rücken- und Gelenkschäden durch häufiges schweres Heben und Stehen, akute Infektionen der Atemwege, Verstauchungen und Zerrungen, Herz-Kreislauf-Probleme, Neurosen und andere psychische Störungen – das Burn-Out-Syndrom ist sehr verbreitet beim medizinischen Personal. Das bleibt natürlich nicht ohne Folgen für das Privatleben: Auch Ehescheidungen und Selbstmordversuche kommen bei medizinischem Personal überdurchschnittlich häufig vor.
Und dort hoffen Sie, gesund zu werden?

Der pharmazeutisch-medizinische Komplex als Kostentreiber

In Deutschland ist der pharmazeutisch-medizinische Komplex enorm aufgebläht. 1997 bezahlten die in den gesetzlichen Krankenkassen Versicherten Medikamente im Wert von 34 Milliarden Mark. Dieser Betrag verteilt sich auf 53 000 Arzneimittel. Das sind viel zu viele, sagen Kritiker, die Patienten in der Schweiz kämen mit 8000 gut aus. Aber ob 8000 oder 53 000 – könnte man nicht meinen, es sei egal, wie viele Medikamente um die Gunst der Ärzte werben? Schließlich wird der Kuchen für die Verordnungen ja nicht allein deshalb größer, weil es mehr Medikamente als nötig gibt. Die Zahl der Medikamente müsste also für die Kostenentwicklung in der Medizin völlig irrelevant sein.

Weit gefehlt. Der Aufwand, mit dem die Hersteller versuchen, ihre Produkte auf dem Markt zu halten, schlägt sich als kalkulatorische Größe direkt auf den Preis der Medikamente nieder. Und je mehr Produkte es gibt, umso mehr Geld muss für deren Vertrieb und Verkauf aufgewendet werden. Von den Lager- und Transportkosten ganz zu schweigen.

Wie sorgt die Industrie dafür, dass ein Medikament überhaupt zur Kenntnis genommen wird? Sie wirbt, selbstverständlich in den Ärztezeitschriften. Von denen gibt es inzwischen so viele, dass die Wahrnehmung aller darin enthaltenen Informationen, Werbung inklusive, Richtung Null tendiert.

Bleibt den Herstellern noch der Versuch, an die Ärzte direkt heranzukommen. Das geschieht überwiegend auf zwei Wegen: über die so genannten Pharmareferenten, das sind Vertreter, die die Ärzte besuchen, und über eine Art Schleichwerbung auf

Kongressen, Tagungen und Ausstellungen. Pharmareferenten gibt es derzeit 22 000 – auf fünf niedergelassene Ärzte kommt ein Pharmareferent. Bei durchschnittlichen Gehalts- und Mobilitätskosten von 150 000 Mark im Jahr werden hier Gelder in Höhe von 3,3 Milliarden Mark in einen Bereich gepumpt, der mit Gesundheit nur sehr lose zusammenhängt.

In der Arztpraxis hinterlässt der Pharmareferent im Jahr Werbegeschenke im Einkaufswert von 50 Mark – mindesten, denn das ist nur die nach den Vorschriften der Finanzämter offiziell zulässige Summe. Macht bei 115 000 niedergelassenen Ärzten knapp sechs Millionen Mark – Peanuts im Geschenkekorb. Hinzu kommen die wirklich relevanten Schmier- und Bestechungsmittel. Dazu gehören: Autos, natürlich nicht die billigsten; Reisen zu Kongressen im Ausland (manchmal initiieren Pharmafirmen auch Kongresse, zu denen sie dann einladen), selbstverständlich mit Gattin oder Geliebter; teure Geräte für die Praxis; Rückvergütungen bei der Verschreibung des gerade favorisierten Medikaments. Die modernen Methoden der Marktforschung machen es den Pharmaunternehmen heutzutage möglich, das Verschreibungsverhalten eines jeden Arztes exakt nachzuvollziehen. Ein Insider: »Dann kommt der Pharmavertreter und fragt, warum der Arzt ein bestimmtes Medikament nicht mehr so oft wie früher verschrieben hat. Wo er doch so schöne Reisen mitgemacht habe.«

Es ist auch schon vorgekommen, dass ein Arzt in großer Zahl Scheinrezepte ausstellte für Pillen, die er angeblich in seiner Praxis verabreichte. Der Grund: Die Pharmafirma hatte ihm nach der Abnahmemenge gestaffelte Prämien gezahlt. Die Medikamente entsorgte er später im Wald.

Besonders hofiert werden Universitätsprofessoren, weil die in ihren Kliniken einen besonders großen Bedarf an hochwertigen Medikamenten haben und weil die Patienten später nur ungern von dem in der Klinik verabreichten Produkt auf ein preiswerteres umsteigen – selbst dann nicht, wenn der Hausarzt ihnen erklärt, die billigeren Produkte hätten exakt dieselbe Wirkung.

So bleibt dem Hausarzt, will er den Patienten nicht verlieren, nichts anderes übrig, als eine überteuerte Therapie fortzuführen.

Welche Dimensionen Schmiergeldzahlungen annehmen können, wurde deutlich, als sich die Staatsanwaltschaft 1996 mit einem Hersteller von Medikamenten für Bluter befasste: Das Unternehmen hatte in den Jahren 1992 bis 1994 über 80 Ärzte mit 4,5 Millionen Mark Prämien und Rückvergütungen verwöhnt. In dieser Zeit machte das Unternehmen maximal 100 Millionen Mark Umsatz, so dass sich eine Bestechungsquote von rund 4 Prozent ergibt. Da solche Marketingtechniken gang und gäbe sind, lässt sich bei einem Arzneimittelverbrauch im Wert von 34 Milliarden Mark (bezogen auf die Ausgaben der gesetzlichen Krankenversicherungen), der einem Industrieumsatz von etwa 17 Milliarden Mark entsprechen dürfte, auf ein Bestechlichkeitspotential von 680 Millionen Mark schließen.

Die Methoden der Einflussnahme haben sich im Lauf der Zeit immer mehr verfeinert. Da gibt es Beraterverträge, mit denen sich Ärzte verpflichten, bestimmte Geräte oder Medikamente zu testen. Beliebt sind auch Gutachteraufträge und Versuchsreihen an Patienten. Denn bevor ein Medikament von der Prüfkommission beim Gesundheitsministerium freigegeben wird, muss seine Unbedenklichkeit in der Praxis nachgewiesen werden. Das geschieht durch den Einsatz in Kliniken, aber auch bei Haus- und Fachärzten.

Es gibt mittlerweile Ärzte, die immer wieder derartige Versuche durchführen. Sie prüfen natürlich nicht umsonst, sondern erhalten Honorar dafür.

Kliniken können mit solchen Tests ein schönes zusätzliches Geld machen: Sie lassen sich von den Krankenkassen die Medikamente bezahlen, die sie von der Industrie umsonst erhalten. Damit sind zum Beispiel die psychiatrische Abteilung an der Universitätsklinik Mainz und die Hautklinik in Wuppertal aufgefallen. Die Mainzer sollen auf diese Weise zu 340 000 Mark gekommen sein. Es ist viel Geld im Spiel: Pro Jahr zahlen Pharmafirmen den

Krankenhäusern 1,5 Milliarden Mark für klinische Prüfungen. Bundesweit ermittelt die Staatsanwaltschaft allein in 450 Fällen, in denen ein Krebspräparat getestet und falsch abgerechnet worden sein soll. Der Schaden allein in diesem Fall wird auf 100 Millionen Mark geschätzt.

Ärztliche »Gutachten«, die im Auftrag von Pharmafirmen angefertigt werden und allein der Bestechung dienen, brauchen keinen besonderen wissenschaftlichen Standards genügen. Es reicht, wenn ein paar Fachbegriffe einigermaßen plausibel aneinander gereiht werden – der Steuerprüfer, der die Plausibilität eines solches Gutachtens zu prüfen wagt, muss erst noch erfunden werden.

Ein besonders feines Instrument der Einflussnahme sind Sponsorschaften. So unterstützen Pharmaunternehmen die Versuche, interdisziplinäre Ärztekooperationen zu gründen. Bei derartigen Zusammenschlüssen entsteht ein Netzwerk ambulanter Haus- und Facharztpraxen, in dem die Patienten von einem Mitglied zum anderen überwiesen werden und wo, per Datenbank, der medizinische Status eines jeden Patienten zu jeder Zeit aktuell abrufbar ist. Derartige Netzwerke werden zur Zeit auch mit Unterstützung der Krankenkassen erprobt, die sich davon erhebliche Kosteneinsparungen erwarten, weil so zum Beispiel Mehrfachuntersuchungen, wie etwa Röntgenaufnahmen, überflüssig werden. Das Problem dabei ist, dass Pharmafirmen durch Finanzierungshilfen versuchen, frühzeitig Einfluss zu nehmen. Der Münchner Allgemeinarzt Norbert Runker beschreibt die Folgen so: »Wenn man weiß, welche pharmazeutischen Firmen beteiligt sind, dann weiß man auch, warum ein Impfstoff oder ein Medikament der Firma XY bevorzugt verordnet wird.« Die Kosten für derartige Verkaufsförderung werden natürlich in die Kalkulation für die Medikamente mit eingerechnet.

Ein weiteres Feld für Sponsoring sind die Computer und Computerprogramme in den Arztpraxen. Hier gibt es clevere Pillenfirmen, die den Ärzten bei der technischen Aufbereitung ihrer

Praxen unter die Arme greifen. Installiert werden dann Programme, die, sobald der Doc ein Medikament aufruft, das er verordnen will, das Konkurrenzprodukt des großzügigen Sponsors einblenden.

Das Volumen dieser Art von Zuwendung kann nur grob geschätzt werden: Wenn Deutschlands rund 3500 Medizinprofessoren jährlich durchschnittlich nur 10000 Mark an Zuwendungen für sich und ihre Kliniken erhalten, kommen dabei 35 Millionen Mark heraus. Und wenn in den rund 7000 Kliniken jeweils vier Abteilungen mit jeweils 10000 Mark gefördert werden, summiert sich das auf 280 Millionen Mark.

Solche Schmiermittel zur Absatzsteigerung haben durchaus zwei Seiten. Einerseits befördern sie den privaten Luxus eines begünstigten Mediziners. Andererseits befördern sie aber auch die Verbreitung neuer Therapien. Die Laparoskopie, also die Methode, mittels Greifmechanismen ohne riesige Schnitte im Bauch operieren zu können, hätte ohne die Hilfe der Industrie nicht so schnell entwickelt werden können. Nur: Wieso sollen die Bürger derartige Großtaten sowohl über ihre Steuergelder als auch über die Krankenkassenabgaben finanzieren?

Neben diesen Kosten für – im weitesten Sinne – Werbung und Vertrieb spielen die Bereithaltungskosten eine erhebliche Rolle. Früher, als das Gesundwünschen manchmal noch geholfen hat, hatte der Apotheker ein übersichtliches Sortiment. Eines, das er problemlos in seinen Regalen unterbrachte. Exotischere Mittel für Notfälle waren in den Krankenhäusern vorrätig, und der Arzt ums Eck wusste jederzeit, auf welchen Medikamentenfundus er zurückgreifen konnte.

Diese Zeiten sind längst vorbei. Der Apotheker hat seine Lektion namens Warenwirtschaft gelernt, wonach er nur möglichst wenige der gängigsten Präparate vorrätig zu halten hat, will er nicht an finanzieller Ausblutung sterben (der Deutsche Apothekerverband errechnet aus 100 Mark Umsatz 80 Pfennig Gewinn). Der Großhandel macht ihm diese Strategie leicht, indem er Sofortlieferungen durchführt. Was der Apotheker morgens nicht auf Lager hat, bekommt er spätestens mittags per Kurier angeliefert. In den Großstädten kann er sich sogar auf fünfmalige Lieferungen verlassen. Seine Lagerkosten hat der Apotheker damit auf den Großhändler übertragen. Damit sind sie aber nicht weg, sie fallen nur auf einer anderen Ebene an, sind also stets im Medikamentenpreis enthalten. Hinzu kommt der Mobilitätsaufwand, denn so ein Lieferfahrzeug mitsamt Fahrer will unterhalten werden. Es gibt eine Schätzung, nach der eine einzige Bestellung einer einzigen Apotheke 60 Mark Kosten verursacht. Auch die schlagen sich natürlich in der Preiskalkulation nieder.

So waren die pharmazeutischen Großhandelsunternehmen schon früh gezwungen, ihre Kostenapparate herunterzufahren. Wie tut man das am besten? Durch Wachstum und Verdrängung. Folgerichtig dominieren heute fünf Mega-Großhändler den Markt, was ihnen eine ungeheure Macht verleiht, die sie auch ausüben.

Tatsache ist, dass von den knapp 22 000 Apotheken in der Bundesrepublik gerade einmal die Hälfte wirtschaftlich arbeitet. Mit anderen Worten: Die Hälfte dieser Unternehmen ist eigentlich pleite. Doch die Großhändler halten sie über Wasser, indem sie ihnen schon einmal Zahlungsziele über ein Jahr einräumen, was einem zinslosen Kredit gleichkommt. Die Kosten dafür kalkulieren sie natürlich in ihre Preise ein. Die müssen dann nicht nur die wackeligen Apotheken bezahlen, sondern auch die gesunden und am Ende der Kette auf jeden Fall die Verbraucher. Der Großhändler gewinnt mit dieser Strategie Abnehmer, die ihm ausgeliefert sind und denen er nicht die besten, sondern nur sehr kleine Handelsspannen einräumt. Dieser Bindung dient auch die Strategie, jungen Apothekern bei der Gründung ihrer eigenen Firma großzügig billige Kredite einzuräumen.

Damit aber nicht genug der Margenschinderei. Gut etablierte Apotheker sind inzwischen dazu übergegangen, sich in Einkaufszirkeln zusammenzutun und die Ware direkt beim Hersteller zu ordern. Damit erhöhen sie die Gewinnspanne, die beim Vertrieb über den Großhandel bei durchschnittlich 47 Prozent liegt, noch einmal erheblich. Nun kann es aber passieren, dass ein Arzt Medikamente verschreibt, die der Apotheker nicht mit hohen Gewinnerwartungen direkt, sondern mit kleineren beim Großhändler einkauft. Das parieren manche Apotheker damit, indem sie den Patienten statt des vom Arzt verschriebenen Mittels eines in die Hand drücken, das sie gerade in großen Mengen direkt eingekauft haben. Da die meisten Medikamente innerhalb einer Wirkungsgruppe sowieso austauschbar sind, lässt sich das mit ein paar erklärenden Worten leicht durchsetzen. Apotheker sind dazu sogar gesetzlich angehalten. Besteht der Patient hingegen auf dem, was ihm der Arzt aufgeschrieben hat, dann wird das Gewünschte eben mit der entsprechenden erzieherischen Wartezeit bestellt – denn ein Kassenrezept gibt ein Apotheker freiwillig nie wieder aus der Hand.

Bei diesem Produktetausch kommt ein weiterer verdienstträchtiger Effekt hinzu: der Differenzgewinn. Wenn es dem Apotheker gelingt, den Patienten von einem billigeren Medikament zu überzeugen, als der Arzt verschrieben hat, bekommt die Krankenkasse davon garantiert nichts mit. Die zahlt das teurere Rezept – und der Apotheker hat seinen Zusatzgewinn.

Dass ein Apotheker seine Einkaufsvorteile etwa an die Verbraucher, seine Kunden, weitergibt, macht für ihn keinen Sinn. Denn erstens herrscht ein stillschweigender Wettbewerbsverzicht, basierend auf dem heute noch existierenden Werbeverbot, zweitens werden die Preisvorgaben der Hersteller ohne Diskussion als verbindlich angesehen (theoretisch ist ein Preiswettbewerb erlaubt, wenngleich der Gesetzgeber Mindestmargen vom Groß zum Einzelhandel vorschreibt), und drittens bringt ein Preiskampf keine Wettbewerbsvorteile. Denn da die Krankenkasse zahlt und der Endverbraucher nur in den seltensten Fällen mitbekommt, was seine Arznei wirklich kostet, kann sich der Apotheker auf diese Weise nicht profilieren. Es sei denn, er verrechnet den Preisnachlass mit der Zuzahlung, aber das ist noch niemandem eingefallen.

Es ist also nicht der Wirkstoff, der ein Medikament so teuer macht, es sind die »Neben«kosten. Selbst hochwirksame Arzneien wie Herz- und Rheumamittel sind im Ausland wesentlich billiger als in Deutschland. Da es hierzulande aber keine derart rigorosen gesetzlichen Preisvorgaben für Arzneimittel gibt, wie es zum Beispiel in Frankreich der Fall ist, wird sich der Abgabepreis für Medikamente auch weiterhin daran orientieren, was sich herausschlagen lässt. Indirekt müssen sogar die Ärzte daran interessiert sein, dass dieser Zustand so bleibt. Denn ohne die hohen Gewinnspannen wären Bestechungsgelder und -reisen im bisherigen Umfang nicht bezahlbar.

Besonders teuer sind Medikamente dann, wenn sie neu sind. Stolz spricht die Pillenbranche von Innovationen. Deutschland erlebt zur Zeit einen Boom an Innovationen, mit finanziell deutlich spürbaren Folgen. Statt der erhofften Kostenreduktion durch die begrenzten Budgets und durch die Propagierung preiswerter Nachahmerpräparate wurden 1998 in den ersten zehn Monaten für 22,5 Millionen Mark mehr Arzneimittel verkauft als im Vergleichszeitraum des Vorjahres. Das macht eine Steigerung von 5,4 Prozent aus. Dabei sind die Abgabenmengen sogar um 2,3 Prozent gesunken. Kenner der Szene führen den Kostenzuwachs direkt auf die teuren Neuentwicklungen zurück.

Glauben Sie aber bloß nicht, mit »neuen Medikamenten« seien ausschließlich jene Wirkstoffe gemeint, die zum Beispiel die Rheumatherapie zu revolutionieren verheißen. Bei der Mehrzahl der so genannten Innovationen handelt es sich um reine Augenwischerei – um eine erfolgreiche allerdings, denn die Ärzte scheinen reihenweise darauf hereinzufallen.

Ein neuer medizinischer Wirkstoff ist eine patentfähige Entwicklung. Das heißt: Für 20 Jahre darf ihn niemand nachmachen. Das gilt für den Wirkstoff an sich wie auch für die Herstellungsmethode. Das hat insofern einen Sinn, als durch diese garantierte Alleinstellung am Markt die hohen Entwicklungskosten ungestört wieder hereingeholt werden können. Im Prinzip also eine gute Sache – wenn nicht einzelne Unternehmen dazu übergingen, die Patentschutz-Idee ziemlich zu strapazieren. Das mag daran liegen, dass nicht nur ein einziges Pharmaunternehmen zum Beispiel an neuen Rheumamitteln forscht, sondern mehrere, und jedes schlägt einen anderen Weg ein. So werden bei der Rheumatherapie inzwischen drei unterschiedliche Systeme angeboten: die Behandlung der Schmerzen mit neuen Entzündungshemmern, die die Magenschleimhaut nicht angreifen; die Unterdrückung des Immunsystems mit endlich verträglicheren Zellgiften und die Blockade von Botenstoffen, die für die Entzündungskaskade wichtig sind. In diesem Wettbewerb hat der die besten Chancen, der zuerst herauskommt und binnen kürzester Zeit seine Entwicklungskosten amortisiert. Entsprechend teuer verkauft er sein Produkt. So entstehen jährliche Behandlungskosten in Höhe von 30 000 bis 40 000 Mark. Würde auch nur die Hälfte aller vier Millionen Rheumakranken mit diesem neuen Produkt behandelt, hätten die Versicherungen zusätzliche Kosten in Höhe von 80 Milliarden Mark zu tragen.

Auch bei der Behandlung von Hepatitis C, einer Leberentzündung, drohen die Kassen gesprengt zu werden. Eine Münchner Firma verlangt für die Monatsdosis einer Wirkstoffkombination, die ausschließlich von ihr angeboten wird, 1600 Mark. Wenn nur die Hälfte aller 500 000 Hepatitis-C-Patienten mit diesem Medikament versorgt würde, käme auf die Kassen ein Kostenschub von 4,8 Milliarden Mark pro Jahr zu. Und wie sieht die Rechnung für den Hersteller aus? Bei einer Handelsspanne von 50 Prozent, bezogen auf den Apothekenpreis, würde das einen Jahresumsatz von 2,4 Milliarden ausmachen. Pikant an der Geschichte ist, dass der Wirkstoff im Ausland für 400 bis 500 Mark pro Kilogramm zu haben ist, was einen monatlichen Therapiepreis von 18 Mark erlauben würde. Das Unternehmen schlägt also fast das Hundertfache auf. Die Folge ist, dass vielen Ärzten das Mittel zu teuer ist und sie ihren Patienten die für sie vielleicht einzig wirksame Therapie vorenthalten.

Aber neben solchen unanständig hohen Preisen für echte Innovationen gibt es auch Scheininnovationen, und das ist die Mehrzahl. Patentrechtlich sieht es so aus, dass jeder, der eine Lizenz zum Pillendrehen hat, sich eines erfolgreichen Wirkstoffs bemächtigen und eigene Produkte daraus herstellen kann, sobald der Patentschutz abgelaufen ist. So entstehen jene Generika (Nachahmerprodukte), von denen so viel die Rede ist. Beispielsweise gibt es die unterschiedlichsten Varianten von Medikamenten auf der Basis von Acetylsalicylsäure, besser unter dem Markennamen Aspirin bekannt. Inzwischen auch in der Therapie und Prophylaxe von Kreislauferkrankungen beheimatet, ist dieser Wirkstoff frei verfügbar und entsprechend billig.

Ähnlich wäre es im Prinzip mit den Vitaminen gewesen, wenn die Herstellerfirmen nicht ein weltweites Kartell eingeführt hätten, das den Wettbewerb unterdrückte und die Preise künstlich hoch hielt. Diese überhöhten Preise musste der Patient meist aus der eigenen Tasche bezahlen, weil Vitaminpräparate nur noch in den seltensten Fällen erstattungsfähig sind. Die Strafen, die für verbotene Preisabsprachen fällig wurden, als das Kartell aufflog, wird die Gemeinschaft der Krankenversicherten als Umlage auf die Kosten aller Medikamente der beteiligten Unternehmen zu spüren bekommen.

So stünde jedem Wirkstoff eine Karriere als billiges Generikum bevor, wenn den Marketingleuten in der Pharmaindustrie nicht etwas dazu einfiele. Es macht zum Beispiel wenig Mühe, einem Wirkstoffmolekül irgendwo ein zusätzliches Kohlenstoffatom anzuhängen. Dann handelt es sich rechtlich um einen neuen Wirkstoff, allerdings meist um einen mit identischer Wirkung. Es macht wenig Mühe, den »neuen« Wirkstoff nach allen Regeln der pharmakologischen Kunst abzutesten, so dass er binnen kürzester Zeit freigegeben wird. Alles weitere ist dann Sache der Kommunikationsabteilungen und der Pharmareferenten: Plötzlich ist ein sensationeller neuer Wirkstoff auf dem Markt, der überaus erfreuliche Testergebnisse gezeigt hat – nur dass er ein wenig teurer ist als der alte. Der Arzt nimmt's meist hin, ohne groß nachzudenken.

Eine weitere Variante ist das Umwidmen der Indikation. Viele

Stoffe haben ja mehrere medizinische Effekte. Acetylsalicylsäure dämpft zum Beispiel Schmerz und Entzündungen durch die Blockade eines Botenstoffs, sie wirkt aber auch gerinnungshemmend, wodurch sie sich für die Akutbehandlung von Herzinfarkten empfiehlt. Auch auf diese Weise entsteht ein »neues« Medikament, das zudem den Vorteil hat, alle Testläufe bezüglich seiner Verträglichkeit schon absolviert zu haben. Auch hier schaut der Arzt nicht so genau hin, wenn ihm ein altbekanntes Kopfschmerzmittel unter neuer Bezeichnung möglicherweise als das Mittel der Wahl zur Bekämpfung von Darmkrebs angeboten wird. Solche Umwidmungen begründen allerdings keinen neuen Patentschutz, wenn nicht gleichzeitig eine Molekülmodifikation durchgeführt wird.

Dann gibt es noch die galenische Variante. Galenik ist die hohe Kunst, die Arznei in eine Form zu bringen, die der Patient in der Lage ist aufzunehmen. Es gibt Medikamente in Tabletten- und Drageeform, als Tropfen oder Zäpfchen, und immer muss beispielsweise die gleichmäßige Aufnahme des Wirkstoffs garantiert sein. Eine besondere Kunst ist es, Retardmedikamente herzustellen, also solche, die den Wirkstoff verteilt über zum Beispiel 24 Stunden abgeben. Die Techniken, mit denen sich solche Effekte erzielen lassen, sind patentfähig, so dass die Unternehmen daraus einen Wettbewerbsvorteil ziehen und höhere Preise durchsetzen können.

Insider behaupten, dass 98 Prozent der pharmazeutischen Unternehmen mit Scheininnovationen die Preise in die Höhe treiben, denn sie verfügen über keine eigene Forschungs-, sondern allenfalls über eine Entwicklungsabteilung. Darauf sind die Funktionäre der Branche auch noch stolz. Dass 1998 der Apothekenumsatz in der Bundesrepublik um 6 Prozent stieg, wobei die Preise der alteingeführten Produkte nur um 0,4 Prozent angehoben wurden und die Abgabemengen an Medikamenten sogar um 1,5 Prozent fielen, wird vom Verband forschender Arzneimittelhersteller auf die »überwiegend innovativen Produkte« zurückgeführt. Diese Entwicklung ist offenbar nicht aufzuhalten. Die

Ausgaben für Medikamente stiegen im Bereich der gesetzlichen Krankenkassen im Januar 1999 um 12, im Februar um 14 und im März gar um 17 Prozent, immer bezogen auf die Werte des Vorjahres.

Wenn gar nichts mehr geht, lässt sich wenigstens noch die Packungsgröße verändern. Werden zum gleichen Verkaufspreis statt früher 30 nur noch 25 oder 20 Tabletten abgepackt, lässt sich ganz einfach eine versteckte Preiserhöhung durchsetzen. Denn niemand, zu allerletzt der Patient, wird ausrechnen, dass eine Tablette plötzlich teurer kommt. Diese Verschleierungstechnik funktioniert auch, wenn die Abgabemengen erhöht werden.

Aber es gibt noch weitere Faktoren, die die Kosten für Medikamente nach oben drücken. Der *Arzneimittelreport*, eine kritische Publikation, errechnet ein Einsparpotential von etwa sieben Milliarden Mark, wenn die Ärzte es unterließen, unwirksame oder in ihrer Wirkung umstrittene Medikamente zu verschreiben. Dieser Ansatz ist jedoch nicht unproblematisch. Denn häufig erzielen die Ärzte mit derartigen Medikamenten erhebliche Wirkungen. Schließlich gibt es den »Placebo-Effekt«, wie die suggestive Wirkung ärztlicher Handlungen genannt wird: Wenn ein Patient fest daran glaubt, eine spezielle Arznei mache ihn auf jeden Fall gesund, dann geschieht das Wunder oft selbst dann, wenn es sich bei der »Arznei« um Wasser oder Stärkepulver handelt. Zugleich erspart der Arzt damit dem Patienten die Belastung durch ein wirklich wirkungsvolles Medikament, das er vielleicht gar nicht braucht. Nicht umsonst wird die Einführung eines »Grünen Rezepts« diskutiert, mit dem solche Wirkstoffe verordnet werden können. Aber natürlich lässt sich nicht jede Verordnung mit dem Placebo-Effekt rechtfertigen. So macht es nach Ansicht der Fachleute wenig Sinn, bei einem Husten einen teuren Schleimlöser zu verschreiben.

Die Industrie selbst hält ihren Markt von wirksamen, dafür aber billigen Medikamenten frei. Sie tut das, indem sie etwa die Naturmedizin diskriminiert oder entwicklungsfähige Erkenntnisse vernachlässigt.

Verschriebene, aber nicht eingenommene Medikamente summieren sich auf überhöhte Ausgaben, das heißt auf ein Einsparpotential von knapp sieben Milliarden Mark. Würden Ärzte ihre Patienten besser informieren und überwachen, wäre diese Summe mit Sicherheit erheblich geringer.

Eine besondere Art von Medikamentenverschwendung sind Überdosierungen. Von alten Menschen beispielsweise weiß eigentlich jeder Mediziner, dass ihre Nieren weniger effizient arbeiten als die junger Menschen. Traktiert der Arzt hier Jung und Alt mit den gleichen Dosen, vergeudet er nicht nur den teuren Wirkstoff, sondern fügt dem Patienten womöglich sogar Schaden zu. Eine in den USA Ende 1999 vorgestellte Studie des Institute of Medicine beziffert die Zahl der Todesfälle durch Arzneimittel-Nebenwirkungen auf 100000 pro Jahr, in der Bundesrepublik sollen es schätzungsweise 25000 sein.

Kriminell wird es, wenn sich Apotheker, Patienten und Ärzte zusammentun, um die Kassen zu betrügen. 1996 deckte das Fernsehen auf, dass einige Apotheken ihren Kunden statt der verordneten Arzneien hochwertige Kosmetika herausgaben. Nachdem die Ware über Hehler verkauft war, teilten sich die Ganoven den Reibach. 1998 fiel der AOK in Hamburg ein Arzt auf, der stets besonders teure Medikamente verschrieb, wobei die Rezepte meist sehr spät bei der Apotheke eingereicht wurden. Allerdings, so stellte sich heraus, nicht immer von den Patienten. Außerdem soll der Mann über mehrere Jahre rund 90000 Ampullen Morphium als Praxisbedarf über Apotheken bezogen und mit den Krankenkassen abgerechnet haben. Nachdem eine der beteiligten Apotheken und die Praxisräume durchsucht worden waren, gab der Mediziner seine Zulassung als Vertragsarzt zurück. Der Schaden, den der Mann angerichtet haben soll, wird auf 800000 Mark geschätzt.

In Lüneburg sprengten Kassen und Staatsanwaltschaft einen betrügerischen Ring von Apothekern, Ärzten und dem Inhaber einer Firma, die Ernährungsinfusionen für Krebskranke herstellt. Diese Bande griff sich sterbenskranke Patienten, die sie mit den Infusionen, die auf Rezept herausgegeben werden, versorgten. Später, als die Patienten längst tot waren, reichten sie immer noch Rezepte auf deren Namen ein. Sie verdienten nicht schlecht, denn jede Infusion kostet 1000 Mark. Der Schaden: mindestens sechs Millionen Mark.

Die beschriebenen Missstände im pharmakologischen Komplex treffen genauso auf den Markt der medizinischen Hilfsmittel und Geräte zu. Auch hier gibt es Durchstechereien, werden Einkaufsentscheidungen massiv beeinflusst. Hin und wieder kommt es sogar an die Öffentlichkeit, dass einer der soignierten Chirurgen sich dazu hat hinreißen lassen, gebrauchte Herzschrittmacher wiederzuverwenden und dafür neue berechnet zu haben.

Ihr eigene Methode, den Wettbewerb auszuschalten und sich Stammkunden zu verschaffen, haben die Hersteller jener Nahrungsbreie entwickelt, die den Kranken über Magensonden zugeführt werden. Sie stellen den Chirurgen in den Kliniken zu extrem niedrigen Preisen die Shunts zur Verfügung, über die der Nahrungsbrei in den Magen gelangt. Nahezu geschenkt sind auch die Pumpen und Schläuche. Nur: Die Systeme der verschiedenen Anbieter sind nicht kompatibel, das heißt, dass die Beutel, in denen die Nahrung geliefert wird, nur über die Anschlüsse der jeweiligen Hersteller an das Pumpsystem angeschlossen werden können. So ist ein späterer Wechsel eines Lieferanten nicht mehr möglich.

Viel Geld wird durch Gedankenlosigkeit verschleudert. In der Anästhesie beispielsweise gibt es einen bestimmten Wirkstoff, der vielleicht nur zweimal pro Jahr eingesetzt werden muss, wenn es zu Zwischenfällen in der Narkose kommt. Die Anästhesisten aber ziehen die Spritze vor *jeder* Operation auf, obwohl bei diesem Zwischenfall regelmäßig etwa zehn Minuten Zeit bleibt, um die notwendigen Maßnahmen einzuleiten. Das Medikament wird also in fast allen Fällen ungebraucht weggeschmissen und muss teuer entsorgt werden.

Wenn die Verwaltungen privater Kliniken bis dahin öffentliche Krankenhäuser übernehmen, sehen sie die Beendigung dieser

Schludereien als ihre erste Aufgabe an. Sie sind immer dann damit erfolgreich, wenn sie das Klinikpersonal in irgendeiner Weise an den Einsparungen beteiligen: Plötzlich sinken die Kosten um durchschnittlich 40 Prozent.

Die Preisexplosion auf dem Pharmasektor lässt sich ohne grundlegende Eingriffe in die Preisgestaltung der Industrie kaum bremsen. Selbst ein Schlupfloch, mit dem aber vor allem Apotheken einen guten Schnitt gemacht haben, ist inzwischen gestopft: Der preisgünstige Reimport von Originalmedikamenten, die im Ausland billiger verkauft werden, ist nach internationalem Markenrecht mittlerweile verboten.

Kann sich wenigstens der Patient davor schützen, vor lauter Sparzwängen nur noch drittklassige Arzneimittel zu bekommen? Das Internet macht's möglich – obwohl der damit verbundene Versandhandel zumindest in Deutschland unter Strafe gestellt ist. Aber wo ein Wille ist, ist auch ein Weg, und so steht zu erwarten, dass zum Beispiel Hepatitis-Kranke via Internet kostengünstig zu ihrem Heilmittel gelangen.

In den USA haben die Betroffenen bereits zu Selbsthilfe gegriffen und stellen in Untergrund-Fabriken Medikamente in hoher Qualität selber her. Unterstützt werden sie von den Barfußpharmakologen in der Dritten Welt, die sich anschicken, mit Pflanzenmedizin die medizinische Versorgung der Ärmsten erschwinglich zu machen.

5.

Die Kunstfehler

Eine unheimliche Karriere

Ursula Unterstell, Hausfrau in Essen, plagt ein furchtbarer Gedanke: Wahrscheinlich wurde sie ohne jede medizinische Notwendigkeit an der rechten Brust operiert und verstümmelt, danach grundlos bestrahlt und einer Hormonbehandlung unterzogen. Seither ist sie für den Rest ihres Lebens zu 80 Prozent in ihrer Leistungsfähigkeit eingeschränkt.

Es ist eine lange Ursachenkette, die zu diesem Ergebnis führte: Der Arzt, der seinerzeit die Röntgenuntersuchung durchführte, sah etwas, was wahrscheinlich gar nicht vorhanden war; ein Chirurg vertraute lieber dem Pathologen (der das entnommene Gewebe auf krankhafte Veränderungen untersuchte) als seiner eigenen Kompetenz; der Pathologe war dramatisch unterqualifiziert und lieferte überdurchschnittlich viele Fehlbefunde ab; und ein Klinikchef soll bei der Einstellung dieses Mannes die notwendige Sorgfalt nicht beachtet haben. So jedenfalls trägt es der Dortmunder Rechtsanwalt Erich Bäckerling in seiner Klageschrift vor, in der er für Frau Unterstell 70 000 Mark Schmerzensgeld und zusätzlich die Erstattung aller Folgekosten aus der Behinderung verlangt – bis hin zu Beschäftigung einer Haushaltshilfe. Für Bäckerling ist klar, dass sich hier ein ganzes Bündel von Versäumnissen zu einem einzigartigen Ärzteskandal verdichtet hat.

Die Rede ist vom Essener Brustkrebsskandal und den Folgen der Fehler des Pathologen Professor Dr. Erich Kemnitz. Die Rede ist von Michael Radicke, der als ehemaliger Geschäftsführer des Essener Bethesda-Krankenhauses, wo Frau Unterstell operiert wurde, für die Zusammenarbeit mit Professor Kemnitz verantwortlich war; von dem Chefarzt, der Frau Unterstell operiert hatte, und von dem Radiologen, der Frau Unterstell geröntgt hat und auf den Aufnahmen Hinweise auf eine Krebserkrankung erkannt haben will.

Die Rede ist von unvorstellbaren Zuständen in den Pathologischen Instituten, in denen Erich Kemnitz tätig war, und davon, dass deutliche Hinweise auf die von diesen Zuständen ausgehenden Gefahren ignoriert wurden.

Professor Kemnitz lebt nicht mehr. Als sein Fehlverhalten durch die Sorgfalt und Hartnäckigkeit eines niedergelassenen Essener Frauenarztes, Dr. Keuter, endlich auch offiziell zur Kenntnis genommen wurde, gab es zunächst im Institut des Professors einen Einbruch, bei dem seltsamerweise ausschließlich gelagerte Gewebeschnitte gestohlen wurden; später brannte es dann in einem Raum des Instituts, was der Professor zum Anlass nahm, gleich alle, auch andernorts gelagerte Gewebeproben über ein Spezialunternehmen entsorgen zu lassen; und zuletzt kam der Arzt bei einem erneuten Brand, den er selbst gelegt hatte, in seinem Institut ums Leben.

Nun kämpfen die rund 300 Geschädigten, von denen sich bisher über 100 Frauen zu einer »Gruppe Diagnose Brustkrebs« zusammengeschlossen haben, um Schmerzensgeld und Schadensersatz – mit ungewissem Ausgang, denn die Beweislage ist durchaus nicht gesichert. Zwar sind einige bereits zu ihrem Recht gekommen, zum Beispiel zu Schmerzensgeld in Höhe von 50 000 Mark, aber andere müssen sich noch mit den Anwälten, der Colonia-Versicherung, bei der Professor Kemnitz versichert war, sowie den Versicherungen der Krankenhäuser und ihrer Ärzte (Vereinte, Aachener + Münchener, Gerling) und den Richtern auseinander setzen.

Vielen dieser Frauen mag es ähnlich ergangen sein wie Ursula Unterstell. Die begibt sich Anfang Dezember 1994 zu ihrer Frauenärztin, die ihr rät, wieder einmal eine Vorsorgeuntersuchung durchführen zu lassen. Dafür schreibt die Ärztin eine

Überweisung an den Röntgenarzt. Der tut, was in diesem Fall alle Radiologen tun: Er schießt ein paar Röntgenbilder. Dann aber tut er etwas, was seine ureigenste Spezialität war: Er verfasst einen Diagnosebericht, der sich später als standardisierte Formel herausstellen sollte, die er auch bei Patientinnen verwendete, die an keinerlei Krebs erkrankt waren – und attestiert Frau Unterstell eine »Initiale fibröse Involution bei deutlich mischförmig fibrocystisch-fibroplastisch kleinknotiger Mastopathie mit deutlichen Anteilen strangförmig fibröser Mastopathie craniolateral linksbetont, Übergangsform zur hyperplastischen Dysplasie mit sklerosierender Adenose. Hochsuspekter Herdbefund rechts zentral cranio-lateral 3 bis 4 cm von der Mamille entfernt in der Tiefe gelegen bei ca. 11 Uhr mit Verdacht auf Malignom.«

Dieser Befund veranlasst die Frauenärztin, ihre Patientin in das Bethesda-Krankenhaus zu überweisen. Frau Unterstell wird dort am 24. Februar 1995 aufgenommen und noch am selben Tag operiert. Zunächst führt der Chirurg einen Probeeingriff durch, eine so genannte Schnellschnittoperation, bei der das verdächtige Gewebe entnommen, in die Pathologie geschickt und dort auf bösartige Zellen untersucht wird. Erst wenn sich der Verdacht erhärtet hat, entscheidet der Operateur über das weitere Vorgehen und entfernt unter Umständen die Brust und die benachbarten Lymphknoten.

Der Chirurg, ein erfahrener Operateur, bildet sich bei der Herausnahme des Gewebes seine eigene Meinung und diktiert die auch in den Bericht: dass er nämlich keinerlei Hinweis auf eine bösartige Geschwulst sehe, sondern lediglich eine »kleinzystische Mastopathie ohne Suspition«. Kleinzystisch heißt, dass sich, wie bei vielen Frauen, kleine Geschwulste – Zysten – gebildet haben, die in den meisten Fällen gutartig sind und von den Ärzten, wenn die Zysten sich zu größeren, immer noch gutartigen Verdickungen weiterentwickelt haben, zur Krebsprävention herausgenommen werden. Das wird in der Fachsprache als Mastopathie bezeichnet. Suspitien sind Verdachtsanlässe. Also: eigentlich eine Entwarnung für Frau Unterstell; ein Befund, der deutlich von der dramatischen Verdachtsdiagnose des Röntgenarztes abweicht.

Das Untersuchungsergebnis aus dem Pathologischen Institut von Professor Kemnitz jedoch kehrt alles wieder um. Es spricht von einem invasiven ductalen Mammacarcinom, was bedeutet, dass die Geschwulst bösartig ist. Als im Blut der Frau auch noch Hormonrezeptoren festgestellt werden, die auf eine Krebsdisposition hinweisen, eröffnet der Chirurg der Patientin, dass sie an einem Tumor leide, der herausgeschnitten werden müsse. Man könne die Brust aber retten, wenn sich Frau Unterstell nach der Operation einer Strahlenbehandlung unterwerfe. Sie stimmt zu.

Eine Zwei-zu-eins-Entscheidung also – und wahrscheinlich die falsche. Denn dass ein Chirurg, der sich einen erheblichen Teil seines Arbeitslebens mit Brustkrebsoperationen befasst hat, bei der Bewertung eines frisch entnommenen Gewebestücks dermaßen falsch liegen könnte, das scheint den Fachleuten – abgesehen von den gegnerischen Anwälten – denn doch eher unwahrscheinlich. Daher erhebt Rechtsanwalt Bäckerling auch gar nicht den Vorwurf, der Chirurg habe fehlerhaft operiert – er wirft ihm vor, den entscheidenden, nicht widerrufbaren Eingriff voreilig vorgenommen zu haben. Der Anwalt meint, in einer solchen Situation hätte der Arzt eine zusätzliche Meinung einholen müssen.

Nun behaupten die Anwälte des Chefarztes, dieser habe sich auf das Urteil des Pathologen, seines Zeichens immerhin Professor, verlassen können müssen. Zumal dieser in vielen Gesprächen immer wieder auf die besondere Sorgfalt hingewiesen habe, wie er mit den Gewebeproben umgehe: Dass er mehr Schnitte durchführe als die Kollegen in anderen Instituten und dadurch in der Lage sei, selbst Krebs im Entstehungsstadium festzustellen. Diese Vorgehensweise nutze den Frauen, keinesfalls sei sie Ursache für überflüssige Operationen.

Doch das war wohl nichts als ein Bluff. Später wird Professor Roland Bässler, ein ausgewiesener Spezialist für Brustkrebs, ausführen, dass die vielen Schnitte weniger auf Sorgfalt, als vielmehr auf Unsicherheit schließen ließen. Und dass die Zahl der Schnitte auch etwas mit der Bezahlung der Untersuchungen zu tun haben könne.

Zudem hatte Professor Kemnitz bei solchen Diskussionen um Qualität und Sorgfalt wohl stets darauf hinzuweisen vergessen, dass er früher, in seiner Zeit als Mitarbeiter des Pathologischen Instituts des Bremer Zentralkrankenhauses, mehrfach binnen weniger Minuten und per Telefon Diagnosen widerrufen musste, nachdem die eigenen Mitarbeiter ihn dazu gedrängt hatten. Manchmal entpuppte sich dann ein zunächst als harmlos einge-stuftes Gewebe als bösartiger Krebs, manchmal war ein angebli-cher Krebs auch nur ein völlig unauffälliges Zellhäufchen. Oft war es dann schon zu spät – wenn der Chirurg die vermeintlich krebsbefallene Brust bereits weggeschnitten hatte. Oder eine be-reits als gesund entlassene Frau wurde nachträglich darüber in-formiert, dass sie doch schwer krank sei.

Aber hätten Klinikleitung und Ärzte in Essen wirklich Grund gehabt, ihrem vermeintlich renommierten und so besonders sorgfältig wirkenden Kollegen zu misstrauen? Deren Anwälte verneinen das. Rechtsanwalt Bäckerling allerdings ist da gänz-lich anderer Meinung. Denn kurz, nachdem Professor Kemnitz angefangen hatte, mehrere Essener Krankenhäuser mit seinen Diagnosekünsten zu bedienen, stieg die Zahl der Krebsfälle in den betroffenen Kliniken drastisch an. Die Erkrankungsquote lag weit über der vergleichbarer anderer Krankenhäuser – und ist nach dem Tod des Pathologen um die gleiche Quote auch wieder gesunken. Die Steigerung war mit elf Punkten, von 30 auf 41 Prozent, so enorm, dass sich sogar die Beamten des nord-rhein-westfälischen Gesundheitsministeriums Gedanken mach-ten.

Nun könnte man immer noch argumentieren, die segensreiche Sorgfalt des Professors sei der Grund für die Früherkennung von Krebserkrankungen gewesen, und man sei jetzt zu einem leicht-fertigeren Umgang mit den Patientinnen zurückgekehrt. Dass es sich wohl anders verhält, zeigt der Werdegang von Erich Kemnitz. Und hier kommt auch die besondere Verantwortung des Verwaltungschefs des Bethesda-Krankenhauses ins Spiel. Ihm wirft Rechtsanwalt Bäckerling vor, gleich zwei Fehler gemacht zu haben: sich bei der Begründung der Zusammenarbeit mit Professor Kemnitz nicht intensiv genug über dessen beruflichen Werdegang informiert und sich später nicht um die Zustände in dessen pathologischem Institut gekümmert zu haben. Denn die waren, gelinde ausgedrückt, unter aller Sau.

Hätte der Verwaltungschef Michael Radicke etwas genauer nachgeforscht, dann, so Bäckerling, hätte Professor Dr. Kemnitz wohl nicht die Essener Laboraufträge erhalten. Denn der Berufsweg des Mediziners ist durchsetzt mit Hinweisen auf eine sehr dürftige Qualifikation zumindest im Bereich der gynäkologischen Pathologie. Folgen wir dabei der Klageschrift des Anwalts, der die schwierige Materie selbst medizinischen Laien (und das sind nun einmal auch die Richter) nahe zu bringen versteht. Er schreibt:

»Was bei jedem Angestellten getan wird, hätte der Personalleiter ... auch in Hinblick auf das medizinische Vorleben von Professor Kemnitz tun müssen. Er hätte ihn konkret fragen müssen, ob er auf dem Gebiet der gynäkologischen Pathologie gearbeitet hat, wie lang, in welchem Umfang und ob er entsprechende Empfehlungen vorlegen kann.

Der Verwaltungsleiter hätte sich genauso, wie es der Verkehrsanwalt Bäckerling getan hat, um die Qualifikation des Herrn Professor Kemnitz kümmern können. Inzwischen liegen auch die Antworten der angeschriebenen Gremien vor (...)

Professor Kemnitz war also nicht Professor der Pathologie, sondern ›Außerplanmäßiger Professor‹. Weiterhin fügen wir eine Ablichtung des Schreibens von Herrn Professor Dr. Schäfer (...) bei, aus dem sich ergibt, dass Professor Kemnitz früher den Namen Blazek hatte und dann den Namen der altehrwürdigen Ärztedynastie seiner Ehefrau (...) angenommen hat. Weiterhin ist dem Schreiben zu entnehmen, dass der Professor

Kemnitz nie das Institut für Klinische Pathologie selbst leiten durfte. Wörtlich:

›Der Chefarzt des Instituts Herr Prof. Dr. Kyrieleis hat mir erklärt, dass Herr Dr. Blazek ihn damals nur in Ausnahmefällen vertreten durfte, nie aber über längere Zeit im Urlaub zur allgemeinverantwortlichen Führung des Instituts. Dieses mag eine Aussage über seine Qualifikation auf dem Bereich der gynäkologischen Pathologie sein, da unser Haus eine intensiv operativ tätige gynäkologische Abteilung ist.‹«

Anwalt Bäckerling setzte sich daraufhin mit Professor Kyrieleis direkt in Verbindung und bekam zur Auskunft:

»Professor Blazek/Kemnitz hatte bei der Begutachtung von histologischen Präparaten eine Fehlerquote von zehn Prozent. Bei Anfängern in der Pathologie geht man üblicherweise von maximal einem Prozent als Fehlerquote aus. Professor Kemnitz durfte in dem Institut des Professor Kyrieleis nicht allein begutachten. Jede pathologische Histologie musste er Professor Kyrieleis vorlegen und wurde von diesem nachbefundet. (…)«

Anschließend wechselte der Pathologe an die Medizinische Hochschule Hannover, wo er einem Professor Dr. Georgii zuarbeitete, dem damaligen Leiter des pathologischen Instituts. Dort passierte dann etwas Schlimmes, denn, so Bäckerling: »Professor Kyrieleis wusste noch aus der Erinnerung zu berichten, dass der einzige medizinische Regress wegen eines Kunstfehlers, den Professor Georgii jemals gehabt hat, auf die Fehldiagnose von Professor Kemnitz zurückzuführen war.« Es handelte sich um die Fehldiagnose eines Darmkrebses.

Auch Professor Georgii zog aus den Fehlern seines Kollegen den einzig richtigen Entschluss, jede Begutachtung, die von Dr. Kemnitz kam, auf ihre Richtigkeit zu überprüfen.

Im Gespräch mit Professor Georgii bekam Anwalt Bäckerling

zudem den Hinweis, dass sich die fachliche Inkompetenz auf gefährliche Weise mit sozialer Inkompetenz paarte. In der Klageschrift heißt es: »Ansonsten wusste Professor Georgii zu berichten, dass Dr. Kemnitz/Blazek ein außergewöhnlich schwieriger Mensch war und er ihn nur jeweils mit befristeten Arbeitsverträgen beschäftigte. Diese hatte er dann am Schluss nicht mehr verlängert.«

Daraufhin wandte sich Professor Kemnitz nach Münster, wo er in die Praxis eines Professors Dirk von Bassewitz eintrat. Dieser führte die Praxis als selbstständiges Pathologisches Institut, das für die umliegenden Krankenhäuser Gewebeproben analysierte. Auch hier kam es wieder zu einer ungewöhnlichen Häufung von Fehldiagnosen, auch hier wieder wurden vorsichtshalber alle von Professor Kemnitz gestellten Befunde durch einen weiteren Mediziner begutachtet.

Immerhin erhielt Professor Kemnitz nach sechs Monaten eine Bescheinigung, dass er in der Praxis des Professors von Bassewitz ein halbes Jahr als angestellter Kassenarzt tätig gewesen sei – eine der Voraussetzungen, um sich selbst als Kassenarzt mit eigener Praxis oder eigenem Institut selbstständig machen zu können, war erfüllt.

Rechtsanwalt Bäckerling fasst diesen Abschnitt in der Ausbildung des Dr. Kemnitz/Blazek so zusammen:

> »(Es) ist zu sagen, dass Professor Kemnitz weder im Pathologischen Institut der Universität Hannover noch in der Pathologie am Franziskushospital in Münster gelernt hatte, sicher und sattelfest pathologische Präparate insbesondere in der Gynäkologie zu beurteilen.«

Als Nächstes erhielt Professor Kemnitz eine Anstellung am Pathologischen Institut des Bremer Zentralkrankenhauses St.-Jürgens-Straße, das unter anderem die Frauenklinik Links der Weser mit Befunden bediente. Es dauerte keine drei Monate, bis die Klinikleitung beschloss, Gewebeproben nicht mehr von Kemnitz untersuchen zu lassen, sondern von dem privat geführten Institut eines Professor Brand. Die Gründe dafür lassen sich dem Protokoll eines Gesprächs mit der Frauenbeauftragten der Klinik Links der Weser entnehmen, das Rechtsanwalt Bäckerling geführt hat und das er in der Klageschrift zitiert:

»Erstens gab Professor Kemnitz bei Schnellschnittuntersuchungen telefonisch Auskünfte, die mitunter falsch waren (...) Dann wurde die telefonische Auskunft zu irgendeinem Zeitpunkt von Professor Kemnitz widerrufen. Zu diesem Zeitpunkt waren schon Fakten geschaffen. Er bestritt daraufhin, vorab telefonisch eine Auskunft (...) in umgekehrter Richtung gegeben zu haben. Von da ab haben sämtliche Gynäkologen, und zwar die Assistenzärzte (...) bis hinauf zum Oberarzt, untereinander besprochen, dass telefonische Durchsagen von Professor Kemnitz (...) nur noch mit einem Zeugen entgegengenommen werden (und) dass die telefonische Aussage in das Krankenblatt, also in die Fieberkurve, mit eingetragen wird. So wollte man den Zickzackkurs, den Kemnitz oftmals einschlug, dokumentieren, und so geschah es auch.«

In einem Fall wurde die Diagnose von »gutartige Geschwulst« in »Krebs« umgewandelt. Später stellte sich heraus, dass der Befund »gutartiger Krebs« aus der Behandlungsakte entfernt worden war. Wann und durch wen das geschah, ist bis heute ungeklärt. Anwalt Bäckerling führt auch die Zeugenaussage einer Mitarbeiterin des Pathologischen Instituts des Bremer Zentralkrankenhauses an, die das ganze Ausmaß der Inkompetenz von Professor Kemnitz erhellt:

»Sie schilderte (...), dass sie grundsätzlich die Tüten, mit denen die Präparate kommen, befühle. Dann wisse sie schon, wo das Präparat eine Verhärtung zeige, mithin, wo der Tumor liege. Das Präparat sei außerdem durch Orientierungsfäden gekennzeichnet gewesen. Professor Kemnitz habe diese Art der Präparierung offenbar nicht gekannt und den Faden zerschnitten und am Tumor vorbeigeschnitten. Das Präparat gab er (...) frei, was bedeuten würde, da der Tumor überhaupt nicht angeschnitten ist, dass der Frau gesagt worden wäre, dass sie keinen Krebs habe. (Die Zeugin) hat sich das allerdings nicht gefallen lassen, ist der Sache nachgegangen und hat über einen Assistenzarzt erzwungen, dass das Präparat neu beschnitten und aufgearbeitet wird. Der Assistenzarzt musste dann die Korrektur dem Krankenhaus Links der Weser durchsagen.«

Sein fachliches Versagen hat Kemnitz anscheinend hinter einem rüden Umgangston, Einschüchterungsversuchen und aggressivem Auftreten zu verbergen versucht. So waren Personalrat und Frauenbeauftragte gut mit dem Mann beschäftigt. Auszüge aus einer schriftlichen Zusammenfassung der Vorgänge um Professor Kemnitz zeigen, welche Vorwürfe gegen ihn laut wurden:

»Bedingt durch die Arbeitsmethoden (System wäre wohl der falsche Eindruck) gab es Probleme mit dem Zuordnen beziehungsweise Auffinden von Proben und Befunden. Er bezichtigte Kolleginnen krimineller Machenschaften, er lasse Dinge, zum Beispiel auch seine Post, verschwinden. Es zeichnete ihn aus, dass er nicht in der Lage war, etwas zu diskutieren. Er konterte und drohte mit der Polizei, Kriminalpolizei, Staatsanwaltschaft und Stasi-Methoden. Er verglich die Arbeitsweise in dem Institut mit dem in der ehemaligen DDR, auch dort habe man absichtlich den Staat (hier das Institut) zugrunde gerichtet.
Herr Professor Kemnitz hat einen rüden Umgangston, Fragen ließ er nicht zu, oder besser, er beantwortete sie nicht. Es gab Fälle von sexueller Diskriminierung, sowohl Frauen als auch Männern gegenüber (...) Er hat auch Außenstehenden gegenüber die Arbeit des Instituts, die Qualität der Arbeit schlecht gemacht. Er hat MTAs, Ärzte und Schreibkräfte abqualifi-

ziert (...) Wer über Monate Chaos schafft, Kolleginnen verunsichert, diffamiert, bedroht, erniedrigt, sexistisch und anders anmacht, wer nicht in einem Team arbeiten kann oder will, dem dürften doch entscheidende menschliche Qualifikationen fehlen. Und solch einer Person, auch wenn sie Professor ist, kann man nicht monatelang Kolleginnen ausliefern. Die Probleme zeichneten sich schon nach Tagen ab ...«

Dass dieser »schwierige Charakter« Schwierigkeiten hatte, seinen Arbeitsplatz und die ihm zuarbeitenden Bereiche zweckmäßig zu organisieren, ist keine Wunder. Welches Chaos er tatsächlich anrichtete, macht ein Videoband deutlich – aufgenommen von jenem Unternehmer, der nach dem zweiten Brand in Essen, kurz nach dem Tod des Mediziners, die Präparatesammlung entsorgen musste. In seiner Klageschrift berichtet Rechtsanwalt Bäckerling das so:

»Was bislang nicht in ausreichendem Maße berücksichtigt wurde (...) ist, dass man im Wesentlichen versucht hat, die Öffentlichkeit nur auf einen Raum zu konzentrieren, nämlich den, in welchem der Brand um Kemnitz ausgebrochen ist. Es gibt aber zahllose anderweitige Räume, in denen es nicht gebrannt hatte und die sich als außergewöhnlicher Schweinestall darstellen. Die Zustände, die [der Entsorger] vorgefunden hatte, lassen sich eigentlich nicht beschreiben. (...) Wie schon vorgetragen, wurden Präparate in Formaldehyd in Gurkengläsern, Marmeladengläsern, unbeschriftet, mal beschriftet mit ›Gut 1997‹ aufbewahrt; darüber hinaus Würfel [Gewebepräparate in Paraffinwürfel eingegossen] säckeweise in Müllbeutel gelagert, die aufeinander gestapelt wurden, so dass nach physikalischen Gesetzen die unteren Müllsäcke auseinander platzten und überall die Präparate herumlagen. Es waren eimerweise Präparate noch mit Gewebeproben belegt, es wurde ein ausgetrockneter Lungenflügel, ein amputiertes Bein gefunden.«

So sah es in einem Pathologischen Institut aus, dessen Leiter Wohl und Wehe von vielen Menschen in der Hand hatte. Was der Film dokumentiert, wird unterstützt durch das Protokoll der Durchsuchung, die in dem Institut nach dem Tod von Professor Kemnitz vorgenommen wurde. Bäckerling musste einige Mühe darauf verwenden, die entsprechende Strafakte in die Hände zu bekommen. Er schreibt:

>»Es gibt eine Fotodokumentation durch den Polizeifotografen, der die Räumlichkeiten und die Präparate fotografiert hat. Die Zustände waren derart schlimm, dass den dort tätigen Mitarbeitern [der Entsorgungsfirma] sowie den Ärzten teilweise schlecht wurde. Es wurden unter anderem eine vertrocknete Lunge aufgefunden, abgeschnittene, vertrocknete Beine, Brüste, die in Eimern lagen ohne irgendwelche Präparierungsmittel und vor sich hin faulten und so weiter.«

Solche Zustände lassen nur einen Schluss zu: Bei Erich Kemnitz handelte es sich um eine offenbar psychisch tief gestörte Persönlichkeit, die es in Kauf nahm, dass das Leben anderer Menschen nachhaltig beeinträchtigt wurde, und die nicht in der Lage war, mit ihrer Umwelt in angemessener Weise zu kommunizieren.

Die entscheidende Frage ist allerdings, wieso das Medizinsystem eine solche Persönlichkeit, deren verhängnisvolles Wirken ja keineswegs verborgen blieb, toleriert, wenn nicht sogar gestützt hat – aus Gleichgültigkeit? Aus Angst, das Gesicht zu verlieren? Aus Habsucht? Aus dem Wunsch, in Ruhe gelassen zu werden? Oder aus Angst vor Regress?

Warum, um dem Rechtsanwalt Bäckerling zu folgen, hat der Verwaltungschef der Bethesda-Klinik in Essen nicht den Werdegang des neuen Pathologiechefs ausführlich überprüft? Warum wurden die unglaublichen Zustände im Institut nicht abgestellt? Vielleicht nicht einmal zur Kenntnis genommen? Gab es keine Aufsicht, die die hygienischen Zustände dort überprüfte? Wenn doch: Müssten dem Hygienebeauftragten die in Eimern verfaulenden Brüste nicht aufgefallen sein? Haben die Mitarbeiter, denen das alles doch bekannt gewesen sein muss, sich nicht an die Klinikleitung gewandt?

Möglicherweise haben sie es getan, aber kein Gehör gefunden. Vielleicht ist es ihnen so ergangen wie ihren Kollegen in Bremen, die – bis hin zum Senator für Gesundheit – jeden Vorgesetzten angesprochen hatten, der irgendwie zuständig erschien. Von allen wurden sie, so Rechtsanwalt Bäckerling, als kleine Angestellte betrachtet, die sich anmaßten, die Koryphäe Professor Kemnitz zu kritisieren. Umso bewundernswerter ist die Courage derjenigen, die sich wie die Medizinisch-Technische Assistentin Hella Bellwinkel und die Ärztin und Frauenbeauftragte Sigrid Prolingheuer weigerten, mit Professor Kemnitz zusammenzuarbeiten, und schließlich durchsetzten, dass dem Mann kurz nach Ablauf der Probezeit ein Auflösungsvertrag vorgelegt wurde. Die Angst, früher oder später in ein Strafverfahren wegen Körperverletzung hineingezogen zu werden, hat sicher mit geholfen, diesen Meinungsumschwung bei den Vorgesetzten zu bewirken. Vorsorglich hat die Klinikleitung die Mitarbeiter der Pathologie übrigens inzwischen darauf hingewiesen, dass sie arbeitsrechtlich gesehen der Schweigepflicht unterliegen ...

Angesichts der Mauer des Schweigens, die um Professor Kemnitz' krasse Fehldiagnosen errichtet wurde, ist es erstaunlich, dass dieser Skandal überhaupt jemals aufgedeckt wurde. Zu verdanken ist das einem sehr aufmerksamen Mediziner, dem Frauenarzt Dr. Ulrich Keuter. Dem fiel auf, dass besonders viele seiner Patientinnen, darunter auch ungewöhnlich viele junge Frauen, an Brustkrebs leiden sollten. Misstrauisch geworden, suchte er das Gespräch mit Professor Kemnitz, der ihn am 30. Januar 1996 empfing.

Dr. Keuter erinnert sich, dass der Pathologe Hände voller Präparate hereinbringen ließ, die alle von jenen Frauen stammen sollten, von denen Dr. Keuter meinte, dass sie nie und nimmer Brustkrebs gehabt hätten. In einer eidesstattlichen Erklärung gab der Frauenarzt zu Protokoll: »Dennoch war er zunächst nicht dazu bereit, diese Präparate herauszugeben, da diese angeblich zu schlecht seien und er sich damit blamieren würde.« Als Dr. Keuter schließlich doch einige der Schnitte ausgehändigt werden, ergibt eine Untersuchung durch ein Genlabor: Die Präparate stammten von anderen Frauen.

Ab dem Tag seines Gesprächs mit Professor Kemnitz überstürzten sich die Ereignisse:

30. Januar: Dr. Keuter sucht Professor Kemnitz auf.

1. Februar: Der angebliche Einbruch im Pathologischen Institut. Es werden nach Angaben von Professor Kemnitz ausschließlich Gewebepräparate gestohlen.

27. Februar: Dr. Keuter wendet sich an Dr. Oehmichen, den damaligen Geschäftsführer des Berufsverbandes der Pathologen. Dieser ist empört, dass Professor Kemnitz die erbetenen Präparate nicht herausgegeben hat, und empfiehlt die Einschaltung der Ärztekammer, was umgehend geschieht.

28. Februar: Der Ärztliche Geschäftsführer der Ärztekammer Nordrhein, Dr. Robert Schäfer, und der Justitiar der Kammer besuchen Professor Kemnitz. Der Inhalt des Gesprächs ist nicht bekannt.

7. März: Brand im Institut und Selbstmord von Professor Kemnitz. Am selben Tag formuliert Dr. Keuter einen Brief, in dem er die Ärztekammer offiziell über seine Zweifel an der Verlässlichkeit der Befunde aus dem Institut des Professors informiert.

12. März: Erst jetzt informiert die Ärztekammer die Staatsanwaltschaft. Allerdings in einer Form, die keinerlei Dringlichkeit nahe legt.

13. März: Der Ärztliche Geschäftsführer der Ärztekammer ruft bei Dr. Keuter an und legt ihm nahe, von jeglichen weiteren Aktivitäten in Sachen Kemnitz abzusehen; das sei jetzt eine Sache der Ärztekammer.

In dem einen Monat, der zwischen dem ersten Gespräch mit Dr. Keuter und dem Aktivwerden der Ärztekammer verging, konnte Professor Kemnitz bei durchschnittlich 300 Befundungen pro Tag (Fachleute sagen, bei sorgfältiger Arbeit seien hundert Befunde das maximale Tagespensum) theoretisch tausend Fehldiagnosen stellen. Wie viele Frauen mögen allein in dieser Zeit noch falsch behandelt oder verstümmelt worden sein?

Inzwischen hat Rechtsanwalt Bäckerling gegen alle beteiligten Ärzte Strafanzeige erstattet. Der Anwalt: »Da war eine Ärzteschiene zugange, bei der es möglicherweise auch um Versicherungsbetrug ging.«

Die betroffenen Frauen finden sich jetzt vor den Gerichten wieder. Die Anwälte der Gegenseite arbeiten mit allen erdenklichen Tricks. Einer besteht darin, darauf hinzuweisen, dass keine der Frauen beweisen kann, dass Professor Kemnitz in ihrem speziellen Fall falsch diagnostiziert habe. Und in der Tat sind alle Präparate entsorgt worden.

So müssen die Frauen nun die Richter überzeugen, dass das Chaos, das der Pathologe angerichtet hat, eine Umkehr der Beweislast begründet. Dann hätten nicht sie zu beweisen, dass ihnen Schaden zugefügt wurde, sondern die Ärzte, dass sie die Klägerinnen nicht falsch behandelt haben. Man möchte in diesem Punkt Rechtsanwalt Bäckerling aus vollem Herzen zustimmen, der schreibt: »Wer ein solches Chaos in seinem Institut herbeigeführt hat, wer also nicht registriert, nicht ordnungsgemäß aufbewahrt, wer so unsorgfältig mit den Proben umgegangen ist, der kann doch in der Tat nicht noch obendrein als Belohnung praktisch von der Rechtsprechung mitgeteilt bekommen, dass er alles gut gemacht hat und deswegen sich die Beweislast zu seinen Lasten gerade nicht umkehrt.«

Kunstfehler – Cornelia ist behindert,
doch keiner hat Schuld

In diesem Kapitel können leider nicht die Namen der Täter genannt werden. Die Eltern des so entsetzlich geschädigten Kindes möchten die verantwortlichen Ärzte und die Universitätsverwaltung nicht provozieren, sondern hoffen auf deren Güte und Verständnis. Andernfalls, so fürchten sie, müssten sie noch weitere Jahre um ihr Recht kämpfen. Um ein Recht, das ihnen zusteht. Das ihnen höchstrichterlich zuerkannt wurde.

Cornelia ist ein fröhliches Kind. Am liebsten mag sie Benjamin Blümchen und Musikvideos. Besonders groß ist die Begeisterung, wenn die Musikkapelle des Dorfes vorbeikommt, zum Geburtstag vielleicht, und ihr ein Ständchen bringt.

Cornelia ist schlagfertig; und wenn sie den Gast mit einer dieser sarkastischen Bemerkungen empfängt, wie sie nur Kinder so unverblümt loslassen können, dann amüsiert sie sich königlich über dessen verblüfftes Gesicht. Dann blitzt der Schalk in ihrem Auge – in dem einen, auf dem sie noch sehen kann, denn das andere ist blind.

Cornelia ist wählerisch. Sie ist imstande, mit der Mutter eingehend die Qualität einer Banane zu diskutieren. Die ist nämlich wichtig für Cornelia, denn sie leidet an einer Überempfindlichkeit des Gaumens, und eine zu harte Banane könnte die empfindlichen Schleimhäute reizen. Dann muss die Mutter ihr wieder sorgfältig den Schleim aus der Mundhöhle tupfen, denn mit einem nur unzureichend beweglichen Arm und den unsicheren Fingern kann das Kind das nicht selbst tun. Zudem ist das eine lästige und unangenehme Prozedur.

Cornelia ist gern bei sich zu Hause im Garten, wo sie den Hunden beim Spielen zuschauen kann, wie sie im Sommer in den großen Teich springen, um einen Ball herauszufischen. Das Mädchen braucht diese Hunde, zumindest den großen, seitdem die Familie einmal bedroht worden ist.

Cornelia hat einige Freunde und viele Feinde. Ihre Freunde kümmern sich aufopferungsvoll um sie, die Familie sowieso. Doch die Freunde sind wenige und leider überhaupt nicht mächtig. Ihre Feinde dagegen sind viele, stark und dumm oder einflussreich und wohlhabend. Es sind die Skinheads, die Verwaltung der Universität, ein paar Ärzte, eine Hebamme und die Rechtsanwälte, die die Interessen der Mediziner vertreten.

Die Skinheads möchten die Familie mit dem behinderten Kind gern aufmischen, haben auch schon das Auto zerkratzt.

Die Universität, die Ärzte und die Hebamme mitsamt ihren Anwälten möchten, dass das Kind, das durch die Schuld der Mediziner zu einem Krüppel geworden ist, in ein Heim abgeschoben wird, wo es angeblich weniger kostet als bei der Pflege zu Hause. Denn das haben sie nach zehn Prozessjahren inzwischen schriftlich: Sie müssen für alle Kosten aufkommen, die dem Kind bisher und in Zukunft durch seine Behinderung entstehen. Welche Kosten nun berechnet werden können und welche nicht – darüber wird in einem weiteren Verfahren gestritten, das zur Zeit beim Landgericht geführt wird. Ob nach dessen Abschluss noch einmal das Oberlandesgericht oder gar der Bundesgerichtshof angerufen werden – das ist bei der Hartnäckigkeit der Universität, ihrer Ärzte und deren Anwälten nicht auszuschließen. Sie spielen auf Zeit, und eine »biologische Lösung« gehört da durchaus zum Kalkül: Wenn das letzte Urteil gefällt sein wird, mag Cornelia vielleicht vierzig Jahre alt sein – oder tot. Aber vielleicht halten ihre Eltern dem Druck auch nicht stand, werden des Prozessierens überdrüssig – oder sterben. Dann erhält Cornelia einen Pfleger, und ob der sich so für ihre Belange einsetzen wird, wie die Eltern das tun, ist fraglich. Die Universitätsverwaltung dagegen hat Zeit; und die beteiligten Ärzte werden weiter Karriere machen und später ihren Ruhestand genießen.

Cornelia soll, wenn es nach dem Willen der Universität, der Mediziner und deren Anwälte geht, ihr Leben lang mit 2800 Mark monatlich auskommen – zuzüglich Inflationsausgleich. Damit soll sie Pfleger, Spezialkleidung und Spezialgeräte anschaffen und instand halten. Was kümmert es die, die an Cornelias Unglück schuld sind, dass sie ihr den Hochschulbesuch und möglicherweise das Medizinstudium unmöglich gemacht haben? Eine Karriere, die sie hätte wohlhabend machen können?

Cornelia ist 18, hat inzwischen ihre Periode bekommen, spürt sexuelle Regungen und wird diese nie ausleben. Sie weiß mit ihrem Kinderverstand, wie behindert sie ist, und leidet darunter, weil sie anders ist als ihre Freunde.

Die Universität, die Mediziner und ihre Anwälte meinen, das Gericht solle keinesfalls das Schmerzensgeld zu hoch ansetzen, schließlich könne Cornelia ihr Leid nicht so empfinden wie ein geistig gesunder Mensch. Im Unterschied zu einer Querschnittgelähmten etwa, die bei vollem Verstand ist.

Cornelia ist 18 und schwerst-behindert. Juristen und Bürokraten können ihren Zustand nur in Zahlen beschreiben: 100 Prozent behindert, 100 Prozent erwerbsunfähig. Ihr Vater darf, wenn er mit Cornelia zum Arzt fährt, das Auto auf dem Behindertenparkplatz abstellen. Ein Auto, von dem die Universität, die Mediziner und deren Anwälte meinen, es nicht bezahlen zu müssen. Denn da Cornelias Familie fünf Personen umfasst, sei die Anschaffung eines großen Fahrzeugs sowieso üblich. Erst recht ein Anhänger – wie viele Familien fahren doch zum Camping! Dass ein Ausflug mit Cornelia einen erheblichen logistischen Aufwand voraussetzt, von der Mitnahme geeigneter Erwachsenenpampers und Rollstühle bis hin zur Installation voluminöser Sitzschalen, das mögen sie nicht gelten lassen. Und überhaupt: Warum soll ein behindertes Kind eigentlich in den Urlaub fahren?

Wozu braucht es teure Spezialkleidung, wenn es doch C & A gibt? Dass Cornelia für den verkrümmten Körper, in dem sie leben muss, Kleidung mit unterschiedlich langen Ärmeln braucht, weil sich sonst Druckstellen bilden, die sich zu Infektionsherden auswachsen können – das kümmert die Gegenseite nicht.

Wozu braucht Cornelia ein Wasserbett? Warum ist ein Pfleger nötig, der sie nachts regelmäßig wendet, weil sie sich nicht selber umdrehen kann? Die Mediziner und ihre Anwälte haben das noch nie erlebt: unbeweglich wach zu liegen und zu spüren, wie der Speichel im Mund zusammenläuft und einen zu ersticken droht.

Und wenn ein Gutachter, immerhin ein leibhaftiger Professor, Dr. Gerhard Neuhäuser, Leiter der Abteilung Neuropädiatrie und Sozialpädiatrie am Zentrum für Kinderheilkunde der Universität Gießen, all diesen Aufwand für berechtigt hält, dann werden Cornelias Gegner nicht müde, die Ausführungen des Professors zu bezweifeln und spitze Zusatzfragen zu stellen.

Cornelia kämpft nicht nur um ein wenig selbstverständlichen Komfort, den sie sich, hätten die Mediziner sie nicht zum Krüppel gemacht, sicher selbst leisten könnte. Sie kämpft auch nicht nur um das Recht, in einer liebevollen Umgebung zu leben, sie kämpft vor allem um ihr Leben. Seit nun 18 Jahren; 14 davon vor Gericht. Es helfen ihr: die Eltern, die Geschwister, ab und an die Presse und der Rechtsanwalt Jürgen Korioth, Hennef. Einer der wenigen, die sich auf die Vertretung jener Menschen spezialisiert haben, die von Ärzten geschädigt worden sind.

Cornelias Schicksal ist beileibe nichts Besonderes. So wie sie müssen tausende Geburtshilfeopfer das Leben jeden Tag aufs Neue als schier unüberwindliche Bedrohung erleben. Die meisten vegetieren in Heimen vor sich hin; wenige haben das Glück, dass sich ihre Eltern im richtigen Augenblick bei den richtigen Anwälten Rat geholt haben und dass in ferner Zukunft Genugtuung, beileibe nicht Wiedergutmachung winkt. Denn das ist heute die Regel: Arzthaftungsprozesse, besonders bei Geburtshilfefehlern, dauern zwanzig Jahre. Zehn Jahre, um die Schuld festzustellen, weitere zehn bis zur endgültigen Klärung der Ersatzansprüche. Doch selbst dann ist die Qual noch längst nicht beendet: Um jede Anschaffung, jede Dienstleistung, jede Erleichterung, über die vor Gericht nicht entschieden wurde, muss im schlimmsten Fall erneut gestritten werden.

Cornelia braucht 24 Stunden am Tag Pflege. Sie kann nicht stehen, nicht gehen, nicht krabbeln, sich nicht aufrichten, ist am linken Arm gelähmt, das rechte Bein ist kürzer als das linke, das Rückgrat verkrümmt, der Oberkörper kippt, wenn er nicht unterstützt wird, haltlos in die Richtung, in die sich der Schwerpunkt zufällig verlagert hat. Cornelia hat den Geist und die Psyche eine fünfjährigen Kindes, wenngleich hin und wieder unerwartete Intelligenzbeweise aufscheinen.

Dazu kam es, weil in der Geburtsabteilung der Universitätsklinik jemand nicht aufgepasst hat und nicht in der Lage war, eine vom Erstickungstod bedrohte Frühgeburt korrekt zu beatmen. Zehn Minuten haben ausgereicht, einen Menschen mit all seinen Möglichkeiten zu vernichten.

Edda, Cornelias Mutter, war unverhofft schwanger geworden. Eigentlich ein Ding der Unmöglichkeit, denn Edda nahm seit langem die Pille. Schließlich hatte sie eine Operation am Muttermund gehabt und wusste, dass jetzt bei einer Schwangerschaft die Gefahr bestand, dass die Gebärmutter den Fötus nicht ausreichend lange würde festhalten können.

Edda entschied sich trotzdem dafür, das Kind auszutragen. Wie riskant die Schwangerschaft werden würde, hat ihr niemand gesagt und auch nicht, dass es ein Mittel gibt, die Risiken nahezu auszuschließen: eine Cerclage. Dabei wird ein Ring um den Muttermund gelegt, so dass sich dieser nicht öffnen kann. Damit wird das Ungeborene in der Gebärmutter gehalten. Die Cerclage wurde nie gelegt.

Weil Edda die Pille regelmäßig nahm und auch die Zeiten einhielt, in denen die Einnahme ausgesetzt werden sollte, hatte sie selbst dann noch Menstruationsblutungen, als sie bereits schwanger war. So konnte niemand abschätzen, wann das Kind empfangen wurde; es war daher auch für den Frauenarzt nahezu unmöglich festzustellen, ob es sich normal entwickelte oder nicht. Es gab allenfalls grobe Mutmaßungen.

Die Wehen kamen viel zu früh, in der mutmaßlichen 27. Woche; das war im April 1981. Weil sie der Klinik in ihrem Heimatort nicht so recht traute, entschied Edda sich für das vermeintlich Beste, was die Gynäkologie in der Region zu bieten hat – die Universitätsklinik. Dort untersuchte man sie, vermaß das Ungeborene mit Ultraschall und gab ihr Infusionen, um die Wehen zu unterdrücken. Zunächst hatte diese Behandlung Erfolg.

Fünf Tage später ließen sich die Wehen aber nicht weiter unterdrücken. Edda, die schrecklich litt, erhielt ein hoch wirksames Schmerzmittel auf Morphiumbasis, Dolantin spezial; einen Kaiserschnitt, von dem sie sagt, dass sie darum bat, verweigerte man ihr. Wie hoch das Schmerzmittel dosiert war, blieb auch vor Gericht unklar. In den Krankenakten fand sich ein Eintrag über 150 Milliliter, der zweimal durchgestrichen und zuerst mit 100, dann mit 50 Milliliter korrigiert war. Eine hohe Dosierung dieses Schmerzmittels kann fatale Folgen haben, weil Morphine nämlich die Placentaschranke überwinden, also die körpereigenen chemischen Sperren im Mutterkuchen, durch den der Fötus mit dem Blut der Mutter versorgt wird. Die Placentasperre schützt das Ungeborene vor Schadstoffen – außer, unter anderem, vor Morphinen. Es könnte somit sein, dass die Ursache für Cornelias Behinderung in der Gabe des Schmerzmittels zu suchen ist. Denn es wirkt bei Neugeborenen verheerend: Es lähmt die Atmung.

Bei Edda führte das Morphin trotz der barbarischen Schmerzen, die sie aushalten musste, weil das Kind zu allem Überfluss auch noch ungünstig lag, zu einem tiefen Schlaf. Später werden Ärzte Edda erklären und in Gutachten auch dem Gericht zu Kenntnis bringen, dass dieser Schlaf auf die höhere Dosierung, also die 150 Milliliter, des Schmerzmittels hindeute. Die Richterin ist in ihrem Urteil nicht weiter darauf eingegangen. Es reichte auch so zur Verurteilung der Universität und deren Mediziner.

Die Geburt erlebte Edda in wachem Zustand. Versuchen wir, uns in sie hineinzuversetzen: Sie weiß, dass die nächsten Stunden sehr schwer sein werden. Den Kaiserschnitt hat man ihr verwehrt. Sie ist sich gewiss, dass mit dem Kind etwas nicht in Ordnung ist – immerhin ein Frühchen, aus dessen mit Ultraschall ermitteltem Kopfumfang die Mediziner auf ein Gewicht von rund 500 Gramm schließen. Sie ist sicher, ein Kind zu erwarten, für das es keine Überlebenschance gibt, wahrscheinlich sogar eine Totgeburt. Damit, so sagt sie, habe sie sich damals abgefunden.

Die Umstände bestärken sie in der Annahme. Edda berichtet, und darin wird ihr später die Richterin folgen, wie man sie gar nicht erst in den Raum hereingefahren hat, der den eigentlichen Kreißsaal ausmacht. Jenen Raum also, der mit speziellen Liegen und mit einer Vielzahl medizinischer Geräte ausgestattet ist. Edda musste ihr Kind vielmehr im Vorraum zur Welt bringen. Zu den gespenstischen Details des späteren Prozesses gehört, dass eine erbitterte Wortklauberei darüber ausbrach, ob Edda nun im Kreißsaal gelegen habe oder nicht. Denn in dieser Universitätsklinik bilden Vorbereitungs- und Geburtsraum eine bauliche und funktionale Einheit, die dort als Kreißsaal verstanden wird.

Weil sich die Ärztin und die Hebamme in Schweigen hüllen, wird wohl für immer unklar bleiben, was mit dem Kind anschließend geschah. Edda berichtet, die Hebamme, die die Geburt bewerkstelligte (ein Arzt war nicht anwesend), habe das Kind genommen, in grünen Küchenkrepp gewickelt und es ihr zu Füßen gelegt. Dort sei es etwa zehn Minuten geblieben, bis die Ärztin gekommen sei und es weggetragen habe. Danach habe die Hebamme vergeblich versucht, sie von der Nachgeburt zu befreien. Später habe man sie dann in den eigentlichen Kreißsaal gebracht, wo die Placenta nach den Regeln der Kunst entfernt worden sei.

Sind das die Visionen einer Frau, die, noch unter der Wirkung des Opiats, die Wirklichkeit mit einem Alptraum verwechselte? Ohne Zweifel ist irgendetwas mit einem Tuch geschehen, denn die Mediziner berichten, das Kind sei in ein Spezialtuch gehüllt worden, um es vor Unterkühlung zu schützen. Es besteht auch kein Zweifel daran, dass das Kind aus dem Vorraum entfernt wurde, denn Edda konnte später nicht beschreiben, was die Ärztin mit dem Säugling alles anstellte.

Sie berichtet nur, wie diese nach einigen Minuten zurückkam und sagte: »Sie haben ein Kind, und das lebt.« Weiter nichts. Sind auch das Visionen? Wir werden es nie ergründen können, zumal diese Szene, die vor Gericht zur Sprache kam, für den Schuldspruch nicht relevant war. Wichtig war für die Richterin, was in der Zeit kurz nach der Geburt geschah. Und das war schrecklich genug.

Das offizielle Geburtsprotokoll beschreibt den Zustand des kleinen Körpers als schlaff und grau. Grau weist auf mangelnde Durchblutung hin – immerhin hatte das Kind seit seiner Geburt nicht geatmet, zumindest nicht so, wie es Säuglinge tun müssen, damit die Organe, das Gehirn und die Haut ausreichend mit Sauerstoff versorgt werden.

Wenigstens muss die Ärztin versucht haben, das Kind zu beatmen, ob mit einem Beutel oder mit Hilfe einer Intubation, war nicht zweifelsfrei zu klären. Bei der »Bebeutelung« wird dem Kind ein Luftschlauch in die Lunge geführt. Ein Druck auf den am anderen Ende des Schlauchs befindlichen Kunststoffbeutel befördert Luft in die Lungen. Später wird die Ärztin behaupten, sie habe den Beutel dreimal betätigt, was den Gutachter Professor Neuhäuser zu der Frage provozierte, ob sie das Kind habe umbringen wollen. Denn eine wiederholte »Bebeutelung« bringt die Gefahr mit sich, dass mit der Luft Schleim in die Lunge gerät, was entweder zu Erstickungszuständen führen kann oder, später, zu einer Lungenentzündung. Da die Ärztin bei der Beatmung den Kopf des Kindes in der einen Hand gehalten hat und den Beutel in der anderen, bestand darüber hinaus die Gefahr, den Kopf durch einen Reflex zu zerquetschen: Die Anstrengung, den Beutel mit einer Hand zusammenzudrücken, führt häufig zu einem unwillkürlichen Zusammendrücken auch der anderen Hand.

Im Urteil ist die Rede davon, dass es der Ärztin nicht gelungen sei, das Kind zu intubieren. Bei der Intubation wird dem Patienten ein Schlauch in die Lunge geschoben, durch den Atemluft eingeblasen wird. Eigentlich ist das eine eher leichte Übung, die erfahrene Ärzte in wenigen Sekunden verrichten; trotzdem erfolgte die Intubation erst, als die herbeigerufenen Ärzte der Kinderklinik sich des Neugeborenen annehmen konnten.

In der Kinderklinik blieb Cornelia viele Wochen. Mutter Edda und der Vater besuchten sie täglich. Weil Cornelia unter einer Fehlfunktion der Leber litt, wurde sie mit einem starken Speziallicht bestrahlt. Dabei meinte Cornelias Vater mehrmals bemerkt zu haben, wie die empfindlichen Augen des Frühchens nicht vollständig abgedeckt waren. Die Folge einer solchen Nachlässigkeit zeigt sich erst später, wenn sich die Netzhaut von den Augen zu lösen beginnt. Tatsächlich erblindete Cornelia kurz nach ihrer Entlassung auf dem linken Auge. Ursächlich dafür war eine Netzhautablösung, wegen der der Glaskörper und die Linse entfernt werden mussten. Es wurde nie aufgeklärt, ob die Erblindung nun auf mangelnde Sorgfalt der Pfleger in der Kinderklinik zurückzuführen oder ob sie eine zwangsläufige Folge des Sauerstoffmangels nach der Geburt ist.

In der Kinderklinik oder noch auf der Entbindungsstation muss darüber hinaus etwas Schlimmes mit Cornelia passiert sein, was sich später nicht mehr aufklären ließ: Beim Studium der Krankenbelege fand der Anwalt einen Eintrag, wonach Cornelia »Nach Sturz von der Waage« am Kopf geröntgt worden sei. Im Prozess stritten die Ärzte vehement ab, dass so etwas in ihrer Klinik passiert sei, woher der Eintrag stamme, sei rätselhaft. Immerhin: Die Röntgenaufnahmen des Kopfes gibt es.

Das Frühchen Cornelia wurde also zumindest unter sehr unqualifizierter ärztlicher Hilfe geboren:

Erstens, so die Richterin, sei bereits bei den Voruntersuchungen fehlerhaft gearbeitet worden. Denn die Schätzung des Geburtsgewichts, etwa 500 Gramm, unterscheide sich erheblich von dem tatsächlichen Gewicht des Kindes mit 1140 Gramm. Den Grund für diesen Irrtum sah sie in der Anwendung der Ultraschalluntersuchung, die keine hinreichende Genauigkeit für zuverlässige Gewichtsschätzungen biete. Zweitens, so die Richterin, sei kein auf sofortige Reanimation spezialisierter Arzt anwesend gewesen, wie es bereits 1981 in Fällen von Risikogeburten in den deutschen Universitätskliniken eigentlich üblich war. Und drittens sei die Ärztin, die damals noch in ihrer Ausbildung zur Fachärztin war, mit der Beherrschung des komplizierten Falles eindeutig überfordert gewesen. Daraus folgt, dass auch die vorgesetzten Ärzte, die die Assistentin mit dem Problemfall allein gelassen haben, für Cornelias Behinderung zur Rechenschaft zu ziehen sind.

Viele Wochen nach ihrer Geburt wurde Cornelia nach Hause entlassen. Der Arztbrief spricht von einem im Grunde gesunden, wenn auch etwas rückständig entwickelten Kind, das unter leichten »Tonus- und Koordinationsstörungen« leidet. Das sei bei Frühchen eher normal, erklärte man der Mutter, das Kind werde den Rückstand bald aufgeholt haben.

Zunächst sah es auch danach aus. Cornelia brabbelte, krabbelte, bewegte sich völlig normal und konnte eines Tages sogar unterstützt stehen. Mutter Edda ging regelmäßig zur Nachuntersuchung in die Kinderklinik, keine der Untersuchungen scheint einen Hinweis auf die heraufziehende Katastrophe erbracht zu haben.

Die bricht 1985, Cornelia ist vier Jahre alt, über die Familie herein: Das Kind erleidet einen ersten Krampfanfall. Sofort fährt die Mutter mit Cornelia in die Kinderklinik. Die Dienst habende Ärztin – eine andere als die, die das Mädchen sonst immer untersuchte – war empört: Ihr Verhalten sei unverantwortlich. Ob sie denn nicht sehe, dass das Kind schwerst behindert sei? Da bricht für Mutter Edda die Welt zusammen. Wenigstens verschreibt die Ärztin ein krampflösendes Mittel, das eine Zeit lang hilft.

Nachdem sie einen heimischen Kinderarzt konsultiert haben, entschließen sich die Eltern zu einem Gespräch mit Rechtsanwalt Korioth. Der willigt nach einigem Zögern ein, das Mandat zu übernehmen; geradezu unglaublich kamen ihm anfangs die Berichte der Eltern vor – sollte so etwas wirklich in einer deutschen

Universitätsklinik geschehen sein? Misstrauisch wird der Anwalt jedoch, als die Krankenunterlagen, die er anfordert, nur sehr zögerlich und obendrein zunächst nur lückenhaft eintreffen. Für den erfahrenen Anwalt war von da an gewiss: Hier stinkt etwas zum Himmel.

Nach Wochen der Vorbereitung, in denen er tagelange Gespräche mit den Eltern führte, verfasst er die Klageschrift und legt sie dem Gericht vor. Damit begann der Kampf, der bis zum Redaktionsschluss dieses Buches noch nicht ausgestanden war. Was Cornelia und ihren Eltern dabei widerfuhr, steht stellvertretend für all die vielen Verfahren, in denen versucht wird, Ärzte für die Schäden ihres Handelns zur Rechenschaft zu ziehen, und in denen gelogen und betrogen wird, dass sich die Balken biegen.

Selbstverständlich wiesen die Universität und ihre Ärzte jede Schuld an dem Desaster zurück. Und sie scheuten sich nicht, zu ihrer Verteidigung eine höchst fragwürdige Logik ins Feld zu führen, wonach Krankenunterlagen stets lückenlos geführt würden und dem Gericht und den gegnerischen Anwälten selbstverständlich jederzeit vollständig zur Verfügung stünden.

Wenn dem so ist – wie verhält es sich dann mit dem Sturz von der Waage? Es wäre wohl als schwerer Behandlungsfehler anzusehen (der die Beweislast mit einem Mal umgekehrt hätte), wenn das Kind beim Wiegen durch einen Sturz Verletzungen erlitten hätte. Also stellen Cornelias Gegner den entsprechenden Eintrag in der Krankenkarte als Irrtum hin. Sie argumentieren, wenn es einen solchen Sturz gegeben hätte, dann wäre der nicht nur auf der Anforderung an die Röntgenabteilung zu finden, sondern auch in Cornelias Krankenblatt. Da dieser Eintrag aber nicht vorhanden sei, habe es einen solchen Sturz auch nicht gegeben – frei nach dem Motto: Was nicht sein darf, das nicht sein kann.

Das ist eine halsbrecherische Logik, die aber den Vorteil hat, dass sie nur schwer zu widerlegen ist. Denn wage es einer zu behaupten, die Krankenunterlagen seien nicht vollständig vorgelegt worden – das hätte Cornelia und ihrem Anwalt womöglich eine Klage wegen Verleumdung oder Beleidigung eingebracht.

Damit aber nicht genug des Versuchs, die Vermutung zurückzuweisen, die Schädigung des Kindes beruhe auf einer Verletzung durch den Sturz. Zunächst wird darauf hingewiesen, dass das Röntgenbild keinerlei Knochenverletzung aufzeige. Das ist schon einmal die halbe Miete. Ein intakter Schädelknochen schließt aber eine Gehirnblutung nicht aus. Der Sturz hätte schon ausgereicht, die noch sehr empfindlichen Blutgefäße zu verletzen. Eine Blutung wiederum hätte die Nervenzellen im Gehirn unweigerlich verletzt.

Der Anwalt der Universität bemüht daher die bekannte Vertrauenswürdigkeit von Krankenakten erneut; zunächst argumentiert er, dass der nicht geschehene Sturz, so er denn doch stattgefunden hätte, längstens einen Tag vor der Röntgenuntersuchung passiert wäre. »Denn derartige Untersuchungen werden stets umgehend vorgenommen« und: Hätte ein Arzt gemerkt, dass der Sturz früher geschehen sei, dann »hätte der untersuchende Arzt (...) dies festgestellt und in seinem Bericht mitgeteilt«.

Warum versucht der Anwalt, einen virtuellen Sturz so genau zu datieren? Weil tatsächlich eine Hirnblutung stattgefunden hat – fünf Tage vor der Röntgenaufnahme. Denn da wurde Cornelias Hirnflüssigkeit untersucht, wobei sich ein »xantochromer« Befund ergab, Hinweis auf eine Hirnblutung. »Damit aber«, so der Anwalt der Gegenseite, »steht fest, dass körperliche Beeinträchtigungen der Klägerin jedenfalls nicht auf einen Sturz von einer Waage auf den Tisch zurückgeführt werden können.«

Ein anderer Streitpunkt zwischen den Anwälten betrifft das Geburtsgewicht. Geschätzt wurde es auf etwa 500 Gramm, in den Geburtsunterlagen ist es mit tatsächlichen 1140 Gramm angegeben. 500 Gramm bedeutet lebensunfähig, 1140 Gramm bedeutet extreme Frühgeburt mit erheblicher Überlebenschance und guter Prognose, ohne Schäden davonzukommen.

Daher musste das Geburtsgewicht so weit wie möglich heruntergerechnet werden. Infolgedessen kamen die gegnerischen Anwälte tatsächlich auf die Idee zu behaupten, es handele sich um ein Bruttogewicht: Cornelia plus Schläuche plus Intubationsgeschirr. Die Richterin hat diesen Versuch in ihrer Urteilsbegründung mit einigen klaren Worten zur Seite gewischt.

Es wurde auch – vergeblich – versucht, von der Minderqualifikation der Ärzte abzulenken. Der Klinikanwalt verwies auf die gute Ausstattung des Universitätskrankenhauses mit zwei Reanimationseinheiten allein in der Frauenklinik, die ständig einsatzbereit seien. Jeder Geburtshelfer könne damit umgehen. Warum diese Einheiten aber in diesem Fall nicht wenigstens vorsorglich bereitgestellt waren, dazu äußerte er sich nicht. Und in puncto Abwesenheit der Kapazitäten verwies der Anwalt darauf, dass die Herren Professoren ja ständig telefonisch erreichbar seien. Unterstellt wurde damit, dass Mutter Edda, wenn auch nur virtuell, selbstverständlich bestens beobachtet wurde.

Besonders fatal für die Geschädigten ist in Schadensersatzprozessen die Erweiterung der Kausalität. Vor Gericht muss in der Regel nachgewiesen werden, dass ein bestimmter Schaden durch eine bestimmte Handlung oder eine bestimmte Unterlassung eingetreten ist. Bei Cornelia ging es zum Beispiel darum, dass ihr Atemstillstand durch die Einnahme eines Schmerzmittels bewirkt wurde. Der Anwalt durchbricht diese Kette mit dem Hinweis auf eine mögliche zweite Ursache, ohne diese zu benennen. Es genügt der Satz: »Da bei der Muttermundweite von 4 bis 5 Zentimetern, wie (...) zum Zeitpunkt der Gabe gegeben, nicht in der nächsten Stunde mit der Geburt des Kindes zu rechnen ist, ist eine möglicherweise auftretende Atemdepression nicht notwendig durch die Dolantingabe verursacht.« Ein reichlich mysteriöser Satz, der aber einen Richter dazu verleiten könnte, einen Gutachter zu fragen, ob ein Atemstillstand immer durch das Schmerzmittel herbeigeführt werde oder ob auch andere Einflüsse möglich seien. Kein Gutachter der Welt wird sich hier eindeutig festlegen – und damit wäre dieser Punkt vom Tisch.

Wahrscheinlich wollte der gegnerische Anwalt ja auch noch auf etwas anderes hinaus, nämlich auf eine »Schicksalhaftigkeit« des Geschehens. Schicksalhaft bedeutet: Vor dem Hintergrund des damaligen Stands der Medizin hätte niemand etwas am tragischen Geschehen ändern können. Wenn also die Ärzte nach damaligem Wissen nicht mit einem Atemstillstand rechnen mussten, kann ihnen auch nicht mangelnde Sorgfalt vorgeworfen werden. Genau darüber gab es später eine lange Auseinandersetzung, in der sich die Gutachter unterschiedlich darüber äußerten, ob die Verordnung des Schmerzmittels damals schon als gefährlich hätte bekannt sein müssen. In der Literatur gab es nämlich zu dieser Zeit bereits einige Hinweise auf das Gefahrenpotential von Dolantin spezial.

Ein weiterer juristischer Kunstgriff in Verfahren wie diesem ist die medizinische, nicht belegte Behauptung. Der Anwalt bediente sich dessen gleich mehrfach, indem er beispielsweise behauptete, die 50 Milligramm Dolantin spezial seien bei der Geburt im Körper der Mutter und in dem des Kindes abgebaut gewesen, hätten zum Zeitpunkt der Geburt also nicht mehr schädlich sein können. Die Möglichkeit, dass Mutter Edda 150 Milligramm eingenommen hatte, stritt der Anwalt schlichtweg ab. Ohne Begründung, denn den Gegenbeweis konnte niemand führen, zumal er für die korrekte Dosierung des Medikaments mit der Ärztin eine kompetente, wenngleich beschuldigte Zeugin benannte.

Besonders unangenehm wird es, wenn die Gegner Selbstverständlichkeiten in Frage zu stellen beginnen. Damit brillierten die Anwälte besonders im Verfahren um die Bemessung des Schmerzensgelds und des Schadensersatzes. Jedes Detail stellten sie mit »Nichtwissen« in Frage: »Wenn die Klägerin den ganzen Tag zu Hause ist, soll der Betreuungsaufwand (...) bei nahezu 20 Stunden liegen. Dies wird mit Nichtwissen bestritten.« So kann ein Anwalt, um es einmal überspitzt zu sagen, mit Nichtwissen bestreiten, dass es auf der Sonne heiß ist – der Gegner müsste es beweisen, wenn das wichtig für die Wahrheitsfindung und zur Begründung einer Forderung ist. Um den Beweis anzutreten, muss erst einmal ein Schriftsatz formuliert werden. Wenn die Gegenseite darin eine schwache Stelle entdeckt, kann sie die

Anhörung eines Gutachters fordern. Und wenn der in seiner Beweisführung ein wenig ungenau wird, kann er aufgefordert werden, seine Ausführungen zu ergänzen … So lässt sich ein Prozess nahezu beliebig in die Länge ziehen.

Nichts ist bei solchen Prozessen so gefährlich wie ein Gutachter, den die gegnerische Seite anbietet und der vom Gericht akzeptiert wird. Denn dessen Meinung ist nur durch die Meinung eines anderen Gutachters zu entkräften, am besten bietet man gleich mehrere auf. Das kostet viel Geld, weil es sich um Privatgutachter handelt, die die betreffende Partei aus der eigenen Tasche zu zahlen hat. Und das dauert, weil die Gutachter ja auch noch ihren regulären Beruf ausüben müssen. Es hat Fälle gegeben, wo das Gericht drei Jahre auf die Stellungnahme eines Gutachters warten musste.

Gleichermaßen verheerend sind die Zeugen, die der gegnerische Anwalt aufbietet: Sie gehören ja häufig auch zu den Beschuldigten. Sie werden nichts tun, was einem Kollegen schadet, um nicht selbst plötzlich ohne Unterstützung dastehen zu müssen. Ungereimtheiten in den Aussagen solcher Zeugen auszumachen dauert seine Zeit und erfordert einen sehr fachkundigen Anwalt. Es geschieht auch sehr häufig, dass Unterlagen einfach verschwinden. Entweder bleiben sie verschollen, oder sie tauchen dann auf, wenn es den Schädigern in den Kram passt. Dann muss möglicherweise die gesamte Argumentation der Anklage umgebaut werden, was gegenüber dem Gericht keinen guten Eindruck macht und vor allem wieder Zeit kostet.

Und wenn alles nichts hilft, bleibt als letztes Mittel die dreiste Fälschung. Warum sie in diesem Fall so plump angelegt wurde, wird wohl auf ewig das Geheimnis des Fälschers bleiben: Irgendwer legte zu Beginn des Verfahrens beim Oberlandesgericht die angebliche Original-Patientenkarte vor. Darauf vermerkt: die Anwesenheit einer der professoralen Kapazitäten, allerdings nur mit einem Buchstabenkürzel. Hätte die Richterin diesem Papier geglaubt, und ihr lag zu dieser Zeit kein anderes Papier vor, wäre das Argument der unqualifizierten Geburtshilfe in sich zusammengebrochen, und Cornelia hätte den Prozess wohl verloren. Glücklicherweise hatte Cornelias Anwalt allerdings noch die Unterlagen zur Hand, mit denen im vorhergehenden Verfahren gearbeitet worden war – und das waren Fotokopien der damals angeblich verschwundenen Originalunterlagen. Als sich herausstellte, dass selbst in den Kopien, mit denen Cornelias Gegner arbeiteten, dieser Vermerk fehlte, war für die Richterin klar, dass sie die angeblichen Originalunterlagen nicht verwenden konnte. Sie bezeichnete die Affäre in der Urteilsbegründung nicht direkt als Fälschung, wer aber zwischen den Zeilen zu lesen versteht, weiß, was sie mit ihren diplomatischen Formulierungen meinte.

All diese Verfahrenstricks zeigen, dass Anwälte Arzthaftungsprozesse nahezu beliebig in die Länge ziehen können – und das in allen Instanzen, zumindest beim Landes- und beim Oberlandesgericht. Niemand hindert sie daran, und wenn es einem Richter zu viel wird mit den immer neuen Beweisanträgen und er sein Urteil früher fällt, als es die Anwälte gern sehen wollen, dann ist die Chance groß, dass später eine Revision beim Bundesgerichtshof angenommen wird.

Anwälte scheuen auch nicht davor zurück, die Geschädigten mürbe zu machen. Es gehört zur Taktik, sie und ihre Angehörigen zu diskreditieren – etwa mit der völlig aus der Luft gegriffenen Behauptung, dass eine Frau, die ein geschädigtes Kind zur Welt gebracht habe, selber die Verantwortung dafür trage, weil sie früher einmal als Prostituierte gearbeitet und Rauschgift genommen habe. Unglaublich, aber wahr: Selbst solche Verleumdungen kommen immer wieder einmal vor.

Auch der Versuch, die Gebeutelten in ihrer Selbstachtung zu kränken, ist so unüblich nicht. Da werden Kompetenzen bestritten (»Woher wollen Sie denn wissen, wie ein Kreißsaal aussieht«), oder es wird einfach nur überheblich gegrinst. Dass ein Anwalt bei einer Aussage des Gegners laut auflacht und ihn feixend auffordert, diesen Unsinn, der da gerade gesagt wurde, doch auf der Stelle zu beweisen, gehört zum normalen Ton. Ein

Richter, der da unsensibel eingreift, handelt sich leicht den Vorwurf der Befangenheit ein – womit ein weiterer Revisionsgrund konstruiert wäre.

Man braucht schon stählerne Nerven bei solchen Prozessen, und nicht wenige der Geschädigten sehen mit der Zeit selbst in den sachlichsten gegnerischen Ausführungen ein Konzentrat aus Arroganz und Niedertracht.

Dann ist es eigentlich an der Zeit, einen Psychologen zur Hilfe zu rufen. Es gibt nämlich ein Krankheitsbild, das sich »Prozessneurose« nennt. Es entwickelt sich schleichend und führt, nicht behandelt, zur Katastrophe. Denn wenn alles vorbei ist, fallen die Geschädigten und ihre Anverwandten oft in ein tiefes Loch. Manche entwickeln sich zu Querulanten, oder es manifestiert sich eine tiefe Depression. Freunde, die den Betroffenen in dieser Situation beistehen, gibt es kaum noch, denn wessen gesamtes Denken über einen langen Zeitraum einzig und allein auf den Prozess ausgerichtet ist, dessen soziale Bindungen gehen eine nach der anderen zu Bruch. Wer will sich schon jedes Mal, bei jedem Anruf, bei jedem Schluck Bier, mit den Details eines unverständlichen Prozesses auseinander setzen?

Mitunter rastet da einer aus und läuft vor lauter Verzweiflung Amok. Wie jener Gastwirt, der für seinen schwer geschädigten Sohn zwanzig Jahre lang gekämpft hat. Der neben seiner Arbeit als Koch der Extraklasse wirklich nichts mehr hatte als diesen einen monströsen Prozess. Als er dann endlich gewonnen hatte und plötzlich keine Feinde mehr vor sich sah, nahm er die Flinte und erschoss seine ganze Familie und sich.

Den schuldigen Ärzten und deren Versicherungen hat das viele Millionen gespart.

Kunstfehler – Produkt eines perfekt fehlgesteuerten Systems

Es geistert eine Zahl durchs Land: Jährlich würden sich rund 100 000 Behandlungsfehler ereignen. Sie ist durch nichts belegt, nie erhärtet und wird von den meisten Insidern nicht ernst genommen. Sie meinen: Es müssten wesentlich mehr sein.

Viel spricht dafür, dass das stimmt: Unter dem Titel »Markttransparenz beim Zahnersatz« wurden im April 1999 die Ergebnisse eines Tests publiziert, den das Institut für angewandte Verbraucherforschung Köln und das Wissenschaftliche Institut der AOK durchgeführt hatten. Zwanzig Patienten waren bei jeweils zehn unterschiedlichen Zahnärzten vorstellig geworden. Sie baten um eine »zweite Meinung«, machten also deutlich, dass sie bereits bei einem anderen Arzt gewesen seien und nun, etwas verunsichert, vor der endgültigen Behandlung noch die Meinung eines zweiten Fachmanns einholen wollten. Was sie nicht sagten: Der »erste Arzt« war ein Team hoch qualifizierter Zahnärzte, das die Testpersonen gründlich untersucht hatte, um eine Vergleichsgrundlage zu haben.

Das Ergebnis war niederschmetternd: 77 Prozent, also mehr als drei Viertel der Befunderhebungen waren unzureichend. Sei es, dass die Ärzte es versäumt hatten, mitgebrachte Röntgenaufnahmen überhaupt zur Kenntnis zu nehmen; sei es, dass sie den Testpersonen nur schnell und oberflächlich in den Mund geschaut hatten; sei es, dass sie wichtige Vitalitätsprüfungen nicht durchführten – kaum ein Patient wurde ordentlich untersucht. Und da eine gründliche Diagnose die Grundlage für eine erfolgreiche Therapie ist, wären die Patienten in 154 Fällen falsch behandelt worden.

Die unterschiedlichen Befunde führten zwangsläufig zu unterschiedlichen Therapievorschlägen. Einer der Probanden sammelte bei zehn Zahnärzten sage und schreibe zehn unterschiedliche Meinungen ein, durchschnittlich waren es vier verschiedene. So resultiert aus jeder Fehldiagnose eine falsche Behandlung. Für die Patienten heißt das, sie laufen Gefahr, dass sich Behandlungsfehler mit der Zeit zu erheblichen Problemen ausweiten – günstigenfalls müssen sie für den Rest ihres Lebens mit kleineren Komfortverlusten zurechtkommen. Entsprechend deutlich kritisiert die Studie die nachlässige Diagnosestellung: »Damit verstießen die aufgesuchten Zahnärzte eklatant gegen die Richtlinien des Bundesausschusses der Zahnärzte und Krankenkassen, in denen gefordert wird, dass der Zahnarzt ›Art und Umfang des Zahnersatzes nach den anatomischen, physiologischen, pathologischen und hygienischen Gegebenheiten‹ bestimmen soll.«

Einige der getesteten Zahnärzte hatten offenbar stärker das eigene Wohlergehen als das ihrer Patienten im Sinn: Bei einer Probandin mit Gebisslücken reichten die Kostenvoranschläge von 1711 bis 12 833 Mark – Zuzahlung, versteht sich.

Aber nicht nur beim Zahnersatz, auch auf anderen Feldern sind Diagnose- und Behandlungsfehler erschreckend häufig.

Röntgen: Im *Bayerischen Ärzteblatt* veröffentlichte die Ärztekammer des Landes im September 1998 ihren Jahresbericht. Danach waren von den insgesamt 10 238 Röntgenaufnahmen, die sie im Jahr zuvor auf Brauchbarkeit überprüft hatte, 28,3 Prozent, also insgesamt 2895 zu beanstanden, davon 122 (1,2 Prozent) unzureichend. Nun braucht der Arzt, um zum Beispiel eine noch kleine Geschwulst zu entdecken, gestochen scharfe Aufnahmen – darum investieren die Hersteller der Geräte Milliarden in die Weiterentwicklung. Hessen meldete eine Fehlerquote von 10 Prozent an unbrauchbaren und 15 Prozent von 22 000 überprüften Röntgenaufnahmen als »nur stark eingeschränkt diagnostizierbar«. Die meisten Fehler (62 Prozent) wurden bei Aufnahmen des Magen-Darm-Trakts gemacht. In Brandenburg berichtet die Ärztekammer, dass 21 Prozent von 6000 Aufnahmen mit schwerwiegenden Mängeln behaftet waren – das Qualitätsproblem bei Röntgenaufnahmen ist wohl bundesweit gleich groß.

Herzinfarkt: Laut einer »Mitra«-Studie, an der 54 Kliniken im Südwesten Deutschlands beteiligt waren und die 1300 Patienten mit frischem Herzinfarkt erfasste, genossen nur 29 Prozent der Betroffenen die optimale medikamentöse Behandlung. 10 Prozent der mangelhaft Behandelten starben; gegenüber nur 5 Prozent der optimal Behandelten. Allein aus dieser Gruppe hätten 46 Menschen, richtig behandelt, nicht sterben müssen.

Multiple Sklerose: Von den 120 000 Kranken wird nur ein Drittel behandelt, teilte die Deutsche Multiple-Sklerose Gesellschaft mit. Und von diesen 40 000 bekommt wiederum nur ein Drittel, etwa 13 000, die bestmöglichen Medikamente. Zwei Gründe gibt es dafür: Viele Ärzten wissen nicht, dass die Krankheit heutzutage zumindest so weit beherrschbar ist, dass die Lebenserwartung der Betroffenen spürbar verlängert wird. Und: Die Kosten für die neuen Medikamente sind mit 30 000 Mark pro Jahr so hoch, dass die Ärzte entsprechende Therapien bei den Prüfungskommissionen begründen müssen – was sie scheuen. 107 000 Menschen sterben daher aufgrund mangelhafter Kenntnisse und Bequemlichkeit der sie behandelnden Ärzte zu früh und unter unnötig großen Qualen.

Krebs: Keine konkreten Zahlen, dafür aber unglaubliche Defizite beim Einsatz von Chemotherapie diskutierten die Teilnehmer einer Tagung der Deutschen Krebsgesellschaft im Sommer 1998. Konstatiert wurde eine weit verbreitete Unwissenheit über die Möglichkeiten, mit dieser sicher belastenden Behandlungsweise das Leben von Krebspatienten zu verlängern, wenn nicht gar die Krankheit zu heilen. Besonders schwierig sei es, die behandelnden Ärzte dazu zu bringen, eingefahrene Gleise zu verlassen. So habe es zum Beispiel zwölf Jahre gedauert, bis der internationale Standard für die Behandlung von Hodenkrebs in Deutschland etabliert werden konnte. Vor allem die Bereitschaft zur Kooperation mit anderen Disziplinen fehle. Es herrscht die Meinung vor: »Das ist mein Tumor.« Die Chemotherapie leide unter dem schlechten Image früherer Zeiten, die durch den Slogan von der »gnadenlosen Medizin« geprägt waren. Einer der Teilnehmer kommentierte erschüttert: »Die ärztliche Schuld ist da unermesslich groß.«

Geburtshilfe: Die AOK ist derzeit dabei, 4000 »geburtshilfliche Fallakten« aus den Jahren 1983 bis 1996 näher zu bearbeiten. Es geht um Fälle, bei denen Eltern Pflegeleistungen – Geld, Sachleistungen oder Hilfe – bei der Kasse beantragt haben, um Kinder also, die von Geburt an so nachhaltig geschädigt sind, dass sie der Hilfe der Solidargemeinschaft bedürfen. Für die Kasse macht dieser Aufwand insofern Sinn, als sie, wenn sie einen Arztfehler nachweisen kann, von der Klinik oder von den Ärzten direkt Regress fordern kann. Bei den Begutachtungen, so die Kasse, hätten sich zwei Fehlerkategorien herauskristallisiert: die organisatorischen Mängel und zu etwa 40 Prozent »Fehler im engeren Sinne, wie zum Beispiel die Nichterkennung einer kindlichen Entwicklungsverzögerung oder einer vorzeitigen Placentalösung während der Schwangerschaft«.

100 000 Arztfehler pro Jahr? Das ist vielleicht gerade mal die Zahl der Fälle, die zur Zeit vor den Gerichten verhandelt werden. Die Dunkelziffer – die angeführten Studien zeigen das – wird um ein Vielfaches darüber liegen. Aber: Gleichgültig, wie hoch die Zahl der Behandlungsfehler ist, jeder »Kunstfehler« ist einer zu viel. Wichtiger als die genaue Zahl ist darum die Frage, wie diese Fehler entstehen und ob sie verhindert werden können. Gibt es vielleicht Strukturen, die sich so verändern lassen, dass die Qualität der ärztlichen Leistung generell steigt? Wo liegen die Schwachpunkte? Noch gibt es hierzu keine eindeutigen und wis-

senschaftlich belegten Fakten. Es ist ja auch erst wenige Jahre her, dass die Ärztekammern per Gesetz zur Qualitätssicherung im Medizinbetrieb verpflichtet wurden. Zur Zeit sind sie dabei, erste Befunde zu erheben und die Messmethoden zu erarbeiten. Angesichts der komplexen medizinischen Prozesse ist es kein Wunder, dass die Qualitätsbeurteilung nicht von heute auf morgen zu bewerkstelligen ist. Gleichzeitig kann es aber sehr lohnend sein, das Gesundheitssystem als Ganzes in den Blick zu nehmen und das Ineinandergreifen seiner Teile. Denn so wie jede Therapie fehleranfällig ist, so sind auch die Rahmenbedingungen, in denen sie stattfindet, fehleranfällig – und vielleicht liegt der Fehler ja auch im System.

Zwei Hauptfehlerquellen lassen sich ausmachen: individuelle und strukturelle. Auf der individuellen, persönlichen Ebene können Geltungssucht, Habgier oder kriminelle Intentionen eine Rolle spielen. Natürlich gibt es Ärzte, die kranke Patienten krank erhalten, weil sie so am meisten Profit bringen. So etwas lässt sich mit falscher Medikamentierung bestens bewerkstelligen. Es gibt auch Ärzte, die um des schnellen Profits willen Medikamente, Schlankheitsmittel etwa, mischen lassen, von denen sie wissen, dass einige Inhaltsstoffe schwere Gesundheitsschäden hervorrufen. Es gibt Ärzte, die unter Alkoholeinfluss operieren. All das sind persönliche Verfehlungen, die sich nie vollständig ausschließen lassen werden. Anders steht es mit einer Problematik, die nur scheinbar auf der individuellen Ebene anzusiedeln ist: mangelnde Kompetenz. Die ist überwiegend die Folge mangelhafter Aus- und Weiterbildung, und das sind strukturelle Mängel, die sich lediglich auf einer individuellen Ebene manifestieren. Diese systembedingten Phänomene haben bisher allen Reformbemühungen widerstanden.

Das Problem der nicht praxisgerechten Ausbildung der Ärzte ist seit Jahren hinlänglich bekannt. Die Universitäten entlassen junge Ärzte, die im Prinzip nicht mehr bewiesen haben, als dass sie in der Lage sind, in schriftlichen Prüfungen aus mehreren vorgegebenen Antwortmöglichkeiten die richtige anzukreuzen; dass sie in kurzer Zeit eine Fülle an Wissen im Kurzzeitgedächtnis speichern können; dass sie in der Lage sind, sich in die letzten Winkel eines sehr speziellen Spezialgebiets einzuarbeiten; dass sie unter Umständen in diesem Spezialgebiet eine Doktorarbeit zu schreiben imstande sind und dass sie nötigenfalls 36 Stunden durcharbeiten können. Diese Fertigkeiten basieren auf einem medizinischen Grundwissen, das sich nicht an den Realitäten orientiert, denen sich ein niedergelassener Arzt oder ein Klinikarzt später gegenübersieht, sondern das sich auf die Spezialgebiete der Professoren orientiert, die sich zufällig an einer Universität zusammengefunden haben. Diesen Kenntnissen und Fähigkeiten stehen enorme Defizite in den Bereichen gegenüber, die den »guten« Arzt ausmachen: mit Schmerzerkrankungen umzugehen, die psychischen Hintergründe einer Erkrankung oder auch nur des Arztbesuchs zu ermitteln und Angsterkrankungen mitsamt deren körperlichen Auswirkungen zu erkennen.

Das sind keine unfairen Verallgemeinerungen. Der deutsche Wissenschaftsrat hat 1992 eine ganz ähnliche Bilanz aufgemacht: Die Medizinerausbildung stecke im Reformstau fest, sei veraltet in Form und Inhalt, pädagogisch rückständig, praxisfern und schmalspurig. Und: Warum amüsieren sich Pharmaberater zu vorgerückter Stunde denn so lauthals über die Inkompetenz ihrer Kunden? Wie kann es sein, dass Prüfärzte der bayerischen Kassenärztlichen Vereinigung (nicht erstattungsfähige) Stärkungsmittel mit (erstattungsfähigen) Blutdrucksenkern verwechseln? Warum sind von 200 Zahnärzten 154 nicht in der Lage, das Krankheitsbild ihrer Patienten korrekt zu erfassen?

Die Inkompetenz lässt sich an Zahlen ablesen: So haben im Jahr 1998 von 142 Medizinern, die sich zu Spezialisten für Anästhesiologie ausbilden lassen wollten, zehn die Prüfung nicht bestanden – immerhin 7 Prozent. Bei den angehenden Chirurgen fielen sogar 12 Prozent durch: zehn von 82. Während in Bayern die Allgemeinärzte mit 2 Prozent und die Kollegen von der Inneren Medizin mit 3,5 Prozent Versagerquote relativ gut abschnitten, fielen im Bereich der Ärztekammer Nordrhein 8 beziehungsweise 9 Prozent von ihnen durch die Prüfung. Im Durchschnitt liegt die Versagerquote bei dieser Ärztekammer bei etwa 7 Prozent.

Die Bereitschaft der Ärzte, sich weiterzubilden, ist allgemein eher gering. Allerdings gibt es zwei interessante statistische Sprünge. Die Zahl der Anerkennungen von Weiterbildungsmaßnahmen in Bayern stieg von gut 1200 (1981/82) mühsam auf gut 2500 (1992/93) – im gleichen Zeitraum war allerdings auch die Gesamtzahl der Ärzte rasant angestiegen. Doch 1993/94 wollten sich plötzlich weit über 4500 Ärzte qualifizieren lassen. Der Grund: Es trat eine neue Weiterbildungsverordnung in Kraft, nach der das Führen von Facharzttiteln wesentlich erschwert und von bestimmten Prüfungen abhängig gemacht wurde. Inzwischen ist die Zahl der anerkannten Fortbildungen in Bayern wieder auf gut 3000 (1997/98) zurückgegangen. In allen anderen Kammern ist dasselbe Phänomen zu beobachten.

Wesentlich weiter absinken, so die Manager der Ärztekammer, wird diese Zahl wohl nicht mehr. Dafür sorgen die vorgeschriebenen Weiterbildungs- und Auffrischungskurse. Wie die Ärzte auf freiwillige Weiterbildungsangebote reagieren, darüber gibt es keine offiziellen Statistiken.

Ergebnis der mangelhaften medizinischen Ausbildung ist ein merkwürdig unemanzipiertes Umgehen mit Therapiemoden und »State of the Art«-Ideologien. Am Beispiel der Methoden zur Bekämpfung hohen Blutdrucks lässt sich das gut illustrieren. Wenn wir einmal außen vor lassen, dass nicht alle Ärzte der Meinung sind, hoher Blutdruck müsse medikamentös bekämpft werden, bieten sich heute vier Wirkstoffe an: Diuretika erhöhen die Ausscheidung von Salzen und Flüssigkeit, Kalziumantagonisten erweitern die Arterien, Betablocker senken die Herzfrequenz und entspannen die Muskeln, und ACE-Hemmer unterdrücken die Produktion blutdrucksteigernder Hormone. Stefan Schlüth vom Zentrum für Innere Medizin hat verglichen, wie in fünf europäischen Ländern mit diesen Wirkstoffen umgegangen wird – in der Bundesrepublik (nur alte Bundesländer), Großbritannien, Niederlande, Norwegen und Schweden. Und er kam zu einem verblüffenden Ergebnis: Jenseits aller medizinischen Plausibilität unterscheidet sich der Einsatz dieser Mittel gravierend von Land zu Land.

Während über die Hälfte der schwedischen Patienten mit Diuretika versorgt wird, ist es in Deutschland nur ein Viertel; in Großbritannien gibt man überwiegend Betablocker. Typisch deutsch ist die Verschreibung von Kombinationen, etwa aus Betablockern und Kalziumantagonisten. Auch besteht ein Zusammenhang zwischen dem Alter des Arztes und der Verschreibungsgewohnheit: Wer zu jüngeren Ärzten geht, wird mit höherer Wahrscheinlichkeit mit Kalziumantagonisten und ACE-Hemmern behandelt. Es gibt aber auch einen Zusammenhang mit der Vermarktungsgeschichte: In Deutschland, wo mit den Pharmaunternehmen Bayer und Knoll die Erfinder der Kalziumantagonisten sitzen, ist der Verbrauch dieser Wirkstoffe besonders hoch. Die Betablocker stammen aus Großbritannien, wo sie auch besonders intensiv verschrieben werden. So weist Schlüth nach, dass weniger medizinische Gesichtspunkte als vielmehr Moden und Vorurteile den Einsatz einer Medizin beeinflussen.

Moden und Vorurteile könnten gebrochen werden durch fundiertes Wissen. Aber was ist fundiertes Wissen? Auf welchen Wegen wird es vermittelt? Das sind ganz entscheidende Fragen, denn hinter jeder Therapie und jedem Gerät steht ein Pharmaunternehmen oder ein Hersteller von Medizintechnik und will mit seinem Verfahren Geld verdienen. Da werden Studien finanziert, die die Überlegenheit des jeweiligen Mittels belegen sollen, es wird ein Heer von Pharmavertretern in Marsch gesetzt, und es werden hochkarätig besetzte Kongresse veranstaltet. Wem soll der Arzt da glauben? Den Pharmareferenten? Den medizinischen Fachblättern? Ist er überhaupt in der Lage zu erkennen, ob ihm die Autoren der so bedeutsam auftretenden Studien einen Bären aufbinden?

Immer wieder werden wissenschaftliche Ergebnisse gefälscht. Das kann im schlimmsten Fall dazu führen, dass möglicherweise tausende von Menschen erkranken oder gar sterben, weil Nebenwirkungen von Medikamenten unterdrückt werden. Ein Insider nennt es »das Phänomen des statistischen Überhangs«; er hat es selbst oft genutzt. Das Vorgehen ist recht einfach, es kostet nur ein wenig Schweigegeld, weil alle, die daran beteiligt sind, vom späteren Gewinn des Pharmaunternehmens etwas abbekommen möchten. Der Insider berichtet:

> »Wir haben also Prüfungsaufträge vergeben. Zum Beweis der medizinischen Wirksamkeit und der Unschädlichkeit braucht es ja nicht viele Probanden, meist reichen so um die 20. Der Arzt, ein Professor, hat dann immer ein paar mehr einbezogen. Wenn die Prüfungen fertig waren, haben wir uns in einem feinen Restaurant getroffen und vom Allerfeinsten getafelt. Am Schluss hat er dann seine Karteikarten herausgeholt und durchmustert. Das ging dann so: ›Diese hier sind gut, der hier war nicht gut drauf, ich glaube, den können wir weglassen. Die hier ist gut; au, die ist gestorben, keiner weiß, warum. Die tun wir besser raus.‹ Letztlich hatten wir dann eine Prüfgruppe ohne Fehl und Tadel. Ich hab dann das Geld überreicht und auf das Gutachten gewartet.«

Vielleicht wissen die Ärzte zu viel von derartigen Manipulationen, als dass sie bereit sind, sich zu früh und zu schnell oder gar überhaupt mit den neuesten wissenschaftlichen Erkenntnissen zu befassen. Selbst dann nicht, wenn sie inzwischen tausendfach verifiziert sind. Ältere Ärzte behandeln Bluthochdruck deshalb überwiegend mit Betablockern, weil die erfunden wurden, als die Mediziner noch jung und aufnahmefähig waren. In einigen Jahren werden die heute jungen Ärzte wohl immer noch am jetzt letzten Schrei ACE-Hemmer festhalten, wenn der Nachwuchs längst mit anderen, neueren Mitteln Erfolg hat.

Vor sechzehn Jahren verbreitete sich die Erkenntnis über die Magengeschwüre verursachende Wirkung einer Bakterienart namens Hilobacter, die mit Antibiotika leicht zu bekämpfen ist. Die schnell wirksame preiswerte Therapie gehört heute zum internationalen Standard; sie wird auch von der Deutschen Gesellschaft für Verdauungs- und Stoffwechselkrankheiten propagiert. Ohne großen Erfolg: Deutschlands Allgemeinärzte und Internisten wenden diese Therapie nur bei jedem vierten bis sechsten in Frage kommenden Patienten an. Der *Spiegel* gab dazu einen treffenden Kommentar: »Die Mediziner scheinen überholte Behandlungsformen vorzuziehen: Diese garantieren ihnen, dass die Patienten mit ihren Magenbeschwerden immer wieder kommen.«

Kürzlich gab es eine Untersuchung des Mediziners Allan Detsky, der an der Universität Toronto arbeitet. Er befasste sich mit dem wissenschaftlichen Stand des Streits um die psychischen Nebenwirkungen der Kalziumblocker. Unter 70 einschlägigen Studien aus den Jahren 1995 und 1996 fand er 30 positive und 23 kritische Aufsätze; die übrigen waren eher neutral gehalten. Detsky machte sich daraufhin die Mühe, die Autoren nach Geldzuwendungen jener Unternehmen zu befragen, die Kalziumantagonisten herstellen. Und siehe da: Nahezu alle Befürworter der Kalziumantagonisten hatten irgendwann einmal Geld von diesen Unternehmen angenommen, aber nur rund ein Drittel der Kritiker. Hier trifft die Fehlerquelle Unwissenheit auf die Fehlerquelle Habgier, und es entsteht eine Allianz zum Schaden kranker Menschen. Die amerikanische Gesundheitsbehörde hat inzwischen reagiert: In Zukunft müssen bei Veröffentlichungen die finanziellen Zuwendungen offengelegt werden.

Ob es an der Überzeugungskraft der Pharmareferenten liegt, mag dahingestellt bleiben, Tatsache ist, dass in Deutschland 80 Prozent aller an Herzinsuffizienz leidenden Patienten mit Digitalis-Produkten versorgt werden, obwohl nur 20 Prozent das Mittel wirklich brauchen, so der Mannheimer Pharmakologe Martin Wehling.

Das sind die Strukturen, die zu Fehlern beim Verschreiben von Medikamenten führen. 25 000 Menschen sterben jährlich an »Nebenwirkungen«, eine halbe Million muss deswegen ins Krankenhaus.

Immer wieder haben Unwissenheit und Fahrlässigkeit beim Umgang mit Medikamenten fatale Folgen. Unfälle mit dem Heroin-Ersatzstoff Methadon beispielsweise: Mal verschrieb ein Arzt zu hohe Dosierungen, manchmal statt Methadon ein Mittel namens Levomethadon, das doppelt so stark wirkt wie Methadon, und manchmal gaben die Ärzte den Patienten zu große Rationen mit nach Hause, so dass es zu Überdosierungen kam. Es ist schon erstaunlich: Da haben sich Ärzte für die Durchführung von Heroinsubstitutionstherapien qualifiziert – und dann können sie mit den Mitteln nicht richtig umgehen.

Zur Inkompetenz gesellt sich Nachlässigkeit. Das Bundesamt für Arzneimittelsicherheit hat darunter zu leiden: Es ist angewiesen auf Meldungen aus der Ärzteschaft über Nebenwirkungen von Medikamenten. Dafür hat es eine spezielle Erfassungsstelle eingerichtet. Nur: Die Mediziner rühren sich nicht. Gar nicht mal aus bösem Willen oder weil sie sich die Mühe einer Meldung ersparen wollen, sondern weil ihnen unerwünschte Medikamentenwirkungen einfach nicht berichtenswert erscheinen. Anstatt dieser Einstellung entgegenzutreten, wird sie durch Bestrebungen, die Meldepflicht auf solche Fälle zu beschränken, wo die Patienten so schwer an Nebenwirkungen erkrankten, dass sie ins Krankenhaus mussten, sogar noch unterstützt. Damit würden weniger schwerwiegende Symptome gar nicht mehr erfasst. Doch gerade solche Störungen können Indizien sein für möglicherweise erst später auftretende Gefahren. So kann ein Libidoverlust beispielsweise das erste Anzeichen für gravierende Herz-/Kreislaufprobleme sein.

Die Medizin ist keine exakte Wissenschaft, heißt es in Ärztekreisen scherzhaft. Darin steckt viel Wahres. Denn es gibt zwar so etwas wie einen medizinischen Standard, der sich aus dem Stand der Forschung und Lehre entwickelt, und in den Lehrbüchern werden die Therapieschritte ausführlich abgehandelt. Aber dabei handelt es sich immer um mehr oder weniger subjektiv gefärbte Handreichungen. Wer weiß, wie viele unterschiedliche und völlig gegensätzliche Gutachten bei einem Kunstfehlerprozess vorgelegt werden, dem ist der Gedanke vertraut, dass es zu einem medizinischen Problem genau so viele wohlbegründete Meinungen gibt wie Professoren. Es fehlt an verbindlichen Richtlinien für medizinisches Handeln.

Viel zu selten bekommt ein Mediziner etwas so Hilfreiches an die Hand wie die Leitlinien zur Behandlung von Schlaganfall-Patienten. Darin wird genau beschrieben, auf welche Weise vorgegangen werden muss. Hier steht, wann es angebracht ist, ein blutverdünnendes Mittel zu spritzen, wann das tödliche Folgen hat und wie man so schnell wie möglich die Entscheidungen zwischen dem einen und dem anderen trifft – die richtige Entscheidung.

Mag sein, dass sich viele Mediziner durch solche Anleitungen in ihrer Freiheit, Fehler zu machen, eingeschränkt fühlen. Zum Nutzen der Patienten jedoch wäre es allemal. Denn verbindliche Richtlinien würden das Risiko einer medizinischen Behandlung drastisch senken.

Schmerz ohne Ende

»Schmerz, du nie endende Qual,
hab ich denn keine andere Wahl,
als dir meine Hand zu reichen?
Wirst du dann endlich von mir weichen?«

Als Katrin-Angelika Kling diese Verse schreibt, die Teil eines sechsstrophigen Gedichts mit dem lapidaren Titel »Schmerz« sind, hat sie bereits fünf Jahre unvorstellbarer Qualen hinter sich: ein nie endender Schmerz aus dem Bereich der Nase, der nicht einmal durch die stärksten Medikamente zu besiegen ist. Es scheint, als habe der Chirurg, bei dem Frau Kling ihre Nasen-scheidewand operieren ließ, den Trigeminus verletzt. Dieser Nervenstrang besteht aus fünf Ästen, drei davon verlaufen, von einem Knotenpunkt an der unteren Schläfe ausgehend, über die Mund-/Nasenpartie. Nicht selten werden sie bei Operationen in diesem Bereich verletzt, auch bei zahnmedizinischen Eingriffen. Wenn das geschieht, steht den Patienten bisweilen eine unge-wöhnlich schmerzhafte Leidenszeit bevor. Denn weil nur die wenigsten Ärzte das Krankheitsbild kennen und die weniger gut informierten meist versuchen, die Schmerzen medikamentös zu besiegen, was nur selten zum Erfolg führt (und wenn doch, dann nur mit extrem belastenden, hoch dosierten Medikamenten), müssen die Betroffenen im Durchschnitt über fünf Jahre warten, bis die richtige Diagnose gestellt und die notwendige Behandlung eingeleitet ist. Nicht selten geraten sie dabei sogar in die Mühlen der Psychiatrie. Nachhaltigen Erfolg jedoch verspricht allein eine

Operation, bei der der Schädel am Hinterkopf geöffnet und zwischen Nerv und Blutgefäß eine Polsterung aus Teflonwatte eingelegt wird.

So kommt es, dass Trigeminus-Patienten in der Regel hochgradig behindert sind. Denn jede kleinste Erschütterung, mag sie nun durch lautes Sprechen oder schnelles Gehen verursacht sein, weckt den zuvor vielleicht wie ein schlafendes Raubtier ruhenden Schmerz, der dann bisweilen tagelang anhält. So wie bei Katrin-Angelika Kling, die ihren Beruf als Lehrerin seitdem nur noch sehr eingeschränkt ausüben kann.

Das Ganze beginnt im August 1992, als sie sich in die Düsseldorfer Dominikus-Hals-, Nasen- und Ohrenklinik begibt. Das Krankenhaus hat einen guten Ruf. Frau Kling leidet an einer Verkrümmung der Nasenscheidewand, die ihr das Atmen schwer macht. Diese Anomalie und eine geringfügige Unebenheit an der Nasenwand will sie in einer vermeintlichen Routineoperation korrigieren lassen. Besondere Angst hat sie keine, wurde sie doch bereits 19 Jahre zuvor chirurgisch von einem Nasenhöcker, einer Adlernase, befreit.

Scheinbar hat der zuständige Chirurg die Patientin nicht vollständig über die Risiken der Operation aufgeklärt, die so simpel nicht war, wie Frau Kling das erwartete. Denn der Chirurg brach, medizinisch korrekt, die Nasenknochen vierfach, schnitt überflüssige Knorpelmasse heraus und setzte das Puzzle wieder zusammen. Heute sagt Frau Kling: »Hätte ich das vorher gewusst, hätte ich doch gar nicht zugestimmt.«

Eine lückenlose Aufklärung der Patienten ist unumgängliche Pflicht eines jeden Chirurgen, und diese muss so früh erfolgen, dass die Betroffenen ausreichend Zeit haben, sich alles noch einmal in Ruhe zu überlegen. Dass Art und Weise der Aufklärung im Fall von Katrin-Angelika Kling zu wünschen übrig ließ, stellte selbst jene Richterin des Landgerichts Düsseldorf fest, die die Schadenersatzansprüche der Patientin letztlich trotzdem abwies. Im Urteil heißt es wörtlich: »Zwar ist die Klägerin hinsichtlich des kosmetischen Eingriffes der Osteotomie nicht ordnungsgemäß aufgeklärt worden (...) Es ist zudem offen geblieben, wann der entsprechende Aufklärungsbogen zur Nasenkorrektur der Klägerin übergeben wurde. Er ist von der Klägerin nicht unterzeichnet worden. Der Aufklärungsbogen zu den Nasenmuscheln ist erst am Operationstag unterzeichnet worden. Die danach möglicherweise erst am 24. August 1992 [der Tag der Operation] erfolgte Übergabe des Aufklärungsbogens zur Nasenkorrektur reichte jedenfalls für eine ordnungsgemäße Aufklärung nicht aus.«

Trotz dieser Mängel unterstellen die Richter, dass Frau Kling selbst dann der Operation zugestimmt hätte, wenn sie um die damit verbundenen Gefahren gewusst hätte. Das schließen sie daraus, weil sie von sich aus um den kosmetischen Zusatzeingriff gebeten habe. Dabei sind die Vorschriften über die Aufklärung von Patienten gerade deswegen so umfassend, damit Irrtümer über die Schwere eines Eingriffs ausgeräumt werden, so dass die Betroffenen es sich gegebenenfalls anders überlegen und sich dagegen aussprechen können.

Wäre die Operation gut verlaufen, wäre sicher dennoch alles in Ordnung gewesen. Aber in diesem Fall war es nicht so, dass die Patientin sich, wie bei derartigen Eingriffen üblich, nach ein paar Tagen Schmerzen an der Wunde und Taubheit in den Schneidezähnen (die abklingt, sobald die möglicherweise durchtrennten Nervenzellen sich regeneriert haben) unbeschwert des freien Atmens und einer gerade Nase erfreuen konnte. Die Knochenteile wuchsen nicht richtig zusammen. Es bildete sich ein »open roof«, ein offener Nasenrücken, bei dem nur die Haut den Spalt zwischen den nicht zusammengewachsenen Knochenteilen verschließt. Vier Monate später lösten sich die Fragmente und waren dann frei beweglich.

Zunächst meinten die Ärzte, die Schmerzen, unter denen Katrin-Angelika Kling mehr und mehr zu leiden hatte, resultierten aus dem verzögerten Heilungsprozess, und so machten sie sich daran, die Lücken mittels zweier Operationen, bei denen Goretex-Plättchen das fragile, frei bewegliche Gebilde stabilisieren sollten, zu schließen. In den Operationsberichten des Schweizer Professors Walter ist von Nerveneinsprossungen in die Hautpartien die Rede, deren Weiterwachsen durch die Implantierung des Goretex vermindert werden konnte. Es ist auch die Rede davon, dass die Nervenaustrittspunkte »so sensitiv« seien. Nach diesen Eingriffen ließen die Schmerzen in der Tat etwas nach, blieben jedoch immer noch überwältigend.

Neurologen können den Zusammenhang erklären: Jede Nervenverletzung führt zu Schmerzen, und manchmal ist selbst eine kleine Irritation Ausgang für jahrelange, schwerste Schmerzattacken, man spricht dann von Neuralgien, das auslösende Moment heißt in der Fachsprache »Trigger«. Zu einer entsprechenden Untersuchung kam es aber erst, nachdem Katrin-Angelika Kling durch einen Fernsehbericht auf Trigeminusneuralgien aufmerksam geworden war.

1997, also fünf Jahre nach der ersten Operation, zieht ein Neurologe, wenn auch sehr vorsichtig formuliert, aus der Krankengeschichte und den aktuellen Beschwerden den wohl richtigen Schluss. In seinem Attest heißt es: »Aus dem neurologischen Befund ist eine Schädigung des Nervus trigeminus (des zweiten Astes) abzuleiten.«

Erst jetzt wurde Katrin-Angelika Kling mit den richtigen Medikamenten behandelt. Bis es so weit war, hatte sie eine Odyssee über eine Vielzahl von Ärzten und Heilern überstehen müssen, von denen einer sie sogar auspendelte und erklärte, wenn sie ihren Silberring abnehme, würde es ihr gleich besser gehen.

Der Operateur, dem alle Kollegen und Gutachter attestieren, dass er keinerlei Fehler gemacht habe, erklärte vor dem Landgericht Düsseldorf: »Über das Risiko der Beschwerde, über die die Patientin jetzt klagt, habe ich seinerzeit nicht aufgeklärt. Ich tue das auch heute bei anderen Patienten noch nicht, weil ich es nicht für erforderlich halte. Derartige Beschwerden im Anschluss an einen solchen Eingriff sind mir in jetzt 35-jähriger Praxis noch nie untergekommen.« Bis auf Frau Kling...

6.

Die Alten und
die Wehrlosen

Grüne Apfelscheiben gegen
Verwesungsgestank

Das schreibt der Chirurg: »Am Oberschenkel und am Unterschenkel doppelt handflächengroße Nekrosen, die bis in die tiefe Muskulatur reichen. Hier entleert sich reichlich stinkender Eiter. Das gesamte Bein scheint bereits in Verwesung übergegangen zu sein, dazwischen aber noch durchblutete Bezirke.« Und: »Gangrän des gesamten rechten Beines mit Abszessen, die bis ins Gesäß reichen.« Was wie ein Bericht aus einem Feldlazarett klingt, wo es vorkommen konnte, dass verletzte Soldaten erst nach Tagen geborgen und behandelt wurden, ist in Wahrheit die Beschreibung des Zustands von Günter Ernst, der am 5. Januar 1995 in das Vinzenzkrankenhaus von Hannover verlegt worden war, wo die Ärzte in einer verzweifelten Operation das verfaulende Bein des Mannes amputierten. Knapp drei Wochen zuvor, am 20. Dezember 1994, hatte sich der Mann wegen Wasser in der Lunge und mit zwei je zwei Zentimeter großen Wunden an der Ferse in das Kreiskrankenhaus Walsrode begeben.

Einen Tag nach der Operation, die am 6. Januar stattfand, verstarb der Patient nach einem »unnötigen und unvorstellbaren« Martyrium, wie es der die Ehefrau des Verstorbenen vertretende Rechtsanwalt Frank Sievers formuliert.

Die Ärzte des Walsroder Kreiskrankenhauses sind sich keiner Schuld bewusst. Sie bedauern zwar den Tod des Mannes, äußern aber die Überzeugung, Günter Ernst sei derart schwer krank gewesen (»multimorbid«), dass er sowieso binnen kürzester Zeit verstorben wäre. Vielmehr sei die Ehefrau Karin, weil sie stets für den Erhalt des Beines plädiert und damit die notwendige Amputation verhindert habe, mit schuld am Tod ihres Mannes.

Unbestritten, Günter Ernst war schwer krank: bereits als Jugendlicher nach einem Motorradunfall am linken Bein amputiert; Diabetiker; zudem laborierte er an Herzschwäche und, daraus resultierend, an Wasser in der Lunge. Außerdem hatte er, das ergab die Obduktion später, bereits einen »ausgedehnten« Herzinfarkt erlitten. Auch Leber und Nieren waren geschädigt, und bei den kleinen Wunden, mit denen er ins Krankenhaus gekommen war, könnte es sich auf den ersten Augenschein durchaus um jene Art von Entzündungen gehandelt haben, die sich bei Zuckerkranken bei kleinsten Verletzungen einstellen, sich manchmal dramatisch schnell ausbreiten und oft nur schwer abheilen.

Andererseits hatte der knapp sechzigjährige Mann kurz zuvor beim Umbau seines Anwesens in eine Ferienpension noch tatkräftig mitgeholfen. Fotos zeigen ihn fröhlich lachend bei Maurerarbeiten. Und als er, das Versprechen im Ohr, noch vor Neujahr wieder zu Hause zu sein, sein Bett im Krankenhaus bezog, da stand das keineswegs in einer Intensivstation, sondern in einem ganz normalen Dreibettzimmer. Ehefrau Karin berichtet, Günter habe damals noch mit seinen Bettnachbarn gescherzt. Das waren wohl die letzten fröhlichen Worte, die der Mann von sich geben konnte.

Bereits bei der Aufnahmeuntersuchung stellten die Ärzte offenbar fest, dass die Wunden an der Ferse so harmlos nicht waren, wie es auf den ersten Blick scheinen mochte. Denn der aufnehmende Arzt protokollierte, dass die Achillessehne frei lag und schwarz aussah. Er diagnostizierte eine Nekrose. Er vermerkte auch, dass das Bein schmerzhaft geschwollen sei und Spannungsblasen aufweise.

Bei Nekrosen handelt sich um totes Gewebe. Unterschieden wird zwischen trockenen und feuchten Nekrosen, letztere heißen in der medizinischen Fachsprache Gangräne. Diese sind besonders gefährlich, weil sie häufig den Keim einer allgemeinen Sepsis in sich tragen. Manchmal begehen Ärzte den Fehler, trockene Nekrosen zu unterschätzen. Sie übersehen dabei, dass sich unter diesen häufig bereits feuchte Stellen entwickelt haben. Wenn sie es unterlassen, die Nekrose abzutragen, können sich die Entzündungsherde ungestört ausbreiten.

Wie auch immer die konkrete Einschätzung der Ärzte gewesen sein mag, in den Krankenberichten über die Behandlung von Günter Ernst, so weit sie dem Gericht vorliegen, fehlen Hinweise auf eine entsprechende Behandlung. Vielmehr sah man das Hochlegen des Beins und einen täglichen Verbandswechsel wohl als ausreichende Behandlungsmaßnahmen an. Es wurden nicht einmal Antibiotika verordnet; zumindest verzeichnen die vorliegenden Krankenberichte das nicht.

Bereits am nächsten Tag künden sich erste Vorboten einer drastischen Verschlechterung an:. Die Krankenunterlagen dokumentieren eine übel riechende Sekretabsonderung an den Nekrosen. Eigentlich ein deutlicher Hinweis auf schwere entzündliche Vorgänge, auf die die Ärzte sofort mit dem Legen einer Drainage hätten reagieren müssen (so später ein Gutachter); doch das geschieht nicht.

Für den darauf folgenden Tag dokumentieren die Unterlagen neue Nekrosen, diesmal an den Zehen. Günter Ernst klagt darüber, nicht essen zu können, weil sein Mund so trocken sei.

Der Tag des Heiligen Abends: Der Zustand verschlechtert sich dramatisch. Günter Ernst wird apathisch und ist kaum mehr ansprechbar. Die Schmerzen, die er in den Wachphasen erleidet, müssen fürchterlich sein, sind jedoch nur der Auftakt zu noch viel schlimmeren Qualen. Was zu dieser Zeit im Bein passiert, manifestiert sich am nächsten Tag im Auftreten von Nekrosen an der Wade. Das Bein beginnt vom Fuß her nach oben zu verfaulen. Da ist der Dekubitus an der Po-Falte ein eher kleineres Übel, zugleich aber auch Symptom für die Pflegequalität im Kreiskrankenhaus Walsrode: Ein Dekubitus ist eine Druckwunde, die entsteht, wenn ein Patient zu lange auf derselben Stelle liegen muss. Es gehört zum Grundwissen einer jeden Krankenschwester, wie solche Wunden zu vermeiden sind. Jedes Krankenhaus hält üblicherweise auch entsprechende Hilfsmittel bereit.

Bei der Ehefrau entsteht der Eindruck, die behandelnden Ärzte seien nicht immer exakt über den Zustand ihres Mannes informiert. Dazu ein Zitat aus den Aufzeichnungen von Karin Ernst: »Mittags gehen Thilo [der Sohn] und ich ins Krankenhaus. Der Dienst habende Arzt weiß nicht viel von Günter. Ich frage, was denn die offene Stelle an der Ferse macht? Der Doktor: ›Davon steht hier nichts im Krankenblatt.‹ Wir sind empört! Wir zeigen die dunklen Flecken am Bein. Daraufhin wird das Bein bis zum Oberschenkel bandagiert. Ab heute bekommt er Penicillin/Antibiotika.«

Tag für Tag wird das Leiden schlimmer, kriecht die Fäulnis nach oben, für die Ärzte unübersehbar durch die mehr und mehr zu Tage tretenden Nekrosen. Hinzu kommt ein bestialischer Gestank, den eine Krankenschwester bereits einen Tag nach der Einlieferung als »ganz fürchterlich« beschreibt.

Am 31. Dezember ist die Ehefrau überzeugt, dass das Bein nicht ausreichend behandelt wird. Sie notiert, es liege in einem einfachen grünen Vlies und modere unbehandelt vor sich hin. Die Ärzte reagieren auf die Entwicklung mit der Einleitung einer Dreifach-Antibiose.

Wohl auch, weil der Gestank, der den Geschwüren entströmt, keinem anderen Patienten zugemutet werden kann, wird Günter Ernst in ein Einzelzimmer verlegt; seiner Frau kommt es wie ein Sterbezimmer vor. Am 1. Januar stellen die Schwestern ihr ein zweites Bett ins Zimmer, damit sie dort übernachten kann.

Immer wieder notiert Karin Ernst in ihrer Dokumentation, dass ihr Mann nichts essen kann. Die Mundtrockenheit wird nach ihrem Eindruck nicht behandelt – dabei wäre es doch so einfach, mit Auspinselungen das Leiden zu lindern. Auf ihre Bitte, den Schwerkranken mit Nudeln in Rinderbrühe zu versorgen, eines seiner Lieblingsgerichte, erklärt eine Schwester am 27. Dezember, man habe nur Brühwürfel auf der Station, die könne man im Mikrowellenherd heiß machen. Von da an bringt Gisela Ernst das Essen von zu Hause mit.

Bis am 1. Januar der Arzt berichtet, das sei nun nicht mehr angebracht, der Patient habe Kot erbrochen. Es könnte also eine Darmlähmung oder ein Darmverschluss vorliegen – normalerweise ein Befund, der zu schnellem Eingreifen zwingt. Doch außer dass ein Einlauf durchgeführt wird, der den Darm zwar entleert, das Übel aber nicht kuriert, geschieht nichts.

Stattdessen wird an diesem Tag ein Chirurg zu Rate gezogen. Der empfiehlt, die Nekrosen abzutragen, was auch geschieht. Prompt stellt sich ein kurzzeitiger Erfolg ein, denn am folgenden Tag sind die Schwellungen des Beines etwas zurückgegangen.

Was als Besserung angesehen wird, beschreibt Karin Ernst allerdings so: »Um sechs Uhr wird Günter gewaschen. Das Bein (…) stinkt unerträglich. Der Eiter fließt mit Blut vermischt auf das Vlies. Er bekommt kaltes Wasser zu trinken (…) Er will sich ausziehen, weil ihm zu heiß ist (…) Um 17 Uhr wird das Laken wieder gewechselt. Günter hat große Schmerzen.«

Immerhin: Der Schmerzgeplagte wird von der inneren auf die chirurgische Abteilung verlegt. Ist eine Amputation geplant?

Doch vorerst ändert sich im neuen Zimmer wenig. Weil der Gestank der eiternden Wunden nicht mehr zu ertragen ist, hängen die Krankenschwestern einen Luftverbesserer mit der Duftnote »Grüne Apfelscheiben« um das Bett. Karin Günter in ihrem Protokoll: »Er hat weiße Blasen auf der Zunge und ist geschwollen. (…) Das Zimmer hat eine Veranda, auf der alles Mögliche abgestellt ist. In einer Stunde gehen viermal Schwestern hin und her, um irgendwas zu holen (…) Nachdem wieder eine Schwester einen Rollstuhl aus der Veranda geholt hat, habe ich dem Personal verboten, meinen Mann zu stören.«

Ab Mitternacht des 4. Januar bekommt Günter Ernst nichts mehr zu trinken. Er soll nämlich, und das ist für den Rechtsanwalt der Witwe nun völlig unverständlich, auf eine Venenuntersuchung vorbereitet werden. Eine Venenuntersuchung an einem Bein, das voller Wunden ist, aus denen Blut und Eiter fließt, und das so bestialisch stinkt, dass jeder Laie nur noch an Entzündung und Blutvergiftung denkt?

Dieser Tag wird für Ernst Günter zu einer besonderen Qual. Wieder der Bericht der Ehefrau: »Günter kann nur durch den Mund atmen. Er hat alles trocken und verlangt nach Wasser. Er soll sechs Stunden vor dem Eingriff nichts mehr trinken. Um 14 Uhr wird er abgeholt (...) Um 16 Uhr wird er wieder gebracht. Um 17 Uhr verlange ich Auskunft. Antwort der Schwester: ›Keine Anordnung vom Arzt.‹ Um halb sechs wird er gewaschen und bekommt roten Tee. Der Unterschenkel ist wieder heiß und geschwollen. Kein Arzt kommt. (...) Das Bein bleibt unbehandelt. Die Zunge ist schwarz und dick. Ich bitte die Schwester, die Zunge und den Rachenraum zu behandeln. Antwort: ›Das muss der Arzt entscheiden.‹ Um elf Uhr kommt ein Arzt. Er gibt eine Thrombenspritze und geht wortlos wieder weg (...) Günter schläft unruhig und hat große Schmerzen. Nachts gehe ich zum Dienst habenden Arzt und teile ihm mit, dass mein Mann dieses Krankenhaus verlassen soll. Er ist damit nicht einverstanden. Er hat bereits einen Termin wegen einer weiteren Venenuntersuchung [diesmal im Hannoverschen Venenzentrum]. Ich will die Überweisung ins Vinzenzkrankenhaus Hannover. Nachtschwester schläft in der Besucherecke.«

Karin Günter setzt sich schließlich durch. Doch noch liegt ihr Mann auf der Station: »5. Januar. Um neun Uhr kommt [ein Arzt], fühlt den Puls am Knöchel mit den Worten: ›Der Puls ist in Ordnung, gute Durchblutung.‹« Die Ehefrau des gequälten Patienten fügt lapidar hinzu: »Das Bein ist bis in die Hüfte verfault. Kein Arzt sieht es.«

Die Ärzte im Hannoverschen Krankenhaus sind alarmiert. Sie greifen, wohl auch zum Selbstschutz, augenblicklich zur Kamera, um den Zustand des Patienten zu dokumentieren. Später wird der Direktor des Instituts für Rechtsmedizin an der Medizinischen Hochschule Hannover, Professor Dr. Hans Dieter Tröger, in seinem Gutachten die Fotos so beschreiben:

»Das erste Foto zeigt ein Aufliegegeschwür, welches die gesamte Ferse einnimmt und schwärzliche Nekrosen trägt. Darüber hinaus findet sich an der Unterseite des Unterschenkels ein weiteres ausgedehntes Aufliegegeschwür mit schwärzlichen Nekrosen am oberen und unteren Pol.

Das zweite Foto zeigt schwärzliche Nekrosen im Bereich der linken Großzehe und der zweiten Zehe sowie am Außenrand des Fußes, an der Kleinzehseite, weitere kleinere, zum Teil schwärzliche Hautdefekte.

Das dritte Foto zeigt die Außenseite des rechten Oberschenkels. Das gesamte mittlere Drittel weist hier an der Außenseite, auf der Rückseite übergreifend, eine gelbliche Defektzone auf, oben abgrenzend eine rötliche Defektzone in einem vermutlich fünfmarkgroßen Bezirk. Weiterhin ist am Rand des Fotos an der Knieaußenseite, mit Übergreifen auf die Kniekehlenseite, eine schwärzliche Nekrose mit gerötetem Randsaum erkennbar.

Das vierte Foto zeigt die Rück- beziehungsweise Innenseite des rechten Oberschenkels bis einschließlich Kniekehle. Von der Kniekehle bis zum mittleren Drittel des Oberschenkels verlaufend ein Hautdefekt mit gelblichem Wundgrund sowie zum Teil rötlichem Randsaum. Darüber im oberen Drittel des Oberschenkels, innenseitig, zwei vermutlich etwa fünfmarkstückgroße, gelblich braune Hautdefekte.

Das fünfte Foto zeigt wiederum die Außenseite des rechten Beines, hier bereits die beschriebenen Veränderungen am Oberschenkel, am Unterschenkel ist hier eine schwärzliche Nekrose zu erkennen, welche von der Kernregion bis zum oberen Drittel des Unterschenkels reicht.

Das sechste Foto zeigt nochmals die bereits beschriebenen Veränderungen an der Außenseite des rechten Unterschenkels in einer Detailaufnahme, hier ist zu erkennen, dass sich am Oberrand der schwärzlichen Nekrose und auf die Rückseite übergreifend eine flächig ausgedehnte Hautdefektzone mit gelblichem Wundrand anschließt, der Wundrand zum Teil deutlich gerötet.

Das siebte und achte Foto zeigen die Genitalregion, hier ist eine deutliche Schwellung des Hodensackes zu erkennen sowie ein eingeführter Blasenkatheter in die Harnröhre und ein Pflasterverband im Bereich der linken Leiste, offenbar nach ärztlicher Gefäßpunktion.«

Der Zustand des Patienten ist derart kritisch, dass die Ärzte in Hannover erst einmal für eine Stabilisierung sorgen müssen. Dabei beobachtet die Ehefrau das erste Mal, wie sachkundige Schwestern durch Auspinseln der Mundhöhle das so qualvolle Gefühl der Trockenheit lindern. Später leistet die Ehefrau diesen Liebesdienst selbst. Es wird dem nun Todgeweihten zumindest psychisch geholfen haben, die Schmerzen zu ertragen und wohl auch den Gedanken an den bevorstehenden Tod. Am Abend dieses Tages kommen die Verwandten mit dem Kranken noch einmal zusammen. Karin Ernst notiert: »Abends kommen Marianne, Sigrid, Thilo und Heidi. Man kann sehen, wie das Wasser aus dem Körper fließt. Seine Hände werden immer schlanker. Günter schläft.«

Das Ende des gepeinigten Mannes ist nun nah. Zwar amputieren die Chirurgen das Bein am nächsten Tag noch, wobei sie bis in die Höhe der Leber und der Nieren schneiden müssen, und der Patient kommt auch noch einmal zu Bewusstsein. Dabei spielt sich eine anrührende Szene ab, die Frau Ernst im Gespräch so schildert: »Wie er dann wach wird, fragt er, ob amputiert worden sei. Als ich das bestätige, schaut er mich mit einem Blick an, so wund, dass ich ihn nie mehr vergessen werde, sagt kein Wort und dreht sich nur zur Seite.«

Am nächsten Tag um Viertel nach eins in der Nacht erlöst der Tod diesen Mann.

Wie konnte es so weit kommen? Zwar stellt Professor Tröger fest, dass die »fortschreitende Entzündung des Beines und die damit einhergehende zunehmende Verschlechterung des Gesundheitszustandes entscheidend den tödlichen Krankheitsverlauf beeinflussten«. Aber das heißt noch lange nicht, dass sich das Walsroder Krankenhaus irgendeines Versäumnisses schuldig gemacht hätte. Möglicherweise haben sich die Krankheitskeime trotz aller ärztlicher Kunst unbeeinflussbar entwickelt – wie das zum Beispiel bei antibiotika-resistenten Bakterien der Fall ist. So muss zunächst gefragt werden, ob die Ärzte im Kreiskrankenhaus wirklich ihre ganze Kunst angewendet haben, um die Entzündungen zu stoppen. Professor Trögers Befunde lassen da Zweifel zu:

> »Obwohl die Hautdefekte zum Teil übel riechendes Sekret absonderten, findet sich in den Krankenunterlagen kein Hinweis auf Drainage der Wunde.«
> »Weiterhin wird in den Krankenunterlagen von zunehmender Nekrosebildung im Bereich der Hautdefekte berichtet; eine erforderliche Abtragung der Nekrosen ist jedoch nur einmalig erwähnt.«

Anschließend wird der Rechtsmediziner so deutlich, wie das bei Gutachten, die Kollegen belasten könnten, selten der Fall ist:

> »Die Drainage von Wundsekret sowie ein unverzügliches Abtragen von Nekrosen sind jedoch als unbedingt notwendige Therapiemaßnahmen zu werten, da sonst eine die Extremität gefährdende Infektion entstehen kann.«

Da wurde also, zumindest nach Meinung des Medizinlehrers, etwas Wichtiges unterlassen.

»Gefährdung der Extremität« bedeutet aber nicht, dass damit automatisch das Leben des Patienten gefährdet gewesen wäre. So stellt sich die Frage nach der tatsächlichen Todesursache und danach, ob diese bei sachkundiger Behandlung hätte vermieden werden können.

In jedem Fall zeigt sich Professor Tröger skeptisch, ob das Bein nicht zu spät amputiert wurde: »Aus rechtsmedizinischer Sicht ergeben sich im vorliegenden Fall aus dem Verlauf Anhalte dafür, dass die Hinzuziehung eines Chirurgen zu spät erfolgte.« Der Gutachter empfiehlt eine zusätzliche chirurgische Begutachtung,

»in deren Rahmen auch geprüft werden sollte, ob nicht bereits zu einem früheren Zeitpunkt die Indikation zur Amputation hätte gestellt werden müssen«.

Das chirurgische Gutachten schreibt Professor Dr. Dieter Jung, Chirurg am Oststädt-Krankenhaus in Hannover. Und auch er ist selten deutlich: »Die Befunddokumentation (…) einschließlich der histologischen Beurteilung des amputierten Beines lassen retrospektiv keinen Zweifel daran, dass man eine rechtzeitige Oberschenkelamputation versäumt hat.« Doch auch er kann nur feststellen, dass das »absterbende Bein den schwer vorgeschädigten Patienten zusätzlich« belastete: »Welchen Anteil der Lokalbefund [die Geschwüre am Bein] am Tode des Patienten hatte, kann jedoch von chirurgischer Seite nicht abgeschätzt werden.«

Professor Jung schreibt allerdings, dass Günter Ernst durchaus Chancen gehabt hätte, den Eingriff zu überleben: »Ohne die Qualifikation der behandelnden Ärzte zu kennen, kann vermutet werden, dass ein besonders erfahrener Chirurg früher amputiert hätte. Ob er dadurch den Patienten vor dem Tode hätte bewahren können, bleibt ungewiss. Die Operationsletalität bei dem sehr vorgeschädigten Herrn Ernst hätte jedoch mindestens 30 Prozent betragen.«

So wird es also Sache der Juristen sein zu klären, ob das in der Todesbescheinigung als Sterbeursache genannte »Kreislaufversagen bei dekompensierter Herzinsuffizienz« ursächlich durch die mit den Entzündungen verbundenen Belastung oder »nur« durch Leberinsuffizienz und Nierenversagen entstanden ist. Und ob, wenn das Organversagen zum Tod geführt hat, dieses durch die Geschwüre im Bein eingetreten ist oder ob die eiternden Wunden damit überhaupt nichts zu tun hatten.

Die Staatsanwaltschaft Verden/Aller und Richter Horst Kühl vom Landgericht Verden haben sich bereits ein Urteil gebildet. Der eine stellte das Strafverfahren gegen die Ärzte ein, und der andere wies die Klage auf Schmerzensgeld sowie Schadensersatz kurzerhand ab. Daher befasst sich inzwischen das Oberlandesgericht Celle mit dem Fall, und vielleicht wird er eines Tages auch noch den Bundesgerichtshof beschäftigen.

Bis zur endgültigen Klärung und Entscheidung muss daher die Frage offen bleiben, ob Günter Ernst wirklich die denkbar beste Pflege zuteil wurde? Ist hier ein medizinischer »Unfall« geschehen, wie er sich jederzeit wiederholen kann, oder hat es vielleicht personelle Engpässe gegeben? Viele Krankenhäuser schicken über Weihnachten und Neujahr so viele Patienten wie möglich nach Hause und halten den notwendigen Betrieb mit einer reduzierten Belegschaft aufrecht. In der Regel ist gleichwohl sichergestellt, dass die medizinische Versorgung der Patienten auf dem gewohnten Niveau gewährleistet ist.

Mehr tot als lebendig –
von Koma-Patienten und Altenheimen

Das Gerät heißt »Pumpe« und sorgt dafür, dass komatösen Patienten ausreichend Nährmittel zugeführt werden können. Der Arzt legt eine Kanüle in den Magen, deren eines Ende fest mit der Bauchdecke verbunden wird. An diesem »Shunt« befestigt die Krankenschwester bei Bedarf einen Zuführschlauch, über den mittels einer Motorpumpe Nahrungsbrei in den Magen des bedauernswerten Patienten hineingedrückt wird.

Diese Art der Ernährung ist in vielen Fällen genauso unnötig wie schädigend. Unnötig, weil von vielen der Betroffenen fälschlicherweise angenommen wird, sie seien in ihrem Zustand nicht in der Lage, aus eigener Kraft zu schlucken. Dabei ist das Pflegepersonal mitunter einfach zu bequem (oder überlastet), um sich genügend Zeit zu nehmen für die lästige Prozedur des Fütterns. Es schädigt den Patienten, weil diese Zwangsernährung das Verdauungssystem erheblich beeinträchtigt. Denn da die Darmmuskulatur für den Transport der konzentrierten Nahrung kaum noch beansprucht wird, verkümmert sie auf Dauer. Zudem wird der Brei im Verdauungsprozess zu einer steinharten Masse, die auszuscheiden große Mühe macht und einem wachen Menschen erhebliche Schmerzen bereiten würde. Bei Koma-Patienten scheint das aber keinen Arzt und keinen Pfleger zu stören, denn, so die landläufige Meinung, was da im Krankenbett dem Tode näher als dem Leben ist, das spürt weder Schmerzen noch sonst ein Unbehagen. Koma-Patienten oder, wie sie auch bezeichnet werden, Appalliker sind, so der weit verbreitete medizinische Irrtum, in eine derart tiefe Bewusstlosigkeit versunken, dass sie nichts mehr mitbekommen, auch keine Schmerzen. Als einziges Lebenszeichen ist bei ihnen noch eine geringfügige Hirnaktivität zu messen – mehr unterscheidet sie nicht von Hirntoten. Es gibt Ärzte, die geradezu ungeduldig darauf warten, dass der Appalliker sich endlich vom vermeintlich kümmerlichen Rest seines Lebens trennt, damit seine Organe für Transplantationen genutzt werden können. Geschockte Angehörige berichten immer wieder davon, dass manche Ärzte sehr früh auf eine Zustimmung zur Organentnahme drängen. Dazu muss man wissen, dass eine gelungene Transplantationsserie – Netzhaut, Lunge, Herz, Niere, Leber – einer Klinik gut und gern eine Million Mark an Fallpauschalen in die Kassen spült.

Bis es so weit ist und der wertlose, aber anspruchsvolle und kostspielige Zellhaufen sich in eine tote, dafür aber umso ansehnlichere Geldquelle verwandelt hat, müssen die notwendigen Verrichtungen so rationell wie möglich durchgeführt werden, und dazu gehört das Füttern mittels »Pumpe«.

Dabei ist längst bekannt, dass Appalliker keineswegs in unerreichbare Tiefen abgetauchte Fast-Tote sind. Regelmäßig finden sich Berichte in der Presse, dass ein Koma-Patient nach jahrelanger Bewusstlosigkeit plötzlich wieder aufgewacht ist. Es ist wie ein Wunder, aber manchmal wird die Genesung durch das Bellen eines Hundes ausgelöst oder weil Freunde des Kranken ihm ein Ständchen bringen. Doch weil solche Phänomene sich naturwissenschaftlichen Erklärungsmustern entziehen, nehmen Ärzte ihre Zuflucht gern zu der Behauptung, es habe sich in diesen Fällen gar nicht um »echte« Appalliker gehandelt, anstatt die Unzulänglichkeit des eigenen Tuns und die Begrenztheit ihres Verständnisses von den Lebensprozessen einzugestehen.

Diese Ärzte lassen die Betroffenen auf den leicht schwingenden Spezialmatratzen liegen, die dafür sorgen sollen, dass sich der Appalliker nicht wund liegt und sich dadurch eine lebensbedrohende Infektion zuzieht – das wäre als Todesursache zu offensichtlich und als Kunstfehler sanktionierbar. Sie lassen, weil sie es nicht besser wissen, die Patienten auf dieser Matratze, was, da die dauernden Schwingungen die ohnehin aufs Äußerste strapazierten Reste des Orientierungsvermögens des Kranken über Gebühr belasten, zu einem weiteren Rückzug in noch tiefere Bewusstlosigkeit führt.

Die Ärzte beobachten, wie sich die Muskeln des Patienten verkrampfen, was selbst durch Krankengymnastik nicht zu mildern ist, und geben dem nun spastisch Gelähmten krampflösende Mittel, die nicht viel mehr bewirken als eine schnell fortschreitende Vergiftung des Körpers. Manche Appalliker spüren den Schmerz, den die Krämpfe auslösen, und beginnen zu schreien, was wiederum zur »Versorgung« mit beruhigenden Medikamenten führt. So entsteht ein Teufelskreis, den die Schulmediziner nicht zu durchbrechen in der Lage sind, der aber mit Sicherheit zu einem langsamen, qualvollen Tod führt. Ein Tod, herbeigeführt durch Ignoranz, Kalkül oder Bequemlichkeit. Ein schrecklicher Tod, der so nicht sein muss, denn es gibt Methoden, die vielen Appallikern aus dem Koma helfen – wenn auch in eine Existenz, in der sie für den Rest ihres Lebens ein Pflegefall bleiben. Glücklich, wer dann Angehörige hat, die sich um ihn kümmern.

So glücklich sind viele alte Menschen nicht. Gebrechlich oder an Alzheimer erkrankt, droht ihnen ein grausames Schicksal, das jeden treffen kann. Denn vor den Grausamkeiten, die in Alten- und Pflegeheimen an der Tagesordnung sind, ist nur der geschützt, der es sich leisten kann, für den Rest seiner Tage sein ganz persönliches Pflege- und medizinisches Personal zu beschäftigen. Allen anderen droht der Altenheimsadismus, dessen wahres Ausmaß erst jetzt ans Tageslicht kommt. Gewusst haben viele davon, doch die meisten schweigen. Die Angehörigen, die fürchten, bei einer Aufdeckung der Missstände würden ihre greisen Verwandten noch schlechter behandelt als bisher, sie selbst mit Hausverbot belegt. Die Pfleger und Ärzte, die um ihren mager bezahlten Job bangen. Die Verantwortlichen in Management und Verwaltung sowieso, denn schließlich fürchten sie um Macht, Einfluss und Ansehen.

Es gab und gibt nur wenige, die sich gegen die Grausamkeiten in den Heimen wehren. Immerhin wurden zwei von ihnen, der Sozialarbeiter Claus Fussek, der die »Vereinigung Integrationsförderung« leitet, und der Rechtsanwalt Alexander Frey (Arbeitskreis gegen Menschenrechtsverletzungen) im Juli 1999 mit der Plakette »München leuchtet« ausgezeichnet. Beide kämpfen gegen kriminelle Machenschaften, die juristisch als Beleidigung, Körperverletzung und Freiheitsberaubung nur unzulänglich beschrieben sind.

Als »Beleidigung« gilt es, wenn Pfleger in Heimen und Krankenhäusern hilflose Patientinnen nackt stundenlang auf zugigen Fluren auf eine Untersuchung oder aufs Duschen warten lassen. Wenn sie Schutzbefohlene in ihren Exkrementen liegen lassen. Wenn sie Heiminsassen bereits am hellen Nachmittag ins Bett schicken und sie dort zu fixieren, weil die Pflegekräfte sich in ihre Aufenthaltsräume zurückziehen möchten. Wenn sie auf Bitten und Wünsche nicht reagieren und Angehörige, die sich über rüde Behandlung beschweren, mit einem Hausverbot belegen.

Als »Körperverletzung« gilt es, wenn Pfleger alte Menschen, die nicht die Kraft haben, selbstständig zu essen, unnötig mit Magensonden traktieren oder sie verhungern lassen. Wenn sie ihnen nichts zu trinken geben und Austrocknung und Nierenversagen in Kauf nehmen. Wenn sie den Vernachlässigten Essen und Trinken vorsetzen und das Zimmer verlassen, ohne sich zu vergewissern, ob die alten Leute überhaupt in der Lage sind, sich des Essbestecks zu bedienen und Gläser oder Tassen festzuhalten. Wenn sie die erkennbar nicht angerührten Speisen später wieder wegräumen, ohne einen Gedanken darauf zu verschwenden, dass hier Hilfe bei der Nahrungsaufnahme angebracht wäre. Körperverletzung ist es auch, wenn alte Leute mit Tranquilizern ruhig gestellt werden – mit dem Ergebnis, dass diese im Medikamentennebel Depressionen und Wahnvorstellungen entwickeln oder schwer stürzen, weil sie im Drogenrausch ein Hindernis übersehen haben. Es ist Körperverletzung, Blasenkatheter zu legen, bloß weil es einfacher ist, einen Gebrechlichen kontinuierlich auslaufen zu lassen, als ihn aufs Klo zu begleiten. Und Körperverletzung ist es, einen Bettlägerigen so lange unbeachtet liegen zu lassen, bis sich Druckstellen gebildet haben, aus denen sich Nekrosen – Dekubitus genannt – entwickeln.

Als »Freiheitsberaubung« gilt es, die Bewegungsfreiheit alter Menschen einzuschränken, das heißt: sie in ihren Betten zu fesseln, sie in ein Gitterbett zu sperren, sie mit Steckbrettern auf Stühle zu fixieren, die Ausgänge mit Trickschlössern zu sichern oder sie mit Hilfe von elektronischen Fußfesseln am Verlassen des Altersheimgeländes zu hindern. Eigentlich sind solche Maßnahmen nur nach richterlicher Anordnung zulässig, und das aus gutem Grund. Wer dagegen verstößt, verstößt gegen ein grundlegendes Menschenrecht. So weit die Theorie ...

In der Praxis jedoch maßen sich Heimleiter regelmäßig an, »schwierige« alte Menschen in Haft zu nehmen. Der Münchner Rechtsanwalt Alexander Frey weiß zu berichten, dass in deutschen Pflege- und Altenheimen täglich rund 25 000 richterlich angeordnete Fixierungen stattfinden; ein großer Teil davon dürfte aus reiner Gefälligkeit gegenüber dem Heimmanagement verfügt werden. Noch 1992 lag die Zahl der richterlich angeordneten Fixierungen bei knapp 10 000 – keine zehn Jahre später ist diese Zahl um 150 Prozent gestiegen. Die Zuständigkeit der Vormundschaftsgerichte sollte eigentlich für eine sorgfältige Prüfung derartiger Anordnungen sorgen, doch diese Hürde ist in den letzten Jahren bedenklich gesunken. Hinzu kommt, dass die Dunkelziffer der unrechtmäßigen Fixierungen enorm hoch ist. Aus vertraulichen Gesprächen mit Pflegern weiß Anwalt Frey, dass diese Praxis zum Alltag gehört.

Die Ursachen für diese Missstände liegen auf der Hand: Es fehlt an Geld, die Heime sind unterfinanziert. Sie müssen mit immer weniger gut ausgebildetem Personal auskommen, was die Zeit, die ein Pfleger für einen einzigen der ihm Anvertrauten aufbringen kann, drastisch beschränkt. So kommt es zu grotesken Vorgaben: zehn Minuten, um eine bettlägerige Frau zu waschen – das reicht kaum, die benötigten Utensilien für eine gründliche Wäsche bereitzustellen. Acht Minuten, sie anzuziehen, was bei rheumatisch-steifen Gliedern nur unter Anwendung von Gewalt möglich ist (ganz abgesehen davon, dass es eigentlich eine Selbstverständlichkeit sein muss, genügend Zeit mitzubringen, damit der alte Mensch versuchen kann, sich selbst anzukleiden und sich damit zu beweisen, dass er noch nicht gänzlich hilflos geworden ist).

Nun ist die Misere aber nicht in allen Alten- und Pflegeheimen gleichermaßen ausgeprägt. Es gibt also trotz karger Budgets die Möglichkeit, ein Heim gut zu führen und menschlich mit den Alten, Pflegebedürftigen und Kranken umzugehen. Das Geheimnis liegt in der Personalführung, es liegt in der Organisation, es liegt beim Management. Wer den Pflegenotstand ausbeutet, um den eigenen Profit zu mehren, trägt zur Vergrößerung der Misere bei. Wer nach immer mehr Geld schreit, versucht oft genug nur, von der eigenen mangelnden Managementkompetenz abzulenken.

Die Situation hat sich auch deshalb so dramatisch entwickeln können, weil diejenigen, die eigentlich Aufsicht hätten führen müssen, schmählich versagt haben. Üblicherweise dürfen Kontrollen in den Heimen nämlich nur dann durchgeführt werden, wenn sie einige Tage vorher angekündigt wurden. So steht es ganz offiziell in einer Verordnung. Die bayerische Sozialministerin Barbara Stamm fordert vehement das Recht auf unangekündigte Kontrollbesuche – und scheitert mit dieser Forderung an der eigenen Bürokratie. Die Betreiber von Alten- und Pflegeheimen – darunter einflussreiche Sozialverbände, auch christlich orientierte – müssen über eine ausgezeichnete Lobbyarbeit verfügen...

Der folgende Brief an den bereits erwähnten Münchner Sozialarbeiter Claus Fussek beschreibt den ganz normalen Arbeitsalltag in einem ganz normalen Altenpflegeheim – und zeigt, wie nötig eine umfassende Information ist:

Sehr geehrter Herr Fussek,

zur laufenden Diskussion und Offenlegung von Missständen in Altenheimen möchte ich, als ehemaliger Zivildienstleistender in einem Altenpflegeheim, einige Informationen beisteuern. Ich begann meinen Zivildienst am 1. 9. 98 in einem Altenheim und wurde in 3 verschiedenen Stationen (Wohnbereich, geschlossene Station und Pflegestation) eingesetzt. In der Pflegestation wurden ca. 45 Bewohner, zum größten Teil pflegebedürftig und abhängig vom Pflegepersonal, untergebracht. Das Pflegepersonal bestand aus 5–6 AltenpflegeschülerInnen (nur ca. 50% anwesend), 4–5 examinierten Kräften und 1 Zivildienstleistenden. Ich wurde weniger als Zivildienstleistender angesehen, als vielmehr eine preisgünstige Alternative zu einem fest angestellten Pfleger. Meine Aufgaben bestanden nicht, wie in der Stellenbeschreibung zu lesen war, aus Pflegehilfen und Betreuungsdiensten, sondern vielmehr musste ich zu 100% in der Pflege arbeiten, wie jeder andere fest angestellte Pfleger. Nach Rücksprache mit der Pflegeleitung hieß es, dass u. a. auf Grund der Personalsituation ein Einsatz als Helfer nicht möglich wäre.

Durch die schlechte Personalsituation konnten die jeweiligen Schichten (Früh- und Spätdienst) nur ungenügend besetzt werden. Es kam des Öfteren vor, dass in der Frühschicht von 6.00 bis 14.15 Uhr nur 3 (!) PflegerInnen anwesend waren. Diese 3 setzten sich z. B. aus 1 examinierten Kraft (nicht immer!), 1 AltenpflegeschülerIn und 1 Zivildienstleistenden zusammen. Die 45 Bewohner (ca. 5 Bewohner waren noch einigermaßen selbstständig) wurden bei der Morgenpflege (Toilettengang, tägl. Pflege, Ankleiden bzw. bei Bettlägerigen Inkontinenz- und Wundversorgung und Lagerung) regelrecht abgefertigt. Einem Schnellwaschgang von ca. 10 Minuten (Gesicht, Genitalien), Mundpflege fand so gut wie gar nicht statt(!), folgte das anschließende Ankleiden. Ein kurzes morgendliches Gespräch war aus Zeitgründen kaum machbar. Die Menschen wurden abgefertigt wie in einer Fabrik. Menschenunwürdig. Das Personal war total überlastet, Frühstückspausen von nur 5 Minuten die Regel. Nachdem der Großteil der Bewohner »gepflegt« worden war, ging es ans Frühstückausteilen, und bei 10–15 Bewohnern musste der Brei eingegeben werden. Minimalismus beherrschte das Szenario. In 5–6 Minuten sollte das Essen eingegeben werden und ab zum Nächsten. Menschenunwürdig. Anschließend wurde weitergepflegt. An diesen Tagen war es kaum möglich, sich mit den Menschen zu unterhalten!!! Meiner Meinung setzt sich die Pflege aus zwei essentiellen Leistungen zusammen: die körperliche und die seelische Pflege.

Die größtenteils an Alzheimer, Parkinson und HOPS [hirnorganisches Psychosyndrom] leidenden Bewohner vegetierten ohne jegliche Beschäftigung vor sich hin. Im Aufenthaltsraum standen ein alter Fernseher und ein noch viel älteres Radio. Viele Bewohner konnten oder wollten sich nicht auf Fernsehen konzentrieren, sie hätten Gespräche und Beschäftigungstherapien viel nötiger gehabt. Die Beschäftigungstherapie fand einmal in der Woche statt. Ich nahm mir öfters die Zeit (auch wenn praktisch keine vorhanden war) und unterhielt mich mit ihnen. Ich merkte, es tut ihnen einfach gut, jemanden zu haben, mit dem sie sich unterhalten können. Der Rest des Pflegepersonals interessierte sich, bis auf wenige Ausnahmen, nicht sonderlich für die Gemütszustände und Anliegen der alten Menschen. Eine Kollegin schrie die Bewohner öfters an, wenn sie nicht nach ihrer Pfeife tanzen wollten. Sie fiel mir durch ihre dominante und unsensible Art des Öfteren auf.

Zur Mittagszeit kam der Spätdienst hinzu (Schicht ab 11.50 Uhr). Nicht selten bestand der Spätdienst aus nur zwei Personen (auch mal keine examinierte Kraft!), ab 16 Uhr stieß meist eine weitere Kraft aus dem geteilten Dienst (6.00 – 10.00 und 16.00 – 20.00) hinzu. Gegen 12 Uhr wurde das Mittagessen verteilt. Das Essen war meist lieblos zubereitet und schmeckte fad. Die Bewohner, die gefüttert werden mussten, bekamen jeden Tag den gleichen »Fraß«, d. h. ein Gemisch aus Fleisch, Kartoffelbrei und Gemüse. Die Esseneingabe lief wie in der Früh ab, d. h. schnell füttern und das 200-ml-Getränk eingeben. Wer nichts essen und trinken wollte, hat Pech gehabt (Austrocknung und Unterernährung vorprogrammiert).

Nach der Mittagspause (30 Minuten) wurde Essen abgeräumt und in die Küche gebracht. Anschließend wurde durchgebettet, d. h. Inkontinenzmaterial wechseln und Lagerung (nur morgens, mittags und abends: Dekubiti vorprogrammiert). Dann folgte die Schichtübergabe. Im Spätdienst dasselbe Bild, d. h. Zeitdruck. Gegen 14.00 Uhr wurde Kaffee und Kuchen serviert. Nach den Mahlzeiten vegetierten die Bewohner wieder bis zum Abendessen vor sich hin. Um Zeit zu sparen, mussten teilweise die Bewohner gegen 16.00 Uhr ins Bett gebracht werden! Ab 17.00 Uhr wurde Essen verteilt und eingegeben, unter demselben Zeitdruck. Es schloss sich das abendliche Durchbetten, Toilettengänge, Inkontinenzmaterialversorgung und Lagerung an.

Ein solcher Schichtablauf war nicht die Regel, aber auch nicht die Ausnahme. Es war der Pflegeleitung und Geschäftsführung dieser Personalengpass bekannt, doch über Monate hinweg wurde nicht reagiert. Deswegen drängt sich für mich auch der Eindruck auf, dass die angepriesene qualitative Pflege und der hilfsbedürftige Mensch nur an zweiter Stelle stehen. Der finanzielle Aspekt scheint mir primär.

Menschenversuche nicht ausgeschlossen

»Sie soll doch froh sein, dass das weg ist; da braucht sie später keine Angst mehr vor Brustkrebs zu haben!« Gerda Neubauer (Name geändert) weiß noch wie heute, wie ihr zumute war, als sie diese zynische Feststellung, aufgestellt im Schriftsatz der gegnerischen Anwälte, zum ersten Mal zu hören bekam. Die Chirurgen in der Klinik hatten ihr – offenbar ohne nachvollziehbaren Grund – beide Brüste amputiert, sollte sie dafür auch noch dankbar sein? Dankbar für die Berufsunfähigkeit, die sich aus der Verstümmelung entwickelt hatte, dankbar für die Schmerzen und dankbar dafür, dass sie nicht mehr in der Lage ist, intimen körperlichen Kontakt zuzulassen?

Als mindestens genauso schlimm empfindet sie es, dass man ihr unterstellt, sie sei möglicherweise nicht richtig im Kopf. Sei massiv hysterisch und angstgelenkt. Sei eine von jenen, die lieber eine reale Verletzung in Kauf nehmen, als mit einem bedrohlichen Potenzial leben zu müssen.

Der Augenschein spricht jedoch dafür, dass Gerda Neubauer ganz richtig im Kopf ist. Wo etwas nicht stimmt, das ist jene Medizinerzunft, die sich auf den weiblichen Körper spezialisiert hat. Nicht umsonst heißt es von deren männlichen Mitgliedern, viele von ihnen pflegten einen spezifischen Frauenhass, der sich in dem unbezähmbaren Zwang manifestiert, so tief wie möglich in die weiblichen Organe hineinzuschneiden oder sie gar völlig zu entfernen – selbst wenn das medizinisch überhaupt nicht nötig ist.

Der Missstand ist so offensichtlich, dass in einigen Städten sogar

Aktionstage abgehalten werden, um Frauen auf die Gefahr aufmerksam zu machen, die von den Frauenärzten ausgeht. So zum Beispiel in Frankfurt, wo der Leiter der dortigen Universitätsfrauenklinik, Professor Manfred Kaufmann, die Frauen sogar aufforderte, »mehr Druck auf die Ärzte auszuüben«, damit diese auch mit der richtigen, der schonenden Operationstechnik einem Brustkrebs zu Leibe rücken. Und er verwies darauf, dass bei dreiviertel aller Erkrankungen brusterhaltend operiert werden könne. Müssten das die Mediziner nicht von sich aus wissen?

Aber damit nicht genug. Kaufmann forderte seine Zuhörerinnen ausdrücklich auf, nur ja darauf zu achten, sich ausschließlich bei einem Kollegen unters Messer zu begeben, der mindestens dreißig Brustkrebsoperationen pro Jahr ausführe. Es gebe Untersuchungen, so der Spezialist, dass allein durch die Wahl des richtigen Operateurs die Sterblichkeitsrate nach dem Eingriff um 15 bis 17 Prozent gesenkt werden könne.

Könnte es sein, dass in so manchem Kleinstadtkrankenhaus der Chirurg gern auch einmal eine Frauenbrust amputiert, statt die Patientin an ein zweifellos kompetenteres Klinikum abzugeben – aus persönlichem Ehrgeiz oder um die Belegungszahl seines Hauses zu sichern? Das wäre ein besonders krasses Beispiel für die Einstellung mancher Ärzte, in den ihnen anvertrauten Menschen »Krankenmaterial« zu sehen, das ihnen und der Klinik, in der sie beschäftigt sind, nach Belieben und Budgetplan zur Verfügung steht. Wenn dazu noch persönliche Vorurteile und Wertvorstellungen die Behandlung bestimmen, wird es besonders schlimm für die Patientin. So wurde im September 1998 ein Bayreuther Frauenarzt zu acht Monaten auf Bewährung verurteilt, weil er eine Patientin, die bei ihm abtreiben wollte, ohne deren Zustimmung gleich sterilisiert hatte. Und zwar mit aller gebotenen Kunst, die solch ein Eingriff verlangt. Vor Gericht behauptete er, die Frau habe doch schon zehnmal abgetrieben, und wollte damit sein eigenmächtiges Handeln rechtfertigen.

Nicht als Eigenmächtigkeit, sondern als kulturelle Eigenart wird eine schwere Menschenrechtsverletzung deklariert: Im Frühjahr

1999 wurde in Berlin zum ersten Mal aktenkundig, dass es auch hierzulande Ärzte gibt, die jungen Mädchen aus rituellen Gründen die Schamlippen und die Klitoris abschneiden. Die Opfer sind Kinder afrikanischer Einwanderer, die von dieser barbarischen Sitte nicht ablassen wollen. Niemand unternimmt etwas dagegen, das Berliner Oberlandesgericht will nicht einmal zulassen, dass die Praxisräume des verdächtigten Arztes nach Beweismaterial durchsucht werden. Die Berliner Gesundheitssenatorin sieht sich außerstande, gegen den Mediziner etwas zu tun, und die Ärztekammer wiegelt ab.

Verfügungsmasse Patientenmaterial: Es gibt seltsame statistische Schwankungen in der gynäkologischen Chirurgie, von denen manche Kritiker rückwirkend auf ein Übermaß an unnötigen Eingriffen schließen. Das trifft zum Beispiel auf die Entfernung der Gebärmutter zu. 1998 wurden in Deutschland 150000 Eingriffe dieser Art vorgenommen – über ein Viertel weniger als noch im Jahr 1994.

Alternativen zur »Totaloperation«, nämlich das Herausschälen von Wucherungen durch ein winziges Zutrittsfenster, die so genannte Schlüssellochchirurgie, oder die Behandlung der Wucherungen durch Hormone, waren 1994 schon bekannt und üblich. Was mag also der wirkliche Grund dafür gewesen sein, dass derart vielen Frauen offenbar ohne Not die Gebärmutter entfernt worden ist – und noch dazu mit höchst belastenden Techniken und unter Inkaufnahme unnötiger Komplikationsmöglichkeiten wie die Verletzung wichtiger Adern, der Blase oder des Darms?

Die Operationsstatistik weist überhaupt einige seltsame Kurven auf, die mit dem medizinischen Fortschritt allein nicht erklärbar sind. Viel eher liegt der Verdacht nahe, dass sich hier medizinische Modeerscheinungen niederschlagen, an denen sich jeder Chirurg beteiligt, der wissenschaftlich wahrgenommen werden oder auf der Höhe der Zeit erscheinen will.

Inzwischen macht sich ein neuer Operationstrend breit: die Entbindung per Kaiserschnitt. Da wird Frauen suggeriert, der

Schnitt quer über den Unterleib sei deshalb viel besser für sie, weil sie dadurch die stundenlangen Wehen vermeiden könnten. Es ist eine reichlich abenteuerliche Vorstellung, eine Wahl zu treffen zwischen den mit einem natürlichen biologischen Vorgang verbundenen Risiken und denen eines schweren chirurgischen Eingriffs, der früher allenfalls als Ultima Ratio galt, um in extremen Situationen das Überleben von Mutter und Kind zu sichern. Nicht nur die schwere Operation belastet die Frauen. Viele haben nach einem Kaiserschnitt Schwierigkeiten mit der Selbstfindung als Mutter, weil das natürliche Geburtserlebnis und die damit verbundenen Ausschüttungen gefühlsbestimmender Hormone ganz wesentlich für die Akzeptanz der neuen Rolle und der damit verbundenen Belastungen sind.

Wer den Grund für die Zunahme von Kaiserschnitten in gesundheitlichen Fragen sucht, liegt völlig falsch. Das Motiv ist kein medizinisches. Es ist einfach so, dass das Fehlerrisiko für den Arzt bei der natürlichen Geburt wesentlich größer ist als beim Kaiserschnitt. Es gibt viele Möglichkeiten, bei einer natürlichen Geburt aus reiner Unachtsamkeit etwas zu übersehen, was dem Kind schadet, und solche Nachlässigkeiten können anhand der Geburtsprotokolle und Geräteaufzeichnungen so gut nachgewiesen werden, dass Schmerzensgeld- und Schadensersatzklagen gegen die Geburtshelfer eine hohe Aussicht auf Erfolg haben. Da minimiert so mancher Gynäkologe gern sein persönliches Risiko, geht auf Nummer Sicher und schützt sein Vermögen sowie das der Kollegen. Denn die Prämien, die ein Gynäkologe für seine Haftpflichtversicherung bezahlen muss, liegen um ein Vielfaches über denen eines Allgemeinmediziners.

Aber nicht nur in der Gynäkologie sind ärztlicher Willkür Tür und Tor geöffnet. Ganz ähnlich sieht es in der Psychotherapie und Psychiatrie aus. Die vielen falschen Diagnosen, die es hier gibt, sind so schwer aufzudecken, weil eine verdrehte Rechtsprechung es den Patienten und deren Angehörigen nahezu unmöglich macht, Einblick in die Krankenakten zu nehmen. So kommen nur wenige dieser menschlichen Tragödien je ans Licht der Öffentlichkeit. Zu den wenigen Beispielen gehört der Fall jenes Mannes, der unter dem Tick litt, seine Mitmenschen zwanghaft mit obszönen Ausdrücken zu belegen – fälschlich für aggressiv gehalten, musste er fast vierzig Jahre in den Fängen der Psychiater verbringen.

Übel mitgespielt wurde dem Kunsthändler Eberhart Herrmann, für den bereits ein Zimmer in einer Nervenklinik bereit stand, weil er angeblich manisch sei, selbstmordgefährdet und für andere Menschen eine Gefahr darstelle. Für diese Diagnose reichte einem Münchner Psychiater eine heimliche Fernbeobachtung während eines Vortrags über wissenschaftliche Theorien – ganz entgegen dem medizinischen Standard, wie er im *Diagnostischen und Statistischen Manual psychischer Störungen* beschrieben ist, das eine umfangreiche Untersuchung und ein Gespräch verlangt. Zu dem Psychiatrie-Professor ging der Kunsthändler erst, nachdem bereits ein so genanntes Unterbringungsattest ausgestellt worden war, weil ihm seine Frau dazu geraten hatte; damals steckte die Ehe bereits in einer schweren Krise. Wie mag dieser Professor junge Ärzte auf ihre Laufbahn als Nervenärzte vorbereiten? Der Kunsthändler, der glücklicherweise eine juristische Ausbildung hatte, konnte sich geistesgegenwärtig seiner Einlieferung entziehen, aber wie viele Menschen mögen dort ungerechtfertigt eingesperrt sein? Herrmanns Anwälte wissen, dass in Auseinandersetzungen zwischen Eheleuten, Erben, aber auch Eltern und Kindern gar nicht so selten die Psychiatrie-Karte gezogen wird. Wer erst einmal in einer geschlossenen Anstalt ist, verbringt in der Regel eine lange Zeit seines Lebens dort – Spätfolgen aufgrund der meist medikamentösen Behandlung inbegriffen.

Zu dem Trick, Gegner mittels Psychiatrisierung kaltzustellen, greifen gern auch Ärzte, die wegen eines Kunstfehlers vor Gericht müssen. Vor allem, wenn die Patienten unter chronischen Schmerzen leiden, die sich nicht auf eindeutige Befunde stützen lassen, liegt es nahe, ihnen eine psychische Störung oder eine

»Anspruchsneurose« zu unterstellen. Willfährige Gutachter zu finden, die das bestätigen, ist ein Leichtes.

Durch Psychologen und Psychiater als »Ökochonder« diffamiert werden unter anderem all jene, die über Vergiftungserscheinungen durch Amalgam-Füllungen klagen. Entsprechende Studien werden immer wieder kolportiert – bezahlt von der einschlägigen Industrie. Da ist es nur gut, dass es jetzt nicht mehr ganz so einfach ist, solche Störenfriede einfach wegschließen zu lassen. Im Frühjahr 1998 hat der Bundesgerichtshof die bis dahin übliche ärztliche Praxis verboten, harmlose Verwirrte einzusperren. Das war zum Beispiel einem 39-jährigen Mann widerfahren, der sich in die Hals-Nasen-Ohren-Ambulanz der Universitätsklinik Magdeburg begeben hatte, weil er in seinen Ohren Abhörwanzen vermutete. Die Ärzte schickten ihn gleich weiter in die Psychiatrie, weil er, wie die Pressestelle des Gerichts zitierte, mit den für die Wanzen verantwortlichen Ärzten hatte »abrechnen« wollen. Dort kam er dann in die geschlossene Abteilung, wo er über einen Monat festgehalten wurde. – Nach seiner Freilassung war dieser »Sonderling« übrigens bei genügend Verstand, um sich, ohne anwaltliche Hilfe, direkt an das Verfassungsgericht zu wenden, wo er Recht bekam.

Hilf- und wehrlose Menschen können nicht klagen. Das macht Behinderte in den Augen mancher Ärzte geradezu zu idealen Objekten von Menschenversuchen. Nur durch Zufall kamen die Eltern eines Mädchens, das im Behindertenheim St.-Josefs-Stift in Eisingen wohnt, darauf, dass Mitarbeiter des Humangenetischen Instituts der Universität Würzburg ihre Tochter untersucht hatten und dass die Leitende Ärztin des Stifts dem Mädchen Blut entnommen oder die Blutentnahme zumindest geduldet hat. Danach gefragt, stritt die Ärztin zunächst alles ab. Später gab sie die Tat zu, versicherte aber, es habe sich um einen Einzelfall gehandelt. Was, wie man heute weiß, eine Lüge war. Denn inzwischen lassen sich acht derartige Blutentnahmen auch an anderen Heimbewohnern nachweisen; bis zu 180 weitere Patienten könnten ebenfalls betroffen sein. Die Eltern und der inzwischen involvierte Anwalt Dr. Arnold Köpcke-Duttler aus Ochsenfurth entwickelten einige detektivische Energie, um den Grund für diese Untersuchungen herauszufinden. Bis Ende 1999 sind sie aber auf kein plausibles Motiv gestoßen – außer dass es sich vielleicht um die Beschaffung von Material für eine wissenschaftliche Arbeit handelte. Denn inzwischen liegt eine Dissertation vor, deren Problemstellung sich seltsamerweise mit den Fragen deckt, die die Humangenetiker während ihrer Besuche im Stift stellten.

7.

Wege aus der Krise

Kann das Gesundheitssystem gesunden? Bisher scheiterte jeder Versuch, es seiner eigentlichen Aufgabe wieder näher zu bringen, am Anspruchsdenken der Mediziner. Die ironischerweise den Patienten eine Vollkasko-Mentalität vorwerfen. Nur wenn sich die Egoismen der Beteiligten – Patienten, Ärzte, Krankenhäuser, Versicherer, Pharma- und Medizintechnik-Unternehmen – durchbrechen lassen, wird eine echte Reform möglich. Die muss in drei Bereichen ansetzen:

- *Änderungen zugunsten der Patienten:* Die Qualität der ärztlichen Leistung ist anzuheben; die Komfortansprüche der Kranken sind zu berücksichtigen, das heißt: Es muss Spaß machen, gesund zu werden und zu bleiben; die Rechte der Patienten müssen gewahrt werden, sie dürfen im Gesundheitsgetriebe ihre Menschenwürde nicht verlieren.

- *Änderungen der Beitragserhebung:* Das herkömmliche Versicherungskonzept ist anachronistisch und führt zu immensen Verlusten. Es muss transparenter werden, muss die Interessen und Schwächen der Bevölkerung berücksichtigen, Ärzte und Patienten vor Machtspielen und unsachlichen Einflüssen schützen und rationeller gehandhabt werden.

- *Änderungen zugunsten der Ärzte:* Angehende Mediziner brauchen eine Ausbildung, die sich an der Praxis orientiert, einschließlich der Vermittlung betriebswirtschaftlicher Kenntnisse. Ärzte müssen befreit werden von den Einflüssen der Politik und machtbesessener Funktionäre. Sie sollen sich dem Wettbewerb stellen dürfen und müssen dafür Planungssicherheit erhalten.

Wie lässt sich das alles durchsetzen? Ansätze dazu sind bereits vorhanden. Sie müssen nur konsequent genug verfolgt werden.

Qualitätssicherung:
Ärzte-TÜV und Case Management

Warum eigentlich begibt sich der Kranke gleich zum Fach- und nicht erst zu seinem Hausarzt, wenn ihn das Zipperlein drückt? Warum wechselt er auf der Stelle den Dienstleister, wenn er meint, nicht richtig behandelt zu werden? Warum nimmt er seine Medikamente nicht? Weil er dem Hausarzt nicht so recht traut. Weil er meint, lieber gleich zum Schmied als zum Schmiedl gehen zu müssen. Bislang verhält sich zwar nur eine Minderheit der Patienten wirklich kontraproduktiv, aber wenn man den Klagen der Mediziner Glauben schenkt, werden es immer mehr. Es wächst auch die Zahl der Resignierten, die sich nach schlechten Erfahrungen jeglicher ärztlicher Intervention verweigern und erst dann wieder in den Praxen auftauchen, wenn es (zu) spät und damit sehr teuer ist.

Kurz: Der Patient ist unsicher und uninformiert. Was er über die Medizin weiß, sind Halbwahrheiten, weil ihn niemand, einschließlich der Ärzte, umfassend aufklärt. So geht er gleich zu dem, von dem er meint, er habe die höchste Kompetenz, also zum Facharzt, und verwirft alle ärztlichen Anstrengungen gleich wieder, wenn die Pillen nicht sofort anschlagen.

Es gibt aber einen Weg aus der Falle, und der heißt »Case Management«. Dabei erhält der Patient einen Lotsen, zum Beispiel den Hausarzt, der ihn durch die Stationen der Genesung führt. Der Kranke fühlt sich dann nicht mehr von Arzt zu Arzt geschoben, ohne den Sinn des Verfahrens durchblicken zu können, sondern er hat einen Partner, mit dem er alle anfallenden Probleme und Schritte besprechen kann. Die Kompetenz des Lotsen endet auch nicht an der Krankenhauspforte. So wird die Krankheit zum Projekt, der Arzt zum Projektleiter. Ist der besonders gut, macht den Kranken zum Mitarbeiter, indem bestimmte gegenseitige Zielvereinbarungen getroffen werden – auf der Grundlage der individuellen Leistungsbereitschaft und -fähigkeit. Soll zum Beispiel ein Kreislaufkranker sich sportlich betätigen, wirft der Arzt dem Patienten nicht nur die Floskel »Sie sollten mehr Sport treiben« hin, sondern bespricht mit ihm auf dessen Leistungsfähigkeit und Zeitkontingent abgestimmte Sportarten und Trainingsziele. Auch die Medikamenteneinnahme kann so kontrolliert werden. Was wie eine Selbstverständlichkeit klingt, scheitert bislang an Kompetenzstreitigkeiten der verschiedenen Disziplinen und an der lachhaft niedrigen Honorierung der notwendigen Gespräche. Immerhin praktizieren einige Ärzte wenigstens die Zielabsprachen.

Das vom Gesundheitsministerium propagierte Hausarztsystem lässt sich im Prinzip in diese Richtung ausbauen, krankt allerdings daran, dass es einseitig auf die Kostenreduzierung ausgerichtet ist. Das größte Problem für den Patienten ist jedoch die Unsicherheit, ob er einen Lotsen findet, der über hinreichende medizinische Kompetenz verfügt, und ob dieser auch unabhängig genug ist, den jeweils besten Projektpartner – Facharzt oder Rehaklinik zum Beispiel – auszuwählen. Und nicht primär den bevorzugt, dem er aus irgendeinem Grund verpflichtet ist.

Die mangelhafte medizinische Kompetenz einzelner Allgemeinärzte lässt sich verbessern durch ein Konzept mit der Bezeichnung »Disease Management«. Dabei erhält der Arzt Leitlinien für Diagnose und Therapie an die Hand, an denen er sich orientieren kann. Ein Beispiel dafür ist der vorbildliche Leitfaden zur Behandlung schlaganfallverdächtiger Patienten, den die hessische Ärztekammer erarbeitet hat. Viele Ärzte mögen solche Leitlinien nicht, weil sie argwöhnen, damit würden ihre Fähigkeiten in Zweifel gezogen. Solche Eitelkeiten sollten aber mehr als aufgewogen werden durch die Einsicht, dass derartige Leitlinien die ärztliche Leistung auch für den Patienten transparent und nachvollziehbar machen und damit auch das Vertrauensverhältnis Arzt-Patient stärken.

Es wäre also ideal, wenn Patienten in Zukunft entweder Leitlinien, zumindest aber Diagnose- und Therapiehinweise ausgehändigt bekämen, um diese mit dem Arzt zu diskutieren. Dann würde sich schnell herausstellen, welcher Arzt souverän genug ist, mit aufgeklärten Menschen umzugehen; ob seine medizinische Ausbildung ausreicht, den Vorschlägen zu folgen oder (begründet!) von ihnen abzuweichen; ob er Geduld genug hat, Diagnosen und Interventionen zu erläutern und ob er überhaupt bereit ist, sich mit dem Patienten auseinanderzusetzen.

Des Weiteren wird es unumgänglich sein, die ärztliche Leistung systematisch zu überprüfen. Dazu sollten nicht nur offizielle Stellen beteiligt sein, sondern auch inoffizielle. Der Zahnärztetest, den das Institut für Angewandte Verbraucherforschung der Stiftung Warentest zusammen mit dem Wissenschaftlichen Institut der AOK durchgeführt hat und bei dem haarsträubende Fehler aufgedeckt wurden, kann da nur ein erster Ansatz sein. Künftig sollten sich die Ärzte auf »Testpatienten« einstellen müssen, die die Fähigkeiten der Mediziner auf die Probe stellen – einschließlich der Fähigkeit, mögliche psychosomatische Hintergründe einer Erkrankung zu erkunden. Dann werden Nachlässigkeiten wie ungenaue Blutdruckmessungen, die zu einer Vielzahl ungerechtfertigter Medikamentierungen führen, hoffentlich bald der Vergangenheit angehören. Denn wenn die Dienstleistungsnoten, die sich aus solchen Tests ergeben, publiziert werden, hat das einen großen Einfluss auf die »Kundschaft« eines Arztes: Entweder meiden die Patienten künftig die entsprechende Klinik oder Praxis, oder sie erhält ungeahnten Zulauf. Natürlich trifft ein solches Kontrollinstrument bei den Ärzten nicht auf Gegenliebe. Nicht umsonst haben sie der Zeitschrift *Focus* die Veröffentlichung von Ärztelisten unter dem Titel »Die 500 besten Ärzte Deutschlands« verbieten lassen. Zuletzt erschien die Liste dann unter dem Titel »Die große Ärzteliste«, wogegen juristisch nichts zu machen war. Es tut sich also bereits einiges im

215

Sinne der Patienten, und es ist anzunehmen, dass sich die Tendenz, medizinische Leistungen auch in der Öffentlichkeit kritisch zu hinterfragen, nicht mehr aufhalten lässt. Die Politiker sind aufgefordert, für diese Bemühungen den geeigneten rechtlichen Rahmen zu schaffen.

Auch für den »Ärzte-TÜV«, wie ihn zum Beispiel der Verein Demokratischer Ärztinnen und Ärzte fordert. Kerngedanke ist die Verpflichtung eines jeden Arztes, sich regelmäßig einer Kommission zu stellen, die prüft, ob das Wissen der Mediziner und ihre Therapiemethoden noch dem Stand der Wissenschaft entsprechen. Idealerweise sollte es dann nicht nur Prüfungssitzungen geben, auf die sich der Arzt punktuell vorbereiten kann, sondern auch die Patientenakten in der Praxis müssten zumindest stichpunktartig auf fachgemäße Behandlung durchgesehen werden. Zugleich muss die Prüfungskommission verpflichtet werden, bei Verdacht auf Kunstfehler die Kassen zu Regressforderungen anzuregen und die Patienten auf Schadensersatzmöglichkeiten hinzuweisen.

Leider wäre mit einem solchen Instrument auch die Gefahr verbunden, dass der medizinische Fortschritt radikal gebremst wird. Denn kaum ein Arzt wird es unter diesen Voraussetzungen noch wagen, Außenseitermethoden einzusetzen. So hätte die Naturheilkunde wohl kaum mehr Chancen, und die Akupunktur, deren Wirksamkeit inzwischen hinreichend nachgewiesen ist, wäre erst gar nicht diskutiert worden.

Darum wird es notwendig sein, Untersuchungsgruppen einzurichten, die die Aufgabe haben, alternative Therapiemethoden auf methodisch einwandfreie Weise und vor allem unvoreingenommen zu überprüfen. Damit sind Ärzte, die neue Methoden entwickeln, davor geschützt, von vornherein als Spinner oder Kriminelle ausgegrenzt zu werden.

Die bestehende Qualitätssicherung beschränkt sich bislang viel zu sehr auf die Überprüfung der Geräte in den Krankenhäusern und Praxen – und hier wieder vor allem auf solche, in denen mit Strahlen umgegangen wird. Dafür gibt es eindeutige Vorschriften und Regeln. Die Prozesskontrolle jedoch, also die Überprüfung der Organisation, ist bislang freiwillig. Es darf aber nicht ins Belieben der Ärzte gestellt bleiben, ob die Korrektheit zum Beispiel der Medikamentenabgabe kontrolliert wird. Als sich im Herbst 1997 die Verantwortlichen des Bogenhausener Krankenhauses in München darauf einließen, zeigte sich die Notwendigkeit einer schärferen Kontrolle sehr eindrucksvoll: In fünf Stationen gab es bei der Abgabe von Medikamenten eine Fehlerquote von 1,5 bis 5,1 Prozent.

Die Gründe waren eher banal: Meist wurde falsch dosiert; es sind aber auch Patienten mit den falschen Medikamenten versorgt worden. Die Beseitigung der Fehlerquellen war keine große Sache: Jetzt gibt es einen Gegencheck durch eine zweite Pflegeperson, und die Medikamente werden in Pillendöschen mit Kammern verteilt, die den Einnahmezeiten zugeordnet sind. So wissen die Patienten eindeutig, welche Tabletten sie morgens, mittags und abends in welcher Menge einnehmen müssen. Der zusätzliche Arbeitsaufwand durch den Gegencheck war leicht zu organisieren, ist aus dem Krankenhaus zu erfahren. Man habe die Studie im Übrigen in Anlehnung an Abläufe in amerikanischen Kliniken durchgeführt, weil man wissen wollte, wo die Klinik im internationalen Vergleich stehe.

Völlig unzulänglich organisiert ist die Kontrolle der Arbeitsabläufe in Großlabors, wo leicht einmal Proben vertauscht werden können, vergammeln oder liegen bleiben. Hier sind kontinuierliche Prozesskontrollen durch neutrale Institutionen besonders sinnvoll. Dabei sollte dieselbe Regel eingeführt werden, wie sie im Zusammenhang mit Prüfskandalen in der Industrie diskutiert wird, nämlich dass kein Prüfungsunternehmen länger als fünf Jahre dasselbe Labor überwachen darf.

Zum internen Qualitätsmanagement gehören auch die Patienten. Es sollte in Zukunft kein Patient mehr das Krankenhaus verlassen, der nicht ausführlich über seine Erfahrungen befragt worden ist. Denn um die Patienten geht es ja schließlich, und wenn sie sich einem unabhängigen Interviewer gegenüber darüber beschweren können, wie in der Hälfte der Fälle die Nachtschwester nicht auf den Klingelruf reagiert hat, dann erfährt die Klinikleitung mehr über die wirklichen Verhältnisse in ihrem Unternehmen als durch noch so sorgfältige Prozesskontrollen. Wenn die Klinikleitung dann auch noch damit rechnen muss, dass die Beschwerden bei einer Institution wie Stiftung Warentest oder bei Patientenschutzbünden vorgelegt werden, dürfte sich rasch einiges am Umgangsstil mit den Patienten ändern.

Doch Qualitätssicherung bringt nur dann wirkliche Vorteile, wenn ausnahmslos alle an der »Gesundheitsschöpfungskette« Beteiligten sich diesen Kontrollen unterwerfen. In der Automobilindustrie zum Beispiel hat sich dieses Konzept nach nicht allzu großen Schwierigkeiten durchgesetzt. Heute kauft zum Beispiel Volkswagen bei keinem Zulieferer mehr ein, der sich nicht verpflichtet hat, die Qualitätsvorgaben des Konzerns genauestens zu erfüllen und entsprechende Kontrollen jederzeit zuzulassen. Warum soll das nicht im Gesundheitswesen genauso funktionieren? Warum soll ein Arzt den Auftrag für ein Labor nicht an den Nachweis hoher Qualitätsstandards binden? Warum soll ein Patient nicht den Arzt vorziehen, der ihm nachweist, dass er Teil einer Qualitätskette ist?

Die öffentliche Diskussion von Kunstfehlern, gleichgültig ob aus fachlichem Unvermögen oder unzulänglicher Organisation entstanden, ist so eine Sache: Niemand ist vor Fehlern gefeit, und normalerweise zielt niemand wissentlich darauf ab, einen Patienten zu schädigen. Es gibt auch sicher nur sehr wenige Ärzte und Klinikleiter, die nicht bereit sind, aus Fehlern zu lernen. Nur nach außen dafür geradestehen, sei es mit dem Ansehen, dem Vermögen oder der persönlichen Freiheit, das möchte niemand. So entsteht das Dilemma: Sobald ein Kunstfehler in einer Klinik, möglicherweise sogar interdisziplinär, breit diskutiert wird, ist die Gefahr groß, dass irgendjemand die Staatsanwaltschaft, die Professorenkollegen und den Geschädigten informiert. So ist die Strafandrohung im Prinzip kontraproduktiv. Es muss daher über eine Art verschuldensneutrale Fehlerbewältigung diskutiert werden, die einerseits vorsätzliche Handlungsweisen (wie zum Beispiel die unnötige Amputation der Gebärmutter oder das Operieren unter Alkoholeinfluss) weiterhin strafbar sein lässt, andererseits aber die wissenschaftliche Aufarbeitung aller anderen Fehler ermöglicht. Denkbar wäre auch, auf Strafverfolgung zu verzichten, wenn der Arzt nachweisen kann, dass er sich entsprechend weitergebildet hat, und wenn der Klinikchef den durch den Fehler zu Tage getretenen Organisationsmangel behoben hat. Das wäre dann eine besondere Form von tätiger Bewährung.

Mit das Wichtigste bei allen Maßnahmen zur Qualitätssicherung ist, dass die Patienten davon Kenntnis bekommen. Die US-amerikanischen Ärzte hängen ihre Diplome in den Warte- und Behandlungszimmern aus (ohne regelmäßige Nachprüfungen würden sie diese Diplome nicht bekommen und damit auch ihre Approbation verlieren). Warum sollten deutsche Ärzte ihre Qualifikationen nicht auf dem Türschild, im Telefonbuch und im Internet bekannt geben dürfen? Warum sollten Krankenhäuser nicht wie Hotels ihre Sterne erhalten? Vielleicht sogar offensiv mit internationalen Benchmark-Ergebnissen wie mit der von der Unicef verliehenen Auszeichnung »stillfreudiges Krankenhaus«.

Eine weitere Möglichkeit, die Qualität der ärztlichen Leistung auf ein hohes Niveau zu bringen und sie dort zu halten, ist die Spezialisierung. Mit den Herz- oder Dialysezentren gibt es das in gewisser Weise auch hier zu Lande schon. In den USA ist die Spezialisierung wesentlich weiter. Dort findet der Kranke Kliniken, in denen ausschließlich Leisten- oder Gallenoperationen durchgeführt werden. Für einen Chirurgen mit klassischem Selbstverständnis ist das ein schrecklicher Gedanke: Tag für Tag Operationen am Fließband. Trotzdem: Von Patient zu Patient steigert sich die Chance auf optimale Behandlung, weil die Techniken natürlich immer weiter perfektioniert werden.

Die Patienten müssen sich natürlich frei darüber informieren können, wo sie welche Behandlung erwarten. Das kann durch Selbsthilfegruppen, durch Verbraucherorganisationen oder durch die Medien geschehen. Da Verbraucherschützer und

Selbsthilfegruppen unter chronischem Geldmangel leiden, muss ihnen der Staat endlich wirksam unter die Arme greifen. Die Archive der Medien, in denen alle Wissensschätze ruhen, die der Verbraucher braucht, müssten allgemein zugänglich sein, selbst die der wissenschaftlichen Fachzeitschriften. Vorstellbar wäre auch eine Präsenzpflicht im Internet mit einem kostenlosen Zugriff auf Fachthemen. Einige Medizinzeitschriften bieten diesen Service heute schon an; sie finanzieren sich durch die Bannerwerbung auf dem Bildschirm. Das hätte zugleich auch den Effekt, dass die medizinwissenschaftliche Community lernen müsste, ihre Erkenntnisse so zu kommunizieren, dass der normal gebildete Leser sie auch verstehen kann.

Teil dieser offenen Kommunikation ist dann auch die Frage, wann eine teure Behandlung Sinn macht und wann nicht. Ob man bei einer leichten Erkrankung lieber auf die Selbstheilungskräfte des Körpers vertrauen soll oder ob man gleich zur Pillendose greift. Diese Entscheidung kann dem Betroffenen niemand abnehmen – er sollte zuvor jedoch über alle Risiken und Nebenwirkungen, auch über die finanziellen Folgen, aufgeklärt sein. So wird es die Aufgabe der Gesundheitspolitiker sein, Datenbanken ins Leben zu rufen, die eine Patienteninformation in nahezu beliebiger Tiefe zulassen.

In diesem Rahmen werden sich natürlich auch die Anbieter medizinischer Dienstleistungen und Produkte an die Patienten wenden. Das ist eine Entwicklung, die unbedingt zu begrüßen ist; selbst wenn das Werbeverbot für verschreibungspflichtige Arznei damit unterlaufen würde.

Die Befürchtung, ein Konsument könne durch solche Informationen zu unkontrolliertem Verbrauch gefährlicher Stoffe animiert werden, ist nicht begründet. Denn wenn eine Werbung den Rahmen des Zulässigen auch nur um einen Hauch überschreitet, wird sie auf der Stelle durch die Wettbewerber per einstweiliger Verfügung gestoppt.

Patientenschutz: Kasko-Versicherung, Ombudsman und Arztstrafrecht

Was aber, wenn trotz höchster Qualifikation und Information doch Fehler passieren? Die strafrechtliche Verurteilung allein ist keine befriedigende Lösung, schon gar nicht für einen möglicherweise schwerst geschädigten Patienten. Wer auf zivilrechtlichem Weg Genugtuung sucht, hat unter Umständen jahrelange Prozesse zu gewärtigen. Zehn, zwölf Jahre sind kein Einzelfall, sogar zwanzig Jahre kommen vor. Am Schluss ist der Kläger, selbst wenn er gewonnen hat, oft noch ärger geschädigt als zu Beginn des Verfahrens.

Die lange Dauer der Zivilverfahren hat ihren Grund darin, dass niemand verurteilt werden darf, wenn ihm seine Schuld nicht nachgewiesen werden kann. Das heißt: Der geschädigte Patient muss beweisen, dass der Arzt einen Fehler gemacht hat. Da es aber weder elektronische Aufzeichnungen gibt noch nach einer verpfuschten Operation unabhängige Zeugen befragt werden können, bleibt dem Gericht nur, einen Gutachter zu bitten, anhand der Dokumentationen und des Schadensbildes mögliche Fehler des Arztes zu untersuchen. Damit ist ein wenig fruchtbarer Gutachterstreit vorprogrammiert, denn natürlich wird der beschuldigte Arzt eigene Gutachter aufbieten, die ihn von jedem Fehlverhalten freisprechen sollen. Und so geht es hin und her. Erschwerend kommt hinzu, dass nicht in allen Gerichten Spezialkammern eingerichtet sind, die schwerpunktmäßig Arzthaftungsfälle bearbeiten.

Es ist illusorisch, von einer grundlegenden Umkehr der Beweislast zu träumen; aus rechtspolitischen Gründen ist das auch nicht wünschenswert. Möglich wäre aber – sehr vereinfacht ausgedrückt –, einem Patienten, der kränker aus dem Krankenhaus kommt, als er dort hineingegangen ist, auf jeden Fall einen Schadensersatz sozusagen auf Verdacht auszuzahlen. Voraussetzung dafür ist, dass Patient, Krankenkasse, Ärzte und Krankenhaus gemeinsam eine Art Unfallversicherung für den Behandlungsfall abschließen. Steht ein Schaden am Ende der Behandlung, wird sofort bezahlt; die Versicherung holt sich die ausbezahlte Summe bei den Schädigern zurück. Beurteilt wird der Schaden durch eine neutrale Schiedsstelle. Dazu später mehr.

Auf die Befürchtung, damit steige natürlich auch die Begehrlichkeit der Patienten – immerhin zeigen die Auswirkungen des Reiserechts, zu welch absonderlichen Begründungen manche Urlauber greifen, um ein paar Mark vom Veranstalter zurückzubekommen –, lässt sich zweierlei entgegnen: Erstens sind nicht alle Menschen so schlitzohrig, und zweitens soll die Beurteilung des Schadens vor der Auszahlung von einer unabhängigen Schiedsstelle überprüft werden. Sichergestellt werden soll nur, dass zum Beispiel die Familie eines bei der Geburt geschädigten Kindes schnellstmöglich Hilfe bei Organisation und Durchführung der aufreibenden Pflege erhält.

Darum müssen die Politiker, die das Gesundheitswesen in seiner heutigen Form schließlich verantworten, für größtmögliche Hilfe zugunsten der Geschädigten sorgen. Das Bundesgesundheitsministerium muss endlich, wie angekündigt, die Krankenversicherungen dazu ermächtigen, wenn nicht gar dazu verpflichten, den Geschädigten mit Rat und finanziellen Mitteln im Verfahren zur Seite zu stehen. Bisher sind die Kassen durch einen Bescheid des Bundesversicherungsamtes sogar daran gehindert, einen Gutachter zu stellen. Dabei sind sie Nutznießer eines jeden gewonnenen Schadensersatzprozesses, können sie mit dem Urteil in der Hand doch bei der Haftpflichtversicherung des Arztes und der Klinik den Ersatz aller Behandlungskosten verlangen, die durch die Schädigung hervorgerufen wurden.

Ein regelrechter Skandal ist die Praxis der Krankenkassen, die

Patienten aus den turnusmäßig durchgeführten Regressverhandlungen mit den Haftpflichtversicherungen der Ärzte und Krankenhäuser auszuschließen. Üblicherweise holen die Kassen auch nach verlorenen Prozessen noch Regresszahlungen heraus, weil die Schädiger genau ihre Fehler wissen. Die Geschädigten aber erfahren von dieser Absprache nichts.

Die Krankenkassen wären als finanziell meist gut ausgestatteter Partner auch ein Korrektiv gegen das Ungleichgewicht, das durch die Finanzmacht der Haftpflichtversicherungen der Ärzte und Krankenhäuser besteht. Denn nicht jeder Patient ist in der Lage, sich eine Rechtsschutzversicherung zu leisten.

Die Patienten müssen aber über die Krankenkassen hinaus neue Verbündete erhalten: die Selbsthilfegruppen und Verbraucherverbände. Erste Gespräche über eine Kooperation haben bereits stattgefunden, aber es scheint, als habe das Gesundheitsministerium sein Interesse an einer Unterstützung gänzlich verloren. Ohne finanzielle Unterfütterung durch die öffentlichen Kassen – versprochen waren eigentlich 50 Millionen Mark (worauf plötzlich auch reiche Verbände wie zum Beispiel der VdK – Verband der Kriegs- und Wehrdienstopfer, Behinderten und Rentner Deutschlands – ihr Herz für Medizingeschädigte entdeckten) – wird das Bündnis jedoch keinen Bestand haben. Da hilft es nicht viel, wenn das Ministerium die Einführung einer Patientencharta beschließt.

Eine der wichtigsten Maßnahmen zur Stärkung der Patientenrechte wird der Aufbau einer unabhängigen und neutralen Schiedsstelle sein, an die sich Medizingeschädigte wenden können. Die Schiedsstellen, die sich den Patienten bislang anbieten, leiden unter einem gravierenden strukturellen Mangel: Sie werden von den Ärztekammern bezahlt und residieren meist in den Palästen der Kammern. Wenn auch die Vorsitzenden dieser Gremien, meist sehr verdiente pensionierte Richter zumindest aus der Ebene der Oberlandesgerichte, empört jeden Verdacht von sich weisen, sie könnten in irgendeiner Form abhängig sein – ganz unverdächtig ist diese Konstruktion nicht. Oder ist es völlig von der Hand zu weisen, dass ein Richter für die Zeit nach seiner Pensionierung auf einen einträglichen Ruhestandsjob spekuliert – und deshalb gefällige Entscheidungen trifft?

Es sind nicht allzu viele Fälle, die bei den Schiedsstellen pro Jahr verhandelt werden. Die Ärzte bemühen sich nicht gerade, die Existenz dieser Einrichtung publik zu machen. Denn hin und wieder hat ein Patient ja auch Erfolg – wenngleich er daraus noch keinerlei Anspruch auf Schadensersatz ableiten kann.

Wir brauchen daher eine unabhängige Institution, die einen Arzt verpflichten kann, an einem Schiedsverfahren teilzunehmen. Die den Patienten Einblick in die Gutachten nehmen lässt. Die ungehinderten Zugriff auf die Patientenakten bekommt und deren Spruch verbindlich ist, auch was die Verpflichtung zum Schadensersatz anbelangt. Die Schiedsstelle sollte aus Steuermitteln bezahlt werden, damit kein Hauch eines Verdachts bezüglich einer möglichen Verfilzung aufkommen kann. Dass die Ärzte so etwas fürchten, ist verständlich; warum Volksparteien wie CDU und CSU sich mit größtem Eifer dagegen wehren, wissen die Götter (oder vielmehr die Sozialpolitiker, die oft genug Standespolitiker sind).

Schließlich wäre die Einführung eines speziellen Arztrechts wünschenswert. In diesem Gesetz sollte festgelegt sein, wie mit Kunstfehlern umgegangen wird – durchaus mit dem Ziel einer verschuldensneutralen Fehlerbewältigung, wie wir sie bereits beschrieben haben. In diesem Gesetz wäre auch der Rahmen für die neutrale Schiedsstelle zu definieren.

Kostenmanagement:
Mittelzufluss, Versicherungsfonds und Rationalisierungsgewinne

Eine verminderte Zahl an Kunstfehlern, die sich schon durch größere Aufmerksamkeit und Sorgfalt in den Praxen und Kliniken erreichen ließe – angestoßen und kontrolliert durch eine umfassende Qualitätssicherung –, verspricht milliardenschwere Einsparungen. Das allein wird aber nicht ausreichen, die Mittel für den Umbau des Gesundheitssystems freizusetzen. Zumal diese Mittel erst nach und nach zur Verfügung stehen.

So ist es von höchstem Interesse, dem System zunächst hohe Summen zuzuführen, damit es überhaupt saniert werden kann. Dazu ist die Einführung eines »Sonderopfers Gesundheitssystems« nötig, dessen Ertrag allein der Managementleistung zugute kommt. Konkret fließen diese Gelder in: Konzeptentwicklung, Entwicklung der Instrumente, Beratungshonorare und Honorare für den Betreuungsaufwand, der nötig sein wird, zögerliche Chefärzte auf die neuen Paradigmen einzuordnen. Es wird dabei alles so zugehen müssen wie bei der Sanierung eines Unternehmens: ein harter Hund vorneweg, der alle Prügel auf seine Kappe nimmt, wenn sie dem Ziel nutzen. Doch das ist ein Traum. In der Realität ist das Gesundheitssystem nicht nur Bundes-, sondern vor allem Ländersache. Deshalb wird seine Reform ein Spielball profilierungssüchtiger Politiker bleiben – von den Stadt-, über die Landes- bis zu den Bundesfürsten. Die blockieren jeden Versuch, unrentable Krankenhäuser zu schließen, notfalls mit Demonstrationszügen stillender Mütter.

Aber es sind die Träumer, die die Welt verändert haben, und nicht die Funktionäre. Träumen lässt sich zum Beispiel von einer grundlegenden Neuorientierung des Versicherungswesens. Von einem Konzept etwa, das im Internet herumgeistert und das ein Außenstehender erdacht hat: der ehemalige Eisenwarengroßhändler Walter Back aus Stockstadt. Derart verfahrene Systeme wie das Gesundheitssystem lassen sich allein durch Anstöße von außen wieder flottmachen. Am besten, indem man sie umwirft. Walter Back tut das.

Er sieht vor, zwei Fonds zu gründen, die Kollektivkasse und die Kapitalsammelkasse. Jeder Bürger zahlt anteilig in beide Fonds ein, zum Beispiel 15 Prozent in die Kollektiv- und 85 Prozent in die Kapitalsammelkasse. Dafür braucht er sicher nicht viel mehr aufzuwenden als den heutigen Krankenversicherungsbeitrag. Krankheitskosten werden aus diesen Kassen voll bezahlt. So weit gleicht Walter Backs Konzept dem herkömmlichen. Der Charme liegt aber darin, dass die Beträge, die der Versicherte in die Kapitalsammelkasse einbezahlt, ihm selbst gehören. Wird er im Laufe seines Lebens selten krank, »erwirtschaftet« er also einen Überschuss, erhält er diesen, mäßig verzinst, nach Ablauf einer bestimmten Frist ausgezahlt. Der Versicherungsschutz endet jedoch nicht bei der Summe des angesparten Geldes, sondern ist unbegrenzt – dafür sorgen die Rücklagen in der Kollektivkasse. Wenn die individuellen Sparanteile durch Krankheitskosten aufgezehrt sein sollten, wird mit den laufenden Beiträgen zunächst das Saldo in der Kollektivkasse aufgefüllt, bevor der Sparfonds in den Genuss neuer Einzahlungen kommt.

Auf diese Weise wird gleich mehreren Phänomenen, die das Gesundheitswesen zur Zeit belasten, Rechnung getragen: Erstens wird der Versicherte nicht wegen jeder Bagatelle zum Arzt rennen. Vorausgesetzt, aus den angesparten Summen wird auch das Krankentagegeld bezahlt, wird er sich zweitens auch nicht allzu häufig krankschreiben lassen. Er wird seinem Arzt auf die Finger sehen und rationelle Therapien bevorzugen – nicht immer unbedingt die teuersten. Er wird sich auch die Abrechnungen geben lassen und schauen, ob mit seinem Geld alles mit rechten Dingen zugegangen ist. Er wird sich, um sein Vermögen vor dem Zugriff der Mediziner schützen zu können, ausreichend informieren, um die ihm vorgeschlagenen Therapieformen zu bewerten. Damit wird er auf Informationen stoßen, die ihm helfen, Krankheiten zu vermeiden und das preiswerteste Krankenhaus auszusuchen.

Die Knackpunkte des Konzepts liegen im Einstieg und im Übergang: Neugeborene können ja aus eigenem Einkommen noch nichts einzahlen. Deshalb wird es nötige sein, eine Art Eintrittsgeld zu erheben; Back schlägt 4000 Mark vor. Und für alle, die von der gesetzlichen oder einer privaten Krankenversicherung in das neue System einwechseln, muss eine Regelung gefunden werden, wie die erworbenen Rechte gewahrt bleiben. In jedem Fall bleibt es beim Solidaritätsprinzip: Der besser Verdienende unterstützt den sozial Schwachen, und auch Menschen ohne eigenes Einkommen bleiben versichert. Eine Einschränkung der Leistungen findet nicht statt. Es ist in diesem Konzept sogar leichter, die Beiträge zu erhöhen, weil sie zum größten Teil dem Einzahler ja stets wieder zufließen – wenn er gesund bleibt.

Beteiligungsmodelle wie dieses werden die Zukunft der Diskussion um die Reorganisation des Gesundheitssystems bestimmen. Durchsetzbar werden sie allerdings erst, wenn die Menschen nicht mehr bereit sind, das bestehende unzulängliche System mit immer höheren Beiträgen am Leben zu erhalten. Dieser Punkt ist noch nicht erreicht. Einer im Auftrag der Zeitschrift *Medical Tribune online* im Jahr 1999 von der IFAK-Gesundheitsforschung durchgeführten Umfrage zufolge würde eine Beitragserhöhung von knapp 30 Mark akzeptiert. Damit kämen etwas über 20 Milliarden Mark zusätzlich herein – fast genau der Betrag, den es braucht, um alle Beschränkungen im Gesundheitswesen zurückzunehmen. Noch nicht einmal der Arbeitgeberanteil bräuchte angehoben zu werden.

Ärztefunktionäre fordern immer wieder einmal, Raucher oder Skifahrer mit einer Sonderabgabe zur Kasse zu bitten. Doch die angeblich 160 Milliarden Mark volkswirtschaftlicher Schäden, die durch Erkrankungen aus risikohafter Lebensführung entstehen sollen, lassen sich nicht nachweisen. Im Gegenteil, die Rechnung kehrt sich um: Wer sich ungesund verhält und dadurch früher stirbt, erspart sich in der Regel eine umso teurere Krankheit im Alter. Der Dortmunder Gesundheitsökonom Walter Krämer hat sich zu diesem Thema in der Zeitschrift *Woche* so geäußert: »So zynisch es klingt, aber ein Lungenkrebs kostet rund ein Zehntel einer langwierigen Herz-Kreislauf-Erkrankung.« Und: »Eigentlich müsste es einen Raucherbonus bei der Kasse geben.«

Statt nur schwer kontrollierbare individuelle Risiken bei den Versicherten durch Aufschläge auf die Beiträge abzukassieren, sollten lieber bei den Anbietern der Risiken Abschöpfungen vorgenommen werden. Durch Abgaben auf Fett zum Beispiel, auf Zigaretten, auf Alkohol und auch auf Autos – und zwar über die sowieso schon anfallenden Steuern hinaus. Nur darf das Geld dann nicht in den allgemeinen Steuertopf wandern, sondern muss projektorientiert ausgegeben werden: für den Aufbau einer funktionierenden Gesundheitsinfrastruktur. Vorstellbar wären Subventionstöpfe für Firmengründer, die im Gesundheitsmarkt tätig sein wollen, oder staatliche Gründungsinitiativen, die später ihren Weg an die Börse finden. Voraussetzung dafür ist aber, dass es gelingt, Verwalter und Politiker zu »Working Entrepreneurs« zu mendeln ...

Klar ist nur: Wenn nichts geschieht, wird die Versorgung auf ein immer tiefer sinkendes Grundniveau eingeschränkt. Alles, was darüber hinaus verlangt wird, ist privat zu bezahlen – nach dem Modell einer Kaskoversicherung mit hoher Selbstbeteiligung. In Großbritannien ist man schon so weit: Wer sich dort auf der Basis der gesetzlichen Grundversorgung operieren lassen will, muss endlose Wartezeiten in Kauf nehmen. Wer bar zahlt, kommt in kürzester Zeit unters Messer – und so ist Liquidität in diesem Land eine echte Lebensversicherung.

Aber nicht nur die Patienten oder vielleicht die Wirtschaft, auch die Ärzte und Krankenhausträger müssen ihr Scherflein beitragen, wenn diese Visionen nicht schneller Wirklichkeit werden soll, als uns allen lieb sein kann. Es geht gar nicht darum, Einkommen einzufrieren, Ausgaben zu kürzen oder über allem die Budgetfesseln auszubreiten – es geht um Rationalisierungsgewinne. Um Einsparungen also. Da lohnt es sich, die Idee von der Qualitätssicherung weiterzuspinnen. Denn mit der Qualitätssicherung sind erhebliche Einsparungen verbunden. So ist es überhaupt nicht abwegig, die Qualitätssicherungspflicht mit einer Rationalisierungspflicht zu koppeln. Wer dabei Erfolge nachweisen kann, wird bei den Verhandlungen um Fallpauschalen und Investitionen bevorzugt.

Das ginge nicht, heißt es in der Krankenhaus-Szene: rationell und patientenfreundlich zugleich arbeiten; sparsam wirtschaften und trotzdem Hochleistungsmedizin betreiben. Es geht doch, allerdings wohl nur dort, wo private Klinikbetreiber ganz offen gewinnorientiert agieren. Die Rhön Klinikum AG, privater Betreiber einer Vielzahl von Spezialkliniken und Allgemeinkrankenhäusern, zeigt am Beispiel des Klinikums im thüringischen Meiningen, wie's geht.

Dort weiß jeder: Wird das Haus nicht optimal ausgelastet, droht auf lange Sicht Abbau von Arbeitsplätzen. Wird Verlust gemacht, geht es jedem Einzelnen ans Portemonnaie. Denn die Mitarbeiter sind, zusätzlich zum Grundgehalt, am Ertrag des Krankenhauses beteiligt. Also gilt es, nicht nur sparsam zu wirtschaften, sondern dem Haus einen so guten Ruf zu erarbeiten, dass es stets zu über 90 Prozent ausgelastet ist. Davon können Krankenhäuser in öffentlicher Trägerschaft nur träumen. Da werden 80 Prozent schon als gutes Ergebnis gewertet.

Nun sind die Thüringer nicht kränker als anderswo. Es ist der Ruf, der die Kranken hierher zieht, auch aus dem benachbarten Bayern und noch von weiter her. Und der heißt: freundlich, komfortabel und hoher medizinischer Standard. Wie kommt dieses Image zu Stande?

Zum Beispiel die *Aufnahmeprozedur:* Während überall sonst ein junger, meist noch unerfahrener Assistenzarzt die ersten Untersuchungen vornimmt, hat der Patient in Meiningen und in den anderen Kliniken des Konzerns Kontakt mit einem erfahrenen Mediziner, meist einem Oberarzt. Der Patient spürt den Unterschied schon in der Sicherheit, mit der ihm begegnet wird und die seinen Stress vermindert. Auch die Krankenhausverwaltung spürt die Auswirkungen der ärztlichen Kompetenz – direkt in der Kasse: Unnötige, aus Unsicherheit angeordnete Untersuchungen und Tests kommen nicht mehr vor.

Das ist ein Grundzug in der Organisation dieses Hauses: die Vernetzung der unterschiedlichen Nutzensebenen. Behandlungsprozesse werden so optimiert, dass der Patient den Einspargewinn, wenn er ihn denn wahrnimmt, als Komfortgewinn verspürt.

Beispiel *Intermedicare-Pflege:* In den deutschen Krankenhäusern gibt es gemeinhin nur zwei Pflegestufen: in der Intensiv- und in der Normalstation. Es gibt jedoch eine Zwischenphase, in der ein Kranker nicht mehr Intensiv- und noch nicht Normalpatient ist. Er braucht dann zwar die Beatmungsgeräte nicht mehr, sollte aber doch genauer beobachtet werden, als es auf der Normalstation üblich ist. In Meiningen wurde daher eine Intermedicare-Station eingerichtet, in der sich solche Patienten in der Übergangszeit bestens aufgehoben fühlen.

So wird auf der Intensivstation ein meist dringend benötigtes Bett mit hohem Kostensatz frei, und der Patient wird von dem psychischen Stress entlastet, den ein Aufenthalt im Umfeld schwerst kranker Menschen mit sich bringt. Die Kosteneinsparung und der Patientennutzen gehen aber noch weiter: Die Intermedicare- ist ebenso wie die Intensivstation disziplinübergreifend betreut, ein direkter Austausch medizinischer Kompetenz also die Regel und nicht die Ausnahme. Das minimiert die Gefahr von Komplikationen, die dem Patienten schaden und der Klinik wegen des höheren Aufwands Ertragsminderungen bringen. So erlebt der Kranke eine besonders intensive medizinische Behandlung.

Synergie und Einsparungen auch dort, wo medizinische Bereiche, die häufig miteinander zu tun haben, in räumlicher Nähe untergebracht werden. So machen zum Beispiel kurze Wege zwischen Gynäkologie und Urologie Sinn, weil für die Behandlung von Inkontinenz bei Frauen (also die Unfähigkeit, den Harnfluss zurückzuhalten) und vielerlei urologischen Erkrankungen von Männern dieselben Geräte gebraucht werden. Sind beide Bereiche auf einem Stockwerk untergebracht, braucht nur einer dieser teuren Apparate angeschafft zu werden.

Ähnlich funktioniert auch die Ambulanz, über die ja häufig Menschen ins Krankenhaus kommen, die nach einem Unfall mehrere Verletzungen haben. Daher sind hier alle diagnostischen Geräte konzentriert, einschließlich eines Computertomographen – und nicht wie anderswo über mehrere Stationen und Häuser verteilt. Selbstverständlich hat jede Abteilung im Haus Zugriff auf diese Geräte.

Solche »Nachbarschaftskonzepte« und die Einführung einer neuen Pflegestufe setzen eine sorgfältige architektonische Planung voraus. In Meiningen, wo das alte Krankenhaus in derart desolatem Zustand war, dass es stillgelegt und ein neues errichtet werden musste, war das recht einfach umzusetzen. Allerdings ging das Management der Rhön Klinikum AG auch hier ungewohnte Wege: Statt einem Architekten zu erlauben, sich ein künstlerisch eindrucksvolles Denkmal zu setzen, in das nur mit Mühe die medizinischen und pflegerischen Prozesse eingepasst werden können, ging man den umgekehrten Weg. Eine interdisziplinäre Projektgruppe aus Medizinern, Ärzten, Krankenhaustechnikern und Verwaltungsspezialisten erarbeitete ein Lastenheft als Briefing für den Architekten. Der entwickelte daraus ein Gebäude, das den Anforderungen gerecht wurde. So entstand für 180 Millionen Mark ein hoch produktives Krankenhaus, in dem die Bereitstellung eines Betts 330 000 Mark kostete. In Häusern der Öffentlichen Hand sind 600 000 Mark nicht ungewöhnlich.

In synergetischen Prozessen zu arbeiten erfordert einen ganz bestimmten Persönlichkeitstyp, der über hohe soziale und kommunikative Kompetenz verfügt und Kritik nicht als persönlichen Angriff wertet. Bei Ärzten sind diese Eigenschaften so üblich nicht. In Meiningen und in anderen Kliniken der Rhön Klinikum AG wird das Personal aber nach exakt diesen Kriterien ausgesucht, weil sonst auch das Konzept der Ergebnisbeteiligung nicht funktionieren würde. Wenn nämlich eine OP-Schwester einen neuen Chirurgen, der den Rest eines Fadens nach dem ersten Knoten wegwerfen will (wie das so üblich ist), darauf hinweist, mit derart schönen Fäden mache man in diesem Haus aber drei Knoten, dann muss der das ertragen können. Anderswo fliegt da schon einmal ein Skalpell.

Meiningen ist also so etwas wie ein Umsturz im Krankenhauswesen. Eine Revolution, die ihre Kinder fett macht. Die Zahlen: Ohne Berücksichtigung des Kapitaldienstes für die Rationalisierungsinvestitionen hat das Krankenhaus um 40 Prozent geringere Betriebskosten als die Krankenhäuser der Öffentlichen Hand.

Die Patienten spüren das selbst an Kleinigkeiten: Als sich herausstellte, dass einige von ihnen in der Cafeteria Stehtische brauchten, weil sie, gerade an der Hüfte operiert, sich nicht richtig setzen konnten, da wurden diese angeschafft, ohne erst einen geizigen Kämmerer umstimmen zu müssen ...

Bei den niedergelassenen Ärzten könnte sich der Rationalisierungsgewinn aus der Qualitätssicherung in Vermeidungsprämien niederschlagen. Das Prinzip: Der Arzt erhält umso mehr Geld, je gesünder er seine Patienten hält. Auf den einfachsten Nenner gebracht hieße das: je schneller er seine Patienten wieder auf die Beine gebracht hat. Zur Bewertung dieser Leistung werden statistische Mittelwerte für die Dauer bestimmter Krankheiten herangezogen. Auch die Ausschüttung einer Erfolgsprämie ist vorstellbar, wenn der Arzt es schafft, den Anteil seiner Patienten, die innerhalb einer bestimmten Zeit beispielsweise einen Herzinfarkt erleiden, unter die statistisch zu erwartende Quote zu drücken. Das hätte für die Patienten einen unschätzbaren Vorteil: Da sich die Gefahr, an einem bestimmten Leiden zu erkranken, durch eine genaue Eingangsuntersuchung recht exakt bestimmen lässt und da die Erfolgsprämie selbstverständlich von der medizinischen Ausgangssituation abhängt, in der sich der Patient befindet, kann dieser sicher sein, besonders gründlich untersucht zu werden. Und wahrscheinlich auch besonders gründlich betreut.

Andere Einsparpotenziale liegen:

- *im Einkaufsmodell:*
  Das bedeutet, dass die Krankenkassen das für die ambulante Versorgung vorgesehene Geld nicht mehr an die Kassenärztlichen Vereinigungen weitergeben, sondern mit Ärzten oder Arztgruppen direkt verhandeln. So entsteht ein Wettbewerb der Besten.

- *in der Privatisierung:*
  Damit lassen sich in den Krankenhäusern überbordende personalrechtliche Hürden abbauen und Strukturen einziehen, die die Patienten schonen und dem Personal bessere Entwicklungsmöglichkeiten erschließen. Dank Ergebnisbeteiligung achten die Mitarbeiter von sich aus auf Einsparungsmöglichkeiten. Das Beispiel der Rhön-Kliniken zeigt, wo es langgehen kann.

- *in der Einrichtung von Mediatoren:*
  Vermittlungsinstanzen zwischen Klinikverwaltung und ärztlicher Leitung helfen, dass beide lernen, Synergien zu nutzen und rational miteinander umzugehen. Ein Chefarzt muss begreifen, dass ein Operationssaal pro Stunde 1500 Mark an Kosten verursacht. Und dass er daher nicht wegen eines Privatpatienten, der unbedingt morgens früh operiert werden soll, den gesamten übrigen Operationsablauf blockieren darf. Der Verwaltungschef muss begreifen, dass er nicht so ohne weiteres zum Beispiel vom teuren auf billigeres Nahtmaterial umstellen kann, ohne sich vorher mit den Chirurgen ausgetauscht zu haben. Denn Nahtmaterial muss »laufen«, und jeder Chirurg hat sich auf das bisher verwendete Material

eingestellt – und wenn das Material zu rau ist, fallen die Knoten schlechter aus als bisher.

- *in leistungsgerechter Bezahlung:*
Die Gmünder Ersatzkasse und zwei Rehakliniken, die Fachklinik Bad Freienwalde und das Johannesbad in Bad Füssing, haben den Schritt gewagt: Die Kliniken bekommen zur Fallpauschale eine Prämie, wenn die berufliche Ausfallzeit eines Patienten nach der Therapie um 30 Prozent unterhalb des Durchschnitts liegt. Sie bekommen 20 Prozent von der Pauschale abgezogen, wenn ihnen das nicht gelingt. Schiedsstelle ist die Charité in Berlin. In einer ersten Stufe geht es um den Erfolg bei Rehabilitationsmaßnahmen bei Rücken- und Knieerkrankungen. Die Krankenkasse schätzt das Einsparpotenzial bei diesen Krankheitsbildern auf insgesamt 25 Milliarden Mark jährlich. Später sollen weitere Krankheitsbilder hinzukommen.

- *in der ambulanten medizinischen Betreuung:*
Ambulante Operationen mit anschließender häuslicher Pflege kommen wesentlich billiger, als wenn dieselben Eingriffe im Krankenhaus mit anschließender Beobachtung erfolgen. Münchner Hausärzte praktizieren ein besonderes Modell: Sie arbeiten als ambulante Ärzte im Klinikum Rechts der Isar. Dort befreien sie die Krankenhaus-Chirurgen von dem Aufwand, den Kleinsteingriffe mit sich bringen, oder versorgen Patienten, die mit Beschwerden kommen, die in einem Krankenhaus eigentlich nichts zu suchen haben. Solche Patienten kommen meist zu Zeiten, wo die ärztliche Versorgung schlecht ist, also nachts oder an Feiertagen. Im ersten Vierteljahr des Versuchs, Ende 1998, wurden so 2500 Patienten behandelt; in dieser Zeit sparte das Klinikum immerhin 17 000 Mark an Materialkosten ein. Zudem konnte die Verwaltung einen für die Ambulanz überqualifizierten Arzt von dort abberufen und anderweitig einsetzen.
Ambulante Versorgung funktioniert selbst bei Zahnärzten: Dr. Bodo Vogl aus Vellmar im Landkreis Kassel fährt mit

einem tragbaren Bohrer zu seinen Patients. Nutznießer dieser Dienstleistung sind Menschen, die ans Bett gefesselt sind. Sie zum Zahnarzt zu transportieren und dort aufwendig zu behandeln kostet wesentlich mehr, als den Medikus zum Patienten zu bitten.

Ideen gibt es also genug. Was hindert uns daran, sie umzusetzen? Wir sollten sie nicht zerreden, sondern unterstützen!

Ärzteförderung:
Ausbildung, Befreiung und Wettbewerb

Eine Reform, die nicht auch für die Ärzte etwas tut, wäre Flickwerk. Deshalb ergeben sich über das bisher Gesagte hinaus drei große Aufgaben: Die Umstellung der Ausbildung, die Lockerung der bürokratischen Fesseln und die Gewährung weitgehender Wettbewerbsfreiheit.

Die Amerikaner machen es den Deutschen längst vor, wie eine gute Ausbildung aussieht:

In den USA kommen die Studenten schon in den ersten Semestern mit den Kranken zusammen, und zwar in kleinen Gruppen, die sich aus Studierenden aller Fachrichtungen zusammensetzen. Sie gehen regelmäßig in die Arztpraxen und arbeiten dort mit. Sie konzentrieren sich auf ein Krankheitsbild am Beispiel eines konkreten Patienten und erkennen, wie die Funktionen und Symptome zusammenhängen. Vor allem lernen sie zuerst die häufigsten Krankheiten zu bewältigen, weil Patienten mit diesen Allerweltsleiden eben am häufigsten die Praxen besuchen. Das ist eine Ausbildung am leidenden Menschen, und es ist eine, die den Arzt früh mit allen Aspekten einer Krankheit vertraut macht – bis hin zum sozialen Umfeld.

Hier und da, etwa in München oder an der Universitätsklinik Greifswald, die der Universität Rostock zugeordnet ist, wird nach dem Vorbild amerikanischer Universitäten mit Projektgruppen experimentiert. In München wird das neue Modell allerdings nur in den ersten drei Wochen des klinischen Studiums praktiziert, dann geht es zurück in die wissenschaftslastige Gruft.

In Greifswald werden die angehenden Mediziner zusammen mit

bereits praktizierenden zu den Patienten geschickt. Sie lernen nach einem Modell, das sich »community medicine« nennt und in Kanada und Skandinavien praktiziert wird. Dabei gehört es durchaus zum Lehrplan, mit einer bettlägrigen Greisin über alte Zeiten zu klönen oder Karten zu spielen. Denn die Greifswalder legen großen Wert auf die Berücksichtigung der Zusammenhänge zwischen Geist und Körper und orientieren sich am Wohlbefinden der Patienten, statt an den Notwendigkeiten einer Gerätemedizin. An der Universitätsklinik, die zugleich auch Kreiskrankenhaus ist, werden seit 1998 zum ersten Mal auch, finanziert vom Bund, Wechselwirkungen zwischen einzelnen Krankheiten erforscht. Dafür werden dort 7000 Menschen systematisch auf ihre Lebensweise und ihren Gesundheitszustand untersucht. Schon jetzt deuten sich faszinierende Einsichten an, wie zum Beispiel die Erkenntnis, dass Schwangere mit Zahnbettentzündungen häufig früh gebären.

Eine Approbationsordnung, die derartige Ausbildungswege zur Regel machen würde, ist aber noch in weiter Ferne; nur immer wieder neue Entwürfe gibt es. Unter solchen Voraussetzungen hat die an sich überzeugende Idee, Praktikern aus dem Medizinwesen, etwa Krankenschwestern, das Studium auch ohne Abitur zu ermöglichen, keine Chancen. Dabei ist es doch einleuchtend, dass so mancher erfahrene Praktiker sich besser für den Arztberuf eignet als ein Abiturient aus behütetem Haus, der sich nur seiner guten Noten wegen und in der Hoffnung auf einen sozialen Aufstieg zum Medizinstudium entschließt.

Über die grundlegende Neuorientierung des Studiengangs hinaus muss aber auch darüber nachgedacht werden, wie bisher noch nicht allgemein anerkannte Methoden in die Ausbildung integriert werden können. Wünschenswert sind wissenschaftliche Kerne, die sich zum Beispiel mit der Naturheilkunde befassen. Der Bedarf in der Bevölkerung ist vorhanden, immerhin vertrauen zwei Drittel der Erwachsenen zumindest potenziell dieser Richtung.

Die Freiburger Universität hat ein Türchen in diese Richtung aufgestoßen: Dort gibt es seit Februar 1998 eine Ambulanz für Naturheilverfahren und Umweltmedizin, die lebhaft angenommen und in der auch geforscht wird.

Es muss zum integralen und unumgänglichen Teil der Ausbildung gehören, den angehenden niedergelassenen Arzt in Betriebswirtschaft auszubilden.

Eines der größten Hemmnisse für die Entwicklung einer funktionierenden Medizininfrastruktur ist das Werbeverbot. Engagierte Ärzte werden dadurch gehindert, sich mit ihrer Praxis zu profilieren. Was spricht dagegen, dass ein Arzt, der sich Zeit nehmen möchte für seine Patienten, der in seinen Behandlungsmethoden ein wenig über das Übliche hinausgehen will, für sich wirbt? Heutzutage darf ein Arzt noch nicht einmal auf besondere Fertigkeiten und Kenntnisse hinweisen – zum Beispiel in der Akupunktur –, und wenn er damit werben wollte, dass er über einen besonders leistungsfähigen Scanner zur Erkennung von Osteoporose verfügt, würde ihm wahrscheinlich der Prozess gemacht.

Natürlich gilt die Forderung nach einer Freigabe des Wettbewerbs genauso auch für Krankenhäuser. Die müssen dann auch von der unlauteren Konkurrenz durch die Häuser der Versicherungsträger befreit werden. Die Rentenversicherungsanstalten zum Beispiel verfügen über eine Vielzahl von Rehabilitationskliniken. Zugleich sind sie aber auch zuständig für die Verteilung von Reha-Patienten auf die Kliniken auch der freien Träger. Als in letzter Zeit immer weniger Kuren verschrieben und genehmigt wurden, ging die Auslastung der Häuser privater Betreiber wesentlich stärker zurück als die der Versicherungsträger, manche stehen kurz vor dem Ruin. Es wäre am besten, die Kliniken der Versicherungsträger würden privatisiert. Obendrein würde das zusätzliches Geld in die Rentenkassen spülen.

Völlig an den wirtschaftlichen Notwendigkeiten vorbei geht das Gebot, nach dem ein Arzt nur an einem Platz praktizieren darf und das übrigens auch für die Apotheker gilt. Warum sollte ein Arzt nicht bestimmte Kompetenzen, besondere Methoden entwickeln – und diese dann verfranchisen?

Verstärkt ausgebaut werden sollten die bereits bestehenden Partnermodelle. Zum Beispiel die Kooperation zwischen Kliniken und niedergelassenen Ärzten. Dabei lassen sich Ärzte in den Räumen der Klinik nieder und arbeiten mit den Medizinern dort Hand in Hand; etwa bei Rehabilitationsmaßnahmen, bei der Behandlung chronischer Erkrankungen und bei kleineren Operationen oder der Versorgung von Krankheiten, für deren Behandlung eine Klinik überdimensioniert ist. Da die Praxen und die Kliniken miteinander vernetzt sind, fällt der Austausch von Informationen leicht, so dass Mehrfachuntersuchungen entfallen.

In letzter Zeit propagieren die Kassen und auch die Kassenärztlichen Vereinigungen verstärkt den Zusammenschluss in Praxisnetzen. Damit verfolgen beide ganz unterschiedliche Ziele. Die Kassenärztlichen Vereinigungen fürchten, die Netze, die von den Kassen initiiert werden, würden, sobald die gesetzlichen Möglichkeiten dafür geschaffen sind, mit den Kassen direkt über die Bezahlung medizinischer Leistungen verhandeln. Gelingt das, verlieren die Kassenärztlichen Vereinigungen einen Teil ihrer Existenzberechtigung, nämlich das Geld der Kassen zu verwalten und an die Ärzte zu verteilen. Darum initiieren die Kassenärztlichen Vereinigungen ihrerseits Netze, mit denen sie die darin versammelten Mediziner an sich binden. Anfang 1999 gab es in der Bundesrepublik bereits 50 solcher Netze, die selbstverständlich auch von den Anbietern der benötigten Systemsoftware heftig propagiert werden. Der Grundgedanke besticht: Einsparungen durch den Austausch von Untersuchungsergebnissen und Daten; Austausch von Kompetenzen und dadurch effizientere Therapien; zugleich bedarfsorientierte Qualitätssicherung und Weiterbildung.

Allerdings darf sich der Patient in den Netzen nicht verheddern. Denn das Recht auf freie Arztwahl wird doch spürbar eingeschränkt, wenn er, unzufrieden mit seinem Arzt, zu einem anderen Mediziner wechselt – der sich im selben Netz betätigt. Solch ein Wechsler könnte sich schnell diffamiert sehen. Bedenklich kann auch die Befunderhebung durch nur einen Arzt sein. Irrtümer sind dann langlebig.

Schließlich wird es notwendig sein, den Arzt aus bürokratischen Fesseln zu befreien. Die Tatsache, dass Kassenärztliche Vereinigung, Ärztekammer, Gesundheitsministerien, Gesundheitsamt und auch die Innenministerien der Länder, vertreten durch die Regierungspräsidien, an ihm zerren, befördert nicht gerade seine Leistungsfähigkeit. Er darf nicht einmal Urlaub machen, wann er möchte, erhält sein Honorar nach undurchsichtigen Regeln zugeteilt, darf nicht um Kunden werben – im Prinzip handelt es sich beim Arzt nicht um einen freiberuflich Tätigen, sondern um einen Scheinselbstständigen. Und das tut dem System nicht gut.

Blick über die Grenzen:
Wie es die anderen organisieren

In der Art und Weise, wie das Gesundheitssystem eines Landes organisiert ist, zeigt sich, welchen Stellenwert Solidarprinzip beziehungsweise Eigeninitiative dort jeweils haben. Auf der einen Seite Großbritannien: Dort ist das System am stärksten staatlich organisiert. Auf der anderen Seite die USA, wo es dem Bürger weitgehend freigestellt ist, wie er sich absichert, wenn der Arbeitgeber es nicht für ihn tut (mit der Folge, dass er bei Arbeitslosigkeit ohne Schutz dasteht). Welches sind also die Kernpunkte der Krankenabsicherung in den USA, der Schweiz, den Niederlanden und Großbritannien?

In den **USA** gibt es kein Sozialversicherungssystem, wie wir es kennen und wie Bismarck es zur Befriedung möglicher sozialer Konflikte eingeführt hat. Die zwei Säulen der Krankenversicherung dort umfassen trotzdem weite Teile der Bevölkerung, wenngleich etwa 15 Prozent der US-Amerikaner ohne jegliche Krankenversicherung auskommen müssen. Da ist einmal »Medicaid«, ein staatliches Unterstützungsprogramm, das für die Armen des Landes zuständig ist. »Medicare« hingegen heißt ein System privater Versicherungen, in das wahlweise der Einzelne für sich selbst oder Unternehmen für ihre Arbeitnehmer einzahlen.

Als Ende der achtziger Jahre die Gesundheitskosten explodierten, entwickelten sich Management-Care-Organisationen. Sie bieten Gesundheitsleistungen aus einer Hand, vereinen also zum Beispiel Arzt- und Krankenhausdienste in einem Paket. Da diese Organisationen effizienter arbeiten als Einzelanbieter, unterstützen die Unternehmen diese Entwicklung nachhaltig.

Die Ärzte sind in ihrer Vertragsgestaltung völlig frei. Sie verhandeln individuell mit den Gesundheitsorganisationen, was zu einer Vielzahl unterschiedlicher Absprachen führt und entsprechend aufwendig abzurechnen ist. Der Anteil der Verwaltungskosten am Gesundheitsetat liegt infolgedessen bei 25 Prozent.

In der **Schweiz** regeln die Kantone das Gesundheitswesen. Grundsätzlich gibt es wie auch in Deutschland zwei Versicherungssysteme; das soziale, dem jeder Schweizer beitreten muss, und das privatrechtliche. Der soziale Teil sorgt für die Grundabsicherung, der privatrechtliche bietet eine freiwillige Zusatzabsicherung an.

Es gibt darüber hinaus Versuche mit Elementen des Managed-Care-Konzepts. Die anbietenden Organisationen sind in ihren Handlungsweisen sehr frei. So können sie unter anderem Franchise-Ketten bilden, Bonus-Systeme anbieten und die Arztwahl einschränken.

Auch in den **Niederlanden** sind staatliche und privatwirtschaftliche Elemente kombiniert. Es gibt drei Stufen der Absicherung: In der ersten kommt eine Pflichtversicherung für alle »nicht versicherbaren Risiken« auf, wie für die Kosten chronischer Erkrankungen, längerer Krankenhausaufenthalte, Altenpflege, Behindertenfürsorge, Hauspflege und Vorsorge. Die dafür zu zahlende Prämie ist abhängig vom Einkommen und wird mit der Einkommensteuer zusammen erhoben. In der zweiten Stufe spreizt sich das System: Wer unterhalb einer bestimmten Lohngrenze verdient, zahlt in die allgemeine Krankenversicherung; Besserverdienende sowie Freiberufler und Beamte müssen sich privat weiterversichern. Es gibt also keine Wahlfreiheit wie in Deutschland. Abgesichert sind allgemeine ambulante und und stationäre Leistungen. Die dritte Stufe ermöglicht freiwillige Höherversicherungen auf privater Basis.

In **Großbritannien** kann sich jeder Bürger kostenlos ärztlich versorgen lassen, die Kosten dafür trägt der Staat; damit sind 95 Prozent der Gesundheitsleistungen abgedeckt. Der Hausarzt begutachtet den Kranken und überweist ihn an Fachärzte oder ins Krankenhaus. In diesem System kann sich kein Bürger unmittelbar ans Krankenhaus wenden, es sei denn, es liegt ein Notfall vor. Die Kosten für das Gesundheitswesen sind insofern gedeckt, als jede Einrichtung, zum Beispiel Krankenhäuser, mit fixen Budgets ausgestattet ist. Sind diese ausgeschöpft, werden Wartelisten angelegt. Jahrelange Wartezeiten sind daher keine Seltenheit. Es kommt auch vor, dass bestimmte Leistungen, etwa Dialyseanwendungen bei alten Patienten, überhaupt nicht in Anspruch genommen werden können. Daher wächst in Großbritannien die Bedeutung der privaten Zusatzversicherungen.

Ein optimales Gesundheitswesen, das das Solidaritätsprinzip berücksichtigt, den Ärzten ausreichend Freiraum gibt und dem Patienten eine Behandlung nach dem jeweils neuesten Stand der Wissenschaft garantiert, gibt es also auch in diesen Ländern nicht. Kein Grund jedoch für die Verantwortlichen, sich deshalb zurückzulehnen und das existierende System zum bestmöglichen zu erklären. Verbesserungen sind nicht nur möglich, sondern dringend nötig!

	USA	CH
Versicherungsschutz	Große Teile der Bevölkerung (ca. 17%) sind nicht versichert (wirtschaftlich schwache Personen). Überwiegend Privatversicherung	Ca. 25% der Bevölkerung krankenversicherungspflichtig; aber ca. 98% bei Krankenkassen versichert, weil diese staatlich subventioniert werden
Finanzierungsorganisation	Private Versicherungen; staatliche Programme: »Medicare« (für Personen über 65) und »Medicaid« (für die Armen)	Versicherung mit Subventionierung
Finanzierung der Gesundheitsausgaben	PKV-Prämien (ca. 30%), Steuern (ca. 25%), Sozialbeiträge (ca. 20%)	Sozialbeiträge (ca. 43%), priv. Beiträge (ca. 8%), direkte Zahlungen des Arbeitgebers (ca. 13%), Steuern (ca. 20%)
Leistungsorganisation	Private Leistungserstellung, Managed-Care-Organisationen	Ambulant privat, stationär, teils öffentlich, Managed-Care-Organisationen

Abkürzungen: GVK – Gesetzliche Krankenversicherung; PKV – Private Krankenversicherung

Quelle: Die Zukunft der Krankenversicherung. Eine Studie der Unternehmensberatung Mummert + Partner AG und des Instituts für Versicherungsbetriebslehre de Universität Hannover, Hamburg 1999

im internationalen Vergleich

D	NL	GB
Ca. 90% der Bevölkerung in der GKV; ca 8% privatversichert; ca. 1,9% sonstiger Versicherungsschutz; ca. 0,1% nicht versichert	Pflichtversicherung für alle bei nicht versicherbaren Risiken; ca. 60% Pflichtversicherte bei versicherbaren Risiken; Rest privatversichert	Bevölkerungsumfassende Versorgung; Privatversicherung gewinnt an Bedeutung
Sozialversicherung: bei Einkommen oberhalb der Beitragsbemessungsgrenze Möglichkeit der privaten Versicherung	Sozialversicherung bis zur Lohngrenze; ausschließlich private Versicherung bei Einkommen oberhalb der Lohngrenze	Nationaler Gesundheitsdienst; Möglichkeit der privaten Zusatzversicherungen
Sozialversicherungsbeiträge (50% Arbeitnehmer-, 50% Arbeitgeberanteil) in Abhängigkeit vom Einkommen (ca. 57%); Risikobezogene Prämien für private Versicherung (ca. 7%)	Ca. 70% Sozialversicherungsbeiträge (13% Arbeitnehmer-, 87% Arbeitgeberanteil); PKV-Prämien (ca. 10%)	Überwiegend Steuern (ca. 54%); ca. 22% Sozialversicherungsbeiträge (unterschiedlich gestaffelt nach Einkommenshöhe; je 50% Arbeitnehmer- und Arbeitgeberanteil)
Ambulant privat, stationär, teils öffentlich	Überwiegend privat	Überwiegend öffentlich

8.

Patientenratgeber

Wie Sie Ihr Recht bekommen

»Was will die Witwe mit dem Schmerzensgeld?« – diese Einstellung ist vor Gericht so selten nicht. Es ist ungeheuer schwer, sich als Geschädigter gegen die Ärzte durchzusetzen. Speziell dann, wenn ein Mensch zu Tode gekommen ist und die Angehörigen versuchen, für den Verlust, der ihnen zugemutet wurde, eine finanzielle Kompensation zu erhalten. Da kommen dann richterliche Vorurteile hoch: Die Witwe wolle sich doch nur endlich einen Pelzmantel leisten oder der Witwer den Porsche.

Es ist schwer, sich gegen die Ärzte durchzusetzen, weil der Geschädigte stets vor dem Problem steht, dass nur ein Standeskollege des Mediziners, der ihn verletzt hat, ihm ein Gutachten gegen diesen Arzt ausstellen kann. Wer weiß, dass es sogar gegen das Standesrecht verstößt, wenn ein Mediziner sich über einen anderen negativ auslässt, dem will es ungeheuer mutig scheinen, wenn ein Gutachten einmal zugunsten eines Patienten ausfällt.

Es ist schwer, sich gegen die Ärzte durchzusetzen, weil es nur an den wenigsten Gerichten auf Arzthaftungsfragen spezialisierte Richter gibt. Zumindest in den Amts- und Landgerichten weist der Verteilungsplan entsprechende Verfahren nach dem Zufallsprinzip zu. Kein Richter ist übermäßig glücklich, mit einer so komplizierten Materie befasst zu werden; zumal er davon ausgehen darf, dass sein Urteil womöglich bis hinauf zum Bundesgerichtshof geprüft werden wird.

Es ist schwer, sich gegen die Ärzte durchzusetzen, weil es so wenige Anwälte gibt, die sich mit der Materie auskennen. Die wissen, wann es Sinn macht, die Staatsanwaltschaft einzuschalten, und wann nicht; die die »richtigen« Gutachter kennen und die Fallen der unterschiedlichen Verjährungsfristen einschätzen können.

Dieser Abschnitt soll ein wenig Orientierungshilfe bieten auf dem schwierigen Weg, wenigstens Recht zu bekommen, wenn einem der Arzt schon die Gesundheit oder die Familie genommen hat.

Grundzüge der Verfahren

Angenommen, jemand wacht aus der Narkose auf und merkt, dass die Ärzte einen grässlichen Fehler gemacht haben: Statt ihm die Mandeln herauszunehmen, haben sie ihm den linken Unterschenkel amputiert. So etwas kommt vor. Welche Ansprüche hat dieser Patient? Zunächst einmal den, auf bestmögliche Weise gesund gepflegt zu werden. Danach geht es um

- *Schmerzensgeld,* weil die Ärzte dem Patienten körperliche Schmerzen und seelisches Leid angetan haben, sowie um
- *Schadensersatz,* weil dem Patienten vielfältige Vermögensschäden zugefügt wurden. Ist er in seinem Beruf zum Beispiel davon abhängig, sich seiner Beine unbehindert bedienen zu können, weil er sein Auskommen vielleicht als Fußballspieler oder Bademeister verdient, hat er Anspruch auf die Erstattung der Kosten, die ihm bei einer Umschulung entstehen, und auf den Ausgleich des Verdienstausfalls, wenn er vielleicht nur noch als Pförtner eingesetzt werden kann. Dazu gehört später sogar der Ausgleich einer niedrigeren Rente. Zu berücksichtigen sind auch die Kosten für die Umrüstung eines Autos auf Handgas oder die Anschaffung eines Fahrzeugs mit Automatikgetriebe.

Beide Forderungskomplexe werden in der Sprache der Juristen gleichermaßen unter den Begriff des Schadensersatzes gepackt, wobei das Schmerzensgeld eine Kompensation für »immateriellen Schaden« ist. Alle weiteren Folgen einer falschen ärztlichen

Behandlung laufen dann unter dem Begriff des »materiellen Schadens«.

Bei derart eindeutigen Fehlern wie einer Operation am gesunden Fleisch lassen sich die Verhandlungen um den Schadensersatz relativ kurz abwickeln – in etwa zwei, drei Jahren. Hier sollte der Geschädigte nur aufpassen, dass er sich nicht über den Tisch ziehen lässt. Denn die Versicherungen der Schädiger versuchen zunächst einmal, billig davonzukommen. So werden sie ein Schmerzensgeld in einer Höhe anbieten, das dem Opfer auf den ersten Blick bemerkenswert erscheint, die Auszahlung jedoch mit einem Verzicht auf den Ersatz von Folgeschäden abhängig machen. Eine böse Falle! Denn mit welcher Sicherheit will der Zwangsamputierte ausschließen, dass ihm in vielleicht zehn Jahren der Stumpf unerträgliche Phantomschmerzen bereiten wird, die schließlich zu einer völligen Arbeitsunfähigkeit führen? Oder dass sich die Narbe immer wieder entzündet, was zu häufigen Krankenhausbesuchen und später zum Verlust des Arbeitsplatzes führt? Kann er ausschließen, dass die Prothese, die die Krankenkasse bereit ist zu zahlen, ihn nicht zu einer unnatürlichen Körperhaltung zwingt, die schließlich zu einem vorzeitigen Verschleiß der Bandscheiben führt? Sollte er sich da nicht lieber die Möglichkeit offen halten, von den Ärzten die Finanzierung des jeweils bequemsten Prothesentyps zu verlangen?

Daher **Tipp Nummer eins:** Niemals vorzeitig einen Verzicht auf die Erstattung von Folgekosten unterschreiben.

Komplizierter wird es, wenn zwar ein Schaden eingetreten ist, aber nicht auf den ersten Blick festgestellt werden kann, ob dieser aufgrund des Fehlers eines Operateurs eingetreten oder schicksalhaft bedingt ist. Wenn zum Beispiel nach einer kleinen Operation am Bein eines zuckerkranken Patienten plötzlich überall Eiterstellen entstehen, die sich unkontrolliert ausbreiten, so dass das Bein amputiert werden muss, um einer allgemeinen, tödlichen Vergiftung des Patienten vorzubeugen. Da muss man schon fragen, ob der Arzt dieses dramatische Geschehen herbeigeführt hat, weil er bei dem Eingriff nicht steril gearbeitet hat; oder ob es dazu kommen konnte, weil er die Gefahr einer späteren flächendeckenden Entzündung, wie sie bei Zuckerkranken häufig vorkommt, unterschätzt und vorbeugende Maßnahmen unterlassen hat; oder ob die Entzündungen trotz aller nur denkbaren Vorkehrungen eingetreten sind. In den beiden ersten Fällen wäre der Arzt zu verurteilen, in letzterem nicht.

Das Problem: Der Patient muss beweisen, dass der Arzt erstens fehlerhaft gehandelt hat und zweitens daraus ein Schaden entstanden ist. Wie soll er das aber tun, wo er doch ein medizinischer Laie ist? Er kann es nur, wenn ihm die Unterlagen, die seinen Fall dokumentieren, zur Verfügung stehen. Und zwar vollständig und ungeschönt. Er hat sogar ein Recht darauf.

Daher **Tipp Nummer zwei:** Bei jedem noch so kleinen Anschein, irgendetwas an der Behandlung in einem Krankenhaus oder bei einem Arzt könne nicht so recht stimmen, auf der Stelle die Krankenunterlagen anfordern. Und sich nicht auf einen späteren Zeitpunkt vertrösten lassen, bis zu dem die Ärzte ein wenig in den Unterlagen redigieren können. Schon in dieser Phase ist es das Beste, einen versierten Anwalt mit der Wahrung der Rechte zu betrauen. Es gibt Anwälte, die dem ärztlichen Direktor und der Krankenhausverwaltung persönlich auf die Pelle rücken und so lange deren Dienstzimmer nicht verlassen, bis die Kopien der Unterlagen vorliegen. Nicht vergessen: die Herausgabe von Präparaten, etwa das Gewebe, das für die Feststellung eines Krebses aus der Brust entnommen wurde.

Natürlich kann kein Laie mit dem Gekrakel und mit dem Zahlenwust, der ihm da in die Hand gedrückt wird, irgendetwas anfangen. Er braucht zur Durchsetzung seiner Interessen fachkundige Hilfe. Dafür bieten sich ihm gleich mehrere Institutionen an.

Zunächst wird jeder, dem ein körperliches oder seelisches Leid zugefügt wurde, wünschen, den Peiniger bestraft zu sehen. Daher wird er sich zur Polizei oder direkt zur Staatsanwaltschaft begeben, um dort eine Strafanzeige loszuwerden. Das hat mehr Nach- als Vorteile.

Die Vorteile: Sollte sich der Patient noch nicht dazu durchgerungen haben, die Unterlagen abzufordern, übernimmt der Staatsanwalt das, notfalls durch eine Beschlagnahme. Dabei werden die Papiere jedoch nur in den seltensten Fällen im Rahmen einer Hausdurchsuchung sichergestellt. Vielmehr wird der Staatsanwalt einen Brief schreiben, um die Herausgabe bitten und eine angemessene Frist setzen. Es bleibt den Ärzten also ausreichend Zeit, die Unterlagen zu schönen. Beweisbar sind solche Fälschungen nur in den seltensten Fällen, selbst dann nicht, wenn die Fälschung in einer anderen Schrift und mit einem anderen Stift als alle anderen Eintragungen erfolgte. Die übliche Ausrede: Es würden viele Personen bei der Dokumentation einer Operation mitmachen, und jeder benutze seinen eigenen Stift.

Der Staatsanwalt kann auch eine Obduktion anordnen, so dass mit hoher Sicherheit die wahre Todesursache eines Medizinopfers festgestellt wird.

Ob es sich um das Ergebnis einer Obduktion oder um die Krankenunterlagen handelt – der Beschwerdeführer hat grundsätzlich das Recht, diese Dokumente einzusehen. Allerdings setzt sich so mancher Staatsanwalt über dieses Recht hinweg und gibt die Unterlagen nicht heraus, nicht einmal einem Rechtsanwalt, solange er sich noch mit den Untersuchungen befasst. Und da staatsanwaltliche Ermittlungen manchmal sehr lange dauern, passiert es schon einmal, dass ein Patient so lange nicht an die Krankenunterlagen herankommt, bis die Verjährung eingetreten ist. Die beträgt bei Schmerzensgeld schließlich nur drei Jahre (bei den materiellen Schadensersatzansprüchen jedoch 30 Jahre). So kann es schon von daher eine böse Falle sein, die Ärzte strafrechtlich belangen zu wollen.

Hinzu kommt, dass auch ein Staatsanwalt ein medizinischer Laie ist, ein zeitlich sehr gestresster zumal. So sieht auch er sich auf den Sachverstand der Gutachter angewiesen. Deren Stellungnahme hängt jedoch von den Fragen ab, die der Jurist stellt – und wenn dieser am eigentlichen Sachverhalt vorbeifragt, kommt es auch nicht zu Gutachten, die einen Arzt gefährden könnten. Zumal die Gutachter in Strafverfahren noch mehr als sonst zur Verschleierung falscher Behandlungen neigen. Es passiert nur höchst selten, dass ein Staatsanwalt bereit ist, ein wenig tiefer in die Materie einzusteigen und die Aussagen des Gutachters kritisch zu hinterfragen.

Dann stellt er das Verfahren ein – für den Geschädigten oft mit fataler Wirkung. Denn in einem Zivilverfahren wird der Anwalt des Arztes und der Klinik es nicht versäumen, auf die eingestellten staatsanwaltlichen Ermittlungen hinzuweisen.

Daher **Tipp Nummer drei:** Wenn nicht wirklich dringende Gründe vorliegen – auf die Strafanzeige verzichten.

Die Ärzte und die Krankenhausverwaltungen versuchen nach einem Schadensfall gern, ihrem Opfer die Einschaltung der Schiedskommission oder, wie sie auch oft genannt wird, der Gutachterkommission zu suggerieren. Es handelt sich dabei um eine Kommission, die die Ärztekammern eingerichtet haben und die von altgedienten Richtern, meist solchen aus den Oberlandesgerichten, geleitet werden. Die Schiedsstellen beauftragen stets einen Gutachter eigener Wahl damit, den Fall zu durchleuchten. Weder der Patient noch sein Anwalt haben die Möglichkeit, das Gutachten zu bewerten, geschweige denn, ihm zu widersprechen oder gar ein Gegengutachten zu fordern.

Man möchte den Vorsitzenden dieser Kommissionen ja gern glauben, dass sie sich stets um Neutralität bemühen, und es kommt auch vor, dass ein Patient in diesen Verfahren siegt – nur handelt es sich um ein Verfahren, bei dem die Chancengleichheit nicht so gewahrt wird, wie es in einem Rechtsstaat eigentlich erwartet werden darf. Da die Kommissionen von den jeweiligen Ärztekammern eingesetzt werden und es keine bundesweite Übereinkunft gibt, wie eine patientenfreundliche Kommissionssatzung auszusehen hat, variieren die Verfahren auf unüberschaubare Art und Weise. Manchmal sogar in ein und demselben

Bundesland wie in Nordrhein-Westfalen, wo die Kommission für den Ärztekammerbereich Westfalen-Lippe anders arbeitet als die im Kammerbereich Nordrhein.

Daher **Tipp Nummer vier:** Wenn es um die Bewertung eines Schadens in nennenswerter Höhe geht, sollte ein vorsichtiger Mensch sich besser gleich an die zivilen Gerichte wenden.

Diese Chance hat er zwar nach dem Verfahren bei der Gutachterkommission immer noch, doch möglicherweise ist bis dahin die eine oder andere Verjährung eingetreten. Es gilt zwar die Regelung, dass der Ablauf der Verjährungsfrist gehemmt ist, wenn ein Verfahren bei den Kommissionen bearbeitet wird, es gibt aber selbst hierbei noch Fallstricke. Denn die Kommissionen befassen sich ausschließlich mit Fehlern, die Ärzte, und nicht mit solchen, die Hebammen und das Pflegepersonal begangen haben. Da kann es dann nach Abschluss des Gutachterverfahrens schon einmal eng werden mit den Schmerzensgeldansprüchen gegenüber einer Hebamme.

Die Ärzte müssen dem Verfahren vor der Kommission zustimmen. Weigern sie sich, schließt der Kommissionsvorsitzende die Akte, und wertvolle Zeit ist verloren gegangen.

Die Kommissionen kommen immer wieder einmal durch groteske Fehlentscheidungen ins Gerede. Eine der unverständlichsten: Eine Rentnerin, der eine Prothese in die rechte Hüfte eingesetzt wurde, die ausschließlich für linke Hüften vorgesehen war, scheiterte vor der Hamburger Kommission. Erst vor dem Landgericht, wo die Richter auf einen groben Behandlungsfehler erkannten, bekam die Rentnerin Recht und ein Schmerzensgeld zugesprochen.

Schwierig kann es auch werden, nach einer eventuell durch die Kommission festgestellten Schuld eine Schadenssumme einzufordern. Die Gutachterkommissionen sind nämlich nicht befugt, einen Arzt oder eine Klinik zur Zahlung einer bestimmten Summe zu verurteilen. Sie schlagen vielleicht einen Vergleich vor, auf den aber niemand einzugehen braucht und der nicht unbedingt auf die Vorteile des Patienten ausgerichtet ist. So bleibt dem Geschädigten meist doch nur der Weg vors Gericht – warum also dann nicht gleich?

Es gibt grundsätzlich zwei Möglichkeiten, einen Arzthaftungsprozess zu führen: den über die *Feststellungsklage* und den über die *bezifferte Gesamtklage.* Der Unterschied: Bei der Feststellungsklage möchte der Kläger zunächst nur bescheinigt bekommen, dass sein Arzt einen Fehler gemacht hat und dass ihm daraus ein Anspruch auf Schadensersatz entstanden ist – sowohl auf Schmerzensgeld als auch auf den Ersatz der Folgeschäden.

Bei der bezifferten Klage fordert der Geschädigte gleich eine bestimmte Summe mit ein: zum Beispiel 30 000 Mark Schmerzensgeld und eine monatliche Rente in Höhe von 400 Mark.

Die Feststellungsklage hat den Vorteil, dass später, wenn das Urteil gefallen ist, die Schmerzensgeldbeträge wahrscheinlich höher ausfallen werden als zum Zeitpunkt der Klageerhebung. Das liegt nicht nur am Zinsanspruch, sondern vor allem in der tendenziellen Bereitschaft der Richter, auf immer höhere Schmerzensgelder zu erkennen. So hatte eine Witwe noch vor fünf Jahren nahezu keine Chance auf ein Schmerzensgeld. Heute sind die Richter, gestützt auf Urteile des Bundesgerichtshofs, zumindest bereit, darüber nachzudenken. Es gab auch einmal die fürchterliche Praxis des »Bewusstlosenrabatts«. Der beruhte auf der Überlegung, ein gehirngeschädigter Mensch könne sein Leid ja gar nicht richtig ermessen – wozu dann also hohe Schmerzensgelder verhängen?

Nach einem Urteil des Landgerichts Duisburg (Aktenzeichen 2 [20] O 468/94, verkündet am 15. Juli 1998) ist es damit endgültig vorbei, wenngleich einige gewissenlose Arztanwälte mit diesem Argument immer noch versuchen, die Verpflichtungen verantwortungsloser Ärzte herunterzurechnen.

Inzwischen beginnt sich auch die Meinung zu verfestigen, die Dauer des Prozesses könne den Anspruch auf Schmerzensgeld erhöhen. So haben Gerichte Urteile gefällt, wonach die Entschädigung auch deswegen ein wenig höher ausgefallen ist, als vom

Kläger gefordert, weil die Ärzte und deren Haftpflichtversicherungen den Geschädigten zusätzlich zu allem Unheil auch noch einen langen Prozess zugemutet haben.

Es macht also Sinn, zunächst die Feststellung des Schadens abzuwarten, bis die endgültigen Forderungen aufgerechnet werden. Manche Anwälte gehen auch einen Mittelweg, indem sie einen Mindestbetrag für das Schmerzensgeld fordern, die Summe des materiellen Schadensersatzes jedoch offen halten.

Der Nachteil bei diesem Verfahren ist, dass nicht einer, sondern zwei Prozesse geführt werden müssen, beide von voraussichtlich gleicher Dauer; der zweite wahrscheinlich mit noch größerer Verbissenheit als der erste. Denn da geht es um jeden Pfennig Anspruch, den der Geschädigte erhebt, und nicht selten bestreiten die gegnerischen Anwälte grundsätzlich erst einmal, ob zum Beispiel das geschädigte Kind überhaupt einen Rollstuhl benötigt, und wenn ja, ob es ein solch luxuriöser sein muss. Da braucht dann jede Forderung einen eigenen Berechtigungsnachweis, am besten untermauert durch das Gutachten eines Mediziners, wobei auch dieses zunächst einmal bestritten wird. In der vornehmen Diktion der Juristen heißt das, den Gutachter um Erläuterungen zu bitten. Derartige Auseinandersetzungen sind nie beendet. Denn mit jeder neuen Anschaffung, wenn vielleicht der Spezialsitz im Auto verschlissen ist oder wenn ein neu auf den Markt gekommenes Hilfsmittel angeschafft werden soll, könnte der Gegner zunächst einmal eine gerichtliche Entscheidung verlangen.

Derartige Prozesse sind teuer. Das Prozessrisiko liegt allein in der ersten Instanz bei einer Forderung in Höhe von einer Million Mark bei rund 60 000 Mark, die allein an Anwalts- und Gerichtsgebühren anfallen, von den Kosten für die Gutachten ganz zu schweigen. In der zweiten Instanz sind es etwa 70 000 Mark und beim Bundesgerichtshof noch einmal rund 90 000 Mark.

Daher tendieren manche Anwälte dazu – abgesehen vom Schmerzensgeld, für das ja die kurze Verjährungsfrist läuft –, Teilsummen einzuklagen. Vielleicht zunächst 50 000 Mark statt der ganzen Million. Hat das Gericht auf dieser Basis erst einmal die Schuld der Ärzte festgestellt, so das Kalkül, wird es dem Opfer später auch höhere Summen zusprechen. Aber auch dieses Verfahren hat seine Tücken, weil niemand weiß, wie der Richter in der Berufungs- oder gar Revisionsinstanz mit der Sachlage zurechtkommt. Und es bleibt das Risiko, dass die Entscheidung in der nächsten Instanz aufgehoben wird. Denn es kann ja sein, dass der Gegner entscheidet, einen Verlust von 50 000 Mark beim Oberlandesgericht verschmerzen zu können – aber nicht eine Million –, und dass er diese neue Entscheidung dann doch beim Bundesgerichtshof überprüfen lässt.

Wie auch immer man es anfängt: Der Prozess wird den Rest des Lebens maßgeblich beeinträchtigen. Nicht jeder nimmt die oft polemischen und hinterhältigen Attacken der gegnerischen Anwälte gleichmütig hin. Sobald er diese aber als persönliche Beleidigungen annimmt, ist der erste Schritt zur Prozesspsychose schon getan.

Daher **Tipp Nummer fünf:** Ein außergerichtlicher Vergleich nach fünf Jahren ist besser als ein triumphaler Erfolg nach 20 Jahren. Auch wenn das Gerechtigkeitsempfinden sich noch so sehr dagegen sträubt.

Wer ist eigentlich der wirkliche Gegner bei Arzthaftungsfällen? Längst nicht mehr der Arzt oder die Klinik. Es ist die Haftpflichtversicherung der Mediziner oder des Krankenhauses; manchmal der kommunale Ausgleichsfonds oder, wenn eine Universitätsklinik verklagt wird, das Bundesland; manchmal auch eine Kombination all dieser Institutionen. Der Arzt spielt nur insofern eine Rolle, als er, wenn ihm vorsätzliches oder grob fahrlässiges Verhalten nachgewiesen wird, von der Haftpflichtversicherung in Regress genommen werden kann. Oder wenn er nicht ausreichend hoch versichert ist. Dann wird er sich allerdings umso erbitterter zur Wehr setzen; selbst dann, wenn die Versicherer und die öffentlichen Hände längst zu einem Vergleich bereit sind. Nicht immer versichert sind zum Beispiel Chefärzte, wenn sie

Privatpatienten operieren. Das liegt an einer Spezialität des Bürgerlichen Gesetzbuchs, das eine »Haftungsprivilegierung« vorsieht. Danach nämlich muss bei einem Schadensfall das Bundesland, in dem der Chefarzt tätig ist, einspringen, vertreten durch die Universitätsklinik. Daran ist schon so mancher uneingeweihte Anwalt gescheitert: Da klagte einer jahrelang gegen einen Chefarzt und sah endlich einen Silberstreifen am Horizont, weil er ein günstiges Gutachten erstellt bekommen hat, da zieht sich der Arzt zurück und verweist auf die Haftung der Klinik. Wenn der Anwalt jetzt versäumt hat, auch diese zu verklagen, sind zumindest die Schmerzensgeldansprüche oft verjährt.

Daher gilt **Tipp Nummer sechs:** Ohne Ausnahme müssen alle verklagt werden, die mit der Behandlung der Krankheit zu tun hatten.

Aber noch einmal zurück zum eigentlichen Gegner, der Haftpflichtversicherung. Dort sitzen Sachbearbeiter steinernen Gemüts, denen es nichts ausmacht, auf den Tod der Geschädigten zu spekulieren und gleichzeitig seelenruhig zu beobachten, wie deren Anverwandte mit jedem weiteren unverschämten Schriftsatz an den Rand des Wahnsinns geraten. Sie beobachten auch mit aller Gemütsruhe, wie sich das Geld, das sie in Höhe des Prozessrisikos auf ein hoch verzinsliches Konto verlagert haben, vermehrt, bis sich aus den aufgelaufenen Zinsen zumindest ein Teil der späteren Haftungssumme finanzieren lässt.

Es sind die Manager der Haftpflichtversicherungen, die es den Ärzten verbieten, sich bei den geschädigten Patienten zu entschuldigen. Es interessiert sie nicht, dass sie damit die Patienten oft überhaupt erst in den Prozess treiben, denn nichts ist demütigender, als mit dem Gefühl leben zu müssen, dem Arzt, der einem das Leben verpfuscht hat, sei das alles völlig gleichgültig – er entschuldigt sich ja nicht einmal. Dahinter steht die Tatsache, dass es den Versicherungen gelungen ist, die Ärzte entsprechend einzuschüchtern, indem sie eine Entschuldigung oder gar ein Bedauern als Eingeständnis der Schuld interpretieren, was die

Versicherungen vorgeblich augenblicklich von jeder Verpflichtung gegenüber dem Arzt und damit dem Patienten befreit. Dass sich die Rechtsprechung längst anders entwickelt hat, verschweigen sie lieber.

Die Sachbearbeiter der Haftpflichtversicherungen flüchten sich, auf ihre Kaltschnäuzigkeit angesprochen, gern in die Floskel, sie hätten das Geld der Prämienzahler zu bewahren und außerdem dafür zu sorgen, dass die Prämien nicht unerschwinglich würden. Ein wenig haben sie ja auch Recht. Denn ein niedergelassener Gynäkologe zahlt monatlich gut und gern rund 2000 Mark in die Haftpflichtversicherung – und mit jedem Schadensfall werden es tendenziell mehr. Es heißt sogar, in den USA würden Ärzte, weil sie das Geburtshilferisiko scheuten, bei der kleinsten Anomalität während der Schwangerschaft zur Abtreibung raten. Besser für das Gesundheitswesen wäre es also, wenn die Versicherungen ihre Mitglieder zu mehr Sorgfalt und Weiterbildung verpflichten würden, statt Geschädigten durch ihr Verhalten den Lebenswillen zu nehmen.

Strategien vor Gericht

Der Patient muss also den Ärzten einen Fehler nachweisen und gleichzeitig, dass der Fehler auch die Ursache für den eingetretenen Schaden ist; die Beweislast, wie die Juristen das nennen, liegt beim Geschädigten. Das macht die Sache für den Kläger so schwer. Richter tendieren zudem dazu, die Gutachter zu fragen, ob sie ausschließen können, dass ein anderer Umstand als der manifest gewordene Fehler zu der Schädigung oder Behinderung geführt habe. Da kein Gutachter ausschließen kann, dass andere Faktoren eine Rolle gespielt haben könnten, wird auch bei scheinbar hundertprozentiger ärztlicher Schuld die Kausalität verneint – und der Prozess ist verloren.

Trotzdem werden Ärzte verurteilt. Es gibt Möglichkeiten, wie die Beweislast erleichtert oder gar in Richtung des Arztes umgekehrt werden kann. Wenn Letzteres gelingt, muss der Arzt beweisen, dass der Fehler, den er gemacht hat, seinem Patienten auf keinen Fall zum Schaden gereicht hat. Mit letzter Sicherheit wird ihm das kaum gelingen. Allerdings ist es ziemlich schwierig, die Beweislastumkehr herbeizuführen. Das ist nur möglich, wenn ein »grober Behandlungsfehler« vorliegt.

Daher **Tipp Nummer sieben:** Prüfen, ob ein grober Behandlungsfehler vorliegt, und den feststellen lassen.

Als grober Behandlungsfehler gilt jede ärztliche Verrichtung, die nicht den allgemeinen Qualitätsstandards entspricht: ein Verstoß gegen elementare Behandlungsregeln, gegen elementare Erkenntnisse der Medizin und Fehler, die aus objektiver ärztlicher

Sicht nicht mehr verständlich sind, weil sie einem Arzt einfach nicht unterlaufen dürfen.

Die Obergerichte, speziell der Bundesgerichtshof, haben dazu inzwischen eine Vielzahl von Entscheidungen gefällt, die diese theoretischen Kernsätze konkretisieren (siehe S. 268–279).

Wenngleich die Obergerichte von Jahr zu Jahr mehr Grundsatzurteile fällen, welche Fehlleistung grob fahrlässig ist, bleibt es dennoch schwierig, ein »altes« Urteil auf den aktuellen Fall zu übertragen. Man wird stets auf die Gutachter und die Einsichtsfähigkeit der Juristen angewiesen bleiben.

Aber auch diesseits der Beweislastumkehr gibt es Möglichkeiten, einem Arzt fehlerhaftes Verhalten nachzuweisen – wenn bestimmte Voraussetzungen vorliegen, die Zweifel an der erforderlichen Sorgfalt des Arztes begründen. Kommt der Arzt zum Beispiel seiner Pflicht zur Dokumentation seiner Handlungen und Eingriffe nicht vollständig nach, geht das Gericht davon aus, diese Handlungen hätten nicht stattgefunden. Allerdings nur, wenn es sich nicht um Routinemaßnahmen handelt wie etwa das Anlegen eines Druckverbands.

Daher **Tipp Nummer acht:** Dokumentationsfehler suchen.

Auch mit Hilfe eines Anscheinsbeweises können Ansprüche durchgesetzt werden. Anscheinsbeweise sind immer dann möglich, wenn nach aller Lebenserfahrung eine Schädigung typisch für einen Behandlungsfehler ist. Erkrankt beispielsweise ein Patient an Aids, nachdem er eine Transfusion mit dem verseuchten Blut eines HIV-Positiven erhalten hat, ist ohne weiteres ein ursächlicher Zusammenhang anzunehmen (BGH VI ZR 178/90). Weitere Beispiele für Beweislasterleichterung finden Sie auf S. 280.

Die Grenzen sind allerdings eng gesetzt. So hat das Oberlandesgericht Düsseldorf im Fall einer Frau, die nach ihrer vermeintlichen Sterilisation doch schwanger geworden war, den Anscheinsbeweis für die Fehlerhaftigkeit der Sterilisation nicht zugelassen.

Daher **Tipp Nummer neun:** Lieber nicht auf allzu nahe liegende Kausalitäten setzen.

Voraussetzung jeder Operation ist die Zustimmung des Patienten nach einer ausführlichen Aufklärung. Ohne Zustimmung begeht der Arzt Körperverletzung. Dann droht ihm die Verurteilung zu einem Schmerzensgeld und, falls ein Schaden eingetreten ist, die Verpflichtung, diesen in voller Höhe zu erstatten.

Es gibt jedoch eine wesentliche Einschränkung: Schwebt ein Mensch bewusstlos in Lebensgefahr und nur eine sofortige Operation kann ihn retten, so darf der Arzt annehmen, der Kranke würde dem Eingriff zustimmen. Das gilt auch im Operationssaal. Stellt der Chirurg neben einem gutartigen Tumor zum Beispiel im Unterbauch einen bösartigen Krebsherd fest, darf er diesen herausnehmen, ohne den Patienten vorher zu befragen und ihn über die Risiken aufzuklären. Er kann selbst dann nicht immer belangt werden, wenn bei der Operation etwas schief geht, wenn zum Beispiel ein Nerv durchtrennt werden muss und der Patient für den Rest seines Lebens gelähmt bleibt. Vorausgesetzt, die Operation wurde nach den Regeln der ärztlichen Kunst durchgeführt. Denn manchmal muss der Chirurg zwischen zwei Übeln das kleinere wählen.

Ansonsten gilt: Unautorisierte Eingriffe begründen Ansprüche. Mitunter sogar autorisierte Eingriffe, nämlich dann, wenn der Eingriff mit der medizinischen Ethik nicht zu vereinbaren ist. Das kann der Fall sein, wenn ein Patient auf Drängen des Arztes dem Entfernen sämtlicher Zähne zustimmt, obwohl das aus medizinischer Sicht nicht notwendig gewesen wäre.

Hin und wieder kommt es vor, dass ein Patient erst dann seine Unterschrift unter die Zustimmungserklärung setzt, wenn das Beruhigungsmittel bereits zu wirken begonnen hat. In solchen Fällen nehmen die Richter den für die Zustimmung zwingend notwendigen freien Willen nicht mehr an und behandeln den Fall so, als wäre die Zustimmung nicht erfolgt.

Es gibt Ärzte, die halten die ganze Aufklärerei für einen Popanz, der die Kranken mehr verunsichere, als dass er ihnen helfe, das Operationsrisiko zu erfassen. Die drücken den Patienten am Tag vor dem Eingriff ein paar Formulare in die Hand, die sie lesen und unterschreiben sollen. Am nächsten Tag holen sie sich dann die Zustimmung ab – die leider unwirksam ist. Denn vorgeschrieben ist die persönliche und mündliche Aufklärung; zumal eine, die auch auf Alternativbehandlungen und auf seltene Risiken eingeht. Die juristische Literatur enthält eine Fülle von Fällen, in denen der Arzt nach einem fatalen Vorfall zu Schmerzensgeld und Schadensersatz verurteilt wurde, weil er den Patienten zuvor nicht ordnungsgemäß aufgeklärt hatte.

Die Anwälte sind gespaltener Meinung darüber, ob es heute noch Sinn macht, bei Behandlungsfehlern auf mangelnde Aufklärung hinauszuwollen. Die Waffe ist wegen der ausgefeilten Aufklärungsmethoden, aber auch weil Zeugenaussagen von Pflegern oder Arztkollegen inzwischen sogar das Fehlen einer Unterschrift unter der Zustimmungserklärung heilen können, eher stumpf geworden. Dennoch: Hin und wieder kommt ein Geschädigter mit seinem Begehren durch.

Daher **Tipp Nummer zehn:** Die Krankenunterlagen auf Vollständigkeit der Zustimmungserklärungen überprüfen. Vier Unterschriften müssen mindestens vorliegen: jeweils die Aufklärungsbestätigung über die Risiken der Operation und der Anästhesie sowie die Zustimmung zu Operation und Betäubung.

Aber Vorsicht: nicht zu früh frohlocken. Der Richter muss zumindest den Eindruck gewinnen, dem Patienten wären bei einer korrekten Aufklärung mit hoher Wahrscheinlichkeit Zweifel an der Notwendigkeit des Eingriffs gekommen, und er hätte ihn möglicherweise abgelehnt (die Juristen sprechen vom »Entscheidungskonflikt«). Erst dann kann er den Arzt verurteilen.

Die Chancen vor Gericht steigen auch, wenn im Verfahren auf ein so genanntes Übernahmeverschulden abgestellt wird. Gemeint ist damit, dass dort, wo der medizinische Zwischenfall sich ereignet hat, hygienische Mängel herrschten, wichtige Geräte nicht vorhanden waren oder sich Ärzte mit mangelnder Erfahrung und Kenntnissen am Patienten zu schaffen machten.

Daher **Tipp Nummer elf:** Prüfen Sie, ob der Arzt, der einen Eingriff durchgeführt oder eine Behandlung vorgenommen hat, auch dafür ausgebildet war.

Beispiele für Beweislast erleichternde Übernahmefehler finden Sie auf S. 281–288.

In tausenden von Arzthaftungsprozessen wurde darüber gestritten, ob ein Assistenzarzt, der möglicherweise noch ganz am Anfang seiner Ausbildung steht, mit den Notfällen in der Klinikambulanz oder auf der Station allein gelassen werden darf. Die Richter sind der Meinung, er darf – allerdings nur, wenn ein voll ausgebildeter Arzt so schnell herbeizurufen ist, dass ausreichend Zeit bleibt, in einer Krise erfolgreich zu intervenieren. Es lohnt sich also, in die Dienstpläne der Klinik zu schauen und sich frühzeitig über die Präsenz der leitenden Ärzte zu informieren.

Der Blick in die Dienstpläne – und zwar in die richtigen, nicht in die geschönten – dürfte sich auch in anderer Hinsicht lohnen. Da der Bundesgerichtshof bereits 1985 (Aktenzeichen VI ZR 85/84) entschieden hat, dass eine Krankenhausverwaltung verpflichtet ist, ihre Patienten vor operativen Eingriffen durch übermüdete Ärzte zu schützen, dürfte der Nachweis eines derartigen Organisationsfehlers zumindest zu einer Beweiserleichterung, wenn nicht gar zur Beweislastumkehr führen. Allerdings gibt es zu diesem Thema kein aktuelleres Urteil des Bundesgerichtshofs.

Daher **Tipp Nummer zwölf:** Wer dem Krankenhaus oder dem Arzt einen Fehler bei der Organisation der Arbeitsabläufe nachweisen kann, der in ursächlichem Zusammenhang mit der Schädigung steht, hat vor Gericht gute Karten.

Abschließend noch ein Wort zu den Verjährungsfristen. Strafrechtlich gilt: Fahrlässige Körperverletzung verjährt nach drei Jahren. Maßgebend ist der Tag, an dem das Delikt begangen wurde.

Anders im Zivilverfahren. Hier beginnt die Frist erst dann zu laufen, wenn der Geschädigte vom Fehler eines Arztes Kenntnis genommen hat. Dabei machten die Juristen einen für die Patienten sehr feinen, aber auch sehr wichtigen Unterschied: Es kommt nicht darauf an, ob eine Behinderung schon länger bekannt ist. Wenn zum Beispiel die Eltern eines behinderten Kindes erst zwölf Jahre nach dem Fehler erfahren, es könne bei der Geburt ein Arztfehler aufgetreten sein, ist der Stichtag der, an dem sie darüber Gewissheit erlangen. Praktisch also dann, wenn ein Anwalt, eine Patientenberatungsstelle oder ein privater Gutachter sie entsprechend aufgeklärt haben. Für das Schmerzensgeld beträgt die Verjährungsfrist drei Jahre, für den materiellen Schadensersatz dreißig Jahre. Es ist also durchaus möglich, sogar noch mehr als 30 Jahre nach der »Tat« für einen geschädigten Patienten Klage zu erheben. Ob dann allerdings die notwendigen Unterlagen noch in der Klinik vorhanden sind, ist eine andere Sache; aufbewahrt werden müssen sie.

Daher **Tipp Nummer dreizehn:** Nicht die Flinte ins Korn werfen, wenn ein Behandlungsfehler erst sehr spät als solcher erkannt wird.

»Grobe Behandlungsfehler« –
was Gerichte darunter verstehen*

Grobe Behandlungsfehler kehren die Beweislast um. Jetzt muss der Arzt beweisen, dass sein Fehler nicht zu dem Gesundheitsschaden des Patienten geführt hat. Beispiele für Fehler bei der **Diagnose:**

Innere Medizin:

Nichterkennen des *Herzinfarkts* trotz deutlicher Symptome: BGH, Urt. v. 13. 2. 1996 – VI ZR 402/94.

Fundamentaler Diagnosefehler bei Verkennung eines *Meningitisverdachts* bei Kleinkind: OLG Oldenburg, Urt. v. 20. 2. 1996 – 5 U 146/95.

Grob fehlerhafte Verkennung der auf einer Röntgenaufnahme sichtbaren Fehlstellung in der *Sprunggelenkgabel* nach Luxationsfraktur: OLG Celle, Urt. v. 21. 10. 1996 – 1 U 59/95, NA-Beschl. v. 12. 8. 1997 – VI ZR 369/96.

Grob fehlerhafte Verkennung der Symptome für ein stark *toxisches Geschehen* nach Sportunfall: OLG Hamm, Urt. v. 20. 11. 1996 – 3 U 31/96, NA-Beschl. v. 15. 7. 1997 – VI ZR 406/96.

Grob fehlerhafte Verkennung einer *Wundinfektion:* OLG Düsseldorf, Urt. v. 21. 11. 1996 – 8 U 166/95, NA-Beschl. v. 12. 8. 1997 – VI ZR 400/96.

Ungeprüftes Festhalten an der ohnehin unwahrscheinlichen Arbeitsdiagnose Periarthritis bei schwerem Krankheitsbild einer

---

* *Quelle:* Erich Steffen Wolf-Dieter Dressler: Arzthaftungsrecht. Neue Entwicklungslinien der BGH-Rechtsprechung, 8. Auflage, Köln 1999, RWS Verlag Kommunikationsforum, Köln.

BGH = Bundesgerichtshof

NA-Beschl. = Nichtannahmebeschluss. Damit weist der Bundesgerichtshof die Revision gegen ein Urteil des Oberlandesgerichts zurück.

OLG = Oberlandesgericht

Urt. = Urteil

Streptokokken-Sepsis; Verschleiern des Krankheitsbildes vor genauer Abklärung durch Schmerzmittel und fiebersenkende Medikation: BGH, Urt. v. 28. 5. 1985 – VI ZR 264/83.

Keine sofortige Überweisung zur diagnostischen Abklärung in Klinik durch Notarzt trotz starker auf *Infarkt* hindeutender Schmerzen im HWS-Schulter-Arm-Bereich: BGH, Urt. v. 26. 10. 1993 – VI ZR 155/92.

Monatelange Hämorrhoiden-Behandlung ohne Rektoskopie zur Erkennung eines *Rektumkarzinoms:* OLG Düsseldorf, Urt. v. 13. 4. 1978 – 8 U 46/73, NA-Beschl. v. 15. 5. 1979 VI ZR 126/78.

Keine diagnostische Weiterführung der Bekämpfung einer *Thrombose* durch Phlebographie: OLG Hamm, Urt. v. 29. 5. 1989 – 3 U 419/88, NA-Beschl. v. 24. 4. 1990 – VI ZR 256/89.

Keine Differentialdiagnostik nach *Geschwulst* in Halsregion: OLG Stuttgart, Urt. v. 21. 6. 1990 – 14 U 3/90.

Keine Probeexzision bei Verdacht auf *Knochen-Tbc:* OLG Hamm, Urt. v. 17. 9. 1990 – 3 U 196/89, NA-Beschl. v. 17. 9. 1990 – VI ZR 317/90.

Keine Abklärung der Wadenschmerzen nach *Fußverletzung* durch Phlebographie: OLG Köln, Urt. v. 4. 12. 1991 – 27 U 23/90, NA-Beschl. v. 15. 12. 1992 – VI ZR 11/92.

Keine Blutuntersuchung zur Abklärung des *Malariaverdachts* bei bewusstlosem Patienten nach Afrikaaufenthalt: OLG Bamberg, Urt. v. 7. 5. 1992 – 1 U 133/86, NA-Beschl. v. 20. 4. 1993 – VI ZR 178/82.

Festhalten an Arbeitsdiagnose Mandelentzündung trotz Symptomen für *Meningitis* durch Notarzt: OLG Stuttgart, Urt. v. 21. 1. 1993 – 14 U 34/91, NA-Beschl. v. 21. 12. 1993 – VI ZR 57/93.

Keine diagnostische Abklärung von Anzeichen für *Gefäßverschluss* durch Sonographie bzw. Angiographie: OLG Celle, Urt. v. 26. 7. 1993 – 1 U 36/92, NA-Beschl. v. 10. 5. 1994 – VI ZR 264/93.

Keine differentialdiagnostische Abklärung bei *Bluthusten:* OLG Oldenburg, Urt. v. 29. 3. 1994 – 5 U 132/93; OLG München, Urt. v. 5. 5. 1994 – 1 U 6456/91.

Keine Bronchoskopie trotz *verschatteter Restlunge* nach Lungen-
teilresektion: OLG Hamm, Urt. v. 8. 3. 1995 – 3 U 235/93,
NA-Beschl. v. 14. 11. 1995 – VI ZR 106/9.

Unterlassen einer Koloskopie bei Verdacht auf *Rektumkarzinom:*
OLG Karlsruhe, Urt. v. 7. 8. 1996 – 7 U 251/93, NA-Beschl. v.
25. 3. 1997 VI ZR 315/96.

Chirurgie:

Keine weiterführende Diagnostik bei wiederholter *Darmlähmung* mit Koterbrechen nach Appendektomie: BGH, Urt. v.
21. 9. 1982 – VI ZR 302/80.

Trotz alarmierenden *Temperaturanstiegs* nach Fraktur keine
Wundinspektion: BGH. Urt. v. 4. 11. 1986 – VI ZR 12/86.

Trotz Verdachts einer *Schultereckgelenksprengung* keine Abklärung durch »gehaltene« Röntgenaufnahme: BGH, Urt. v. 18. 4.
1989 – VI ZR 221/88.

Keine Schnellschnittuntersuchung vor *Brustamputation:* BHG,
Urt. v. 7. 4. 1992 – VI ZR 216/91.

Trotz starken Abfalls des Hämoglobinwerts nach Magenopera-
tion keine Untersuchung auf *innere Blutung:* OLG Koblenz,
Urt. v. 17. 10. 1986 – 10 U 784/84, NA-Beschl. v. 2. 6. 1987 – VI
ZR 269/86.

Bei vier-cm-langer Schnittwunde an Beugeseite des Handgelenks
mit Durchtrennung des ligamentum carpi palaro keine Kontrolle auf *Verletzung des nervus ulnaris und medianus:* OLG
Frankfurt, Urt. v. 11. 4. 1989 – 14 U 102/87, NA-Beschl. v. 9. 1.
1990 – VI ZR 153/89.

Unterlassung einer Computertomographie bei unfallbedingter
erheblicher *Schädelverletzung:* OLG Oldenburg, Urt. v. 14. 1.
1997 – 5 U 139/95.

Orthopädie:

Keine manuelle Prüfung auf Gefäßverschluss bei *Lähmungserscheinungen* der Extremitäten: BGH, Urt. v. 7. 6. 1983 – VI ZR 284/81.

Unterlassen bakteriologischer Untersuchung der trüben Gelenkflüssigkeit bei der Arthroskopie trotz *Schmerzen im Kniegelenk* und erhöhter Blutkörpersenkungsgeschwindigkeit: OLG Celle, Urt. v. 9. 1. 1984 1 U 5/83.

Ohne Abklären des Verdachts auf *akute Durchblutungsstörungen* durch embolistischen Gefäßverschluss im Unterschenkel Behandeln auf Venenentzündung: OLG Hamm, Urt. v. 7. 12. 1987 – 3 U 330/85, NA-Beschl. v. 13. 12. 1988 – VI ZR 63/88.

Keine bakteriologische Untersuchung des durch *Punktion des Kniegelenks* gewonnenen trüben Punktats: OLG Köln, Urt. v. 12. 6. 1991 – 27 U 25/90.

Gynäkologie und Geburtshilfe:

Keine diagnostische Abklärung von *Sepsissymptomen* nach Kaiserschnitt: BGH, Urt. v. 10. 11. 1987 – VI ZR 39/87.

Keine Ultraschalldiagnostik bei *Aufnahme* der Mutter *zur Entbindung:* BGH, Urt. v. 23. 4. 1991 – VI ZR 161/90.

Anforderungen an die Bewertung als groben Behandlungsfehler bei Unterlassen einer gebotenen *vaginalen Untersuchung:* BGH, Urt. v. 4. 10. 1994 – VI ZR 205/93.

Keine vorgeburtliche Kontrolluntersuchung trotz Anzeichen für *Risikogeburt:* OLG Karlsruhe, Urt. v. 30. 1. 1980 – 7 U 28/79, NA-Beschl. v. 25. 11. 1980 – VI ZR 58/80.

Keine Abklärung der *Gewebeverhärtungen* nach Hysterektomie: OLG Stuttgart, Urt. v. 30. 5. 1986 – 14 U 9/85.

Trotz Verdachts auf *Beckenendlage* ohne Ultrasonographie zur Aufdeckung eines etwaigen Missverhältnisses von Kopf und Rumpf des Kindes Entscheidung zur vaginalen Entbindung:

OLG Hamm, Urt. v. 16. 11. 1987 – 3 U 221/85, NA-Beschl. v. 29. 11. 1988 – VI ZR 55/88.

Keine Blutdruckkontrolle zur Abklärung des auf massive Proteinurie der Mutter, verdächtige CTG und Wachstumsretardierung des Kindes gegründeten Verdachts einer *EPH-Gestose:* OLG Köln, Urt. v. 2. 12. 1992 – 27 U 74/92.

Keine Hinzuziehung eines HNO-Arztes durch Gynäkologen bei *Hörsturz:* OLG Stuttgart, Urt. v. 4. 2. 1993 – 14 U 51/92.

Hinwegsetzen über Diagnosemethoden der Schulmedizin bei Symptomen eines *Uteruskarzinoms:* OLG Koblenz, Urt. vom 28. 6. 1995 – 7 U 520/94.

Neurologie:

Unterlassen einer kernspintomographischen Untersuchung bei bestimmten *Lähmungserscheinungen:* BGH, Urt. v. 27. 1. 1998 – VI ZR 339/96.

Pädiatrie:

Anforderungen an fundamentalen Fehler bei Unterlassung weitergehender Diagnostik zur Abklärung der *Gelbfärbung eines Neugeborenen:* BGH, Urt. v. 14. 7. 1992 – VI ZR 214/91.

Keine diagnostische Abklärung des *fokalen Krampfanfalls* beim Neugeborenen auf Meningitis: OLG München, Urt. v. 6. 6. 1991 – 24 U 590/89.

Kein Reagieren auf alarmierend *hohe Blutgaswerte* bei Neugeborenen: OLG Oldenburg, Urt. v. 6. 4. 1993 – 5 U 193/92, NA-Beschl. v. 19. 10. 1993 – VI ZR 140/93.

Augenheilkunde:

Keine Augeninnendruckmessung bei älterem Patienten zur Früherkennung eines *Glaukoms:* OLG Hamm, Urt. v. 29. 11. 1977 – 9 U 23/77, NA-Beschl. v. 19. 6. 1979.

Keine augenärztliche Untersuchung des Frühgeborenen auf *Netzhautablösung:* OLG Hamm, Urt. v. 15. 5. 1995 – 3 U 287/93, NA-Beschl. v. 12. 3. 1996 – VI ZR 180/95.

Beispiele für grobe Behandlungsfehler in der **Therapie:**

Innere Medizin:

Weiterbehandlung trotz *unzureichenden Instrumentariums* für die erforderliche Spezialbehandlung: BGH, Urteil v. 14. 7. 1981 – VI ZR 35/79.

Keine Mindesteinwirkungszeit von 30 sec. für das *Desinfektionsmittel* vor der Injektion: OLG Stuttgart, Urt. v. 20. 7. 1989 – 14 U 21/88.

Aus Organisationsfehlern verspätete Bewertung und Weiterleitung des DAS-Befundes, was zur verzögerten Einstellung des Patienten in Dringlichkeitskategorie für *Nierentransplantation* führt: OLG Stuttgart, Urt. v. 6. 2. 1992 – 14 U 1/91.

Chirurgie:

Falsche Blutgruppenbestimmung, die bei *Magenresektion* zu 13 falschen Transfusionen führt: BGH, Urt. v. 12. 2. 1980 – VI ZR 170/78.

Keine Kontrolle des Hodensitzes nach *Rezidiv-Hernien-Operation:* BGH, Urt. v. 21. 9. 1982 – VI ZR 130/81.

Kein Ausgleich des Corticoidmangels beim *Morbus-Addison*-Patienten in der operativen und postoperativen Phase: BGH, Urt. v. 26. 2. 1991 – VI ZR 344/89.

Anlegen eines wie ein Zuchtboden für Staphylokokken wirkenden *Oberschenkel-Gehgipses* unmittelbar nach Entfernung eines äußeren Rohrspanners: OLG Düsseldorf, Urt. v. 28. 6. 1984 – 8 U 37/83.

Durch fehlerhafte *Organisation des Nacht- und Sonntagsdienstes* im Krankenhaus kommt es zu schweren therapeutischen Fehlern: OLG Düsseldorf, Urt. v. 2. 10. 1985 – 8 U 100/83.

Keine Kontrolluntersuchung nach Reposition eines Bruchs trotz gewichtiger Hinweise für Durchblutungsstörung durch *Verletzung der arteria brachialis* infolge Verschiebens der Bruchfragmente bei dem Unfall: OLG Düsseldorf, Urt. v. 11. 6. 1987 – 8 U 223/85.

Nach operativ versorgter Fraktur mit Durchspießungswunde keine stündlichen Kontrollen auf *Gasbrand:* OLG Stuttgart, Urt. v. 14. 1. 1989 – 14 U 8/87, NA-Beschl. v. 25. 10. 1988 – VI ZR 59/88.

Keine Antibiotika-Therapie bei *Entzündung am Nagelbett* einer Fingerkuppe nach Schnittverletzung: KG, Urt. v. 30. 4. 1990 – 20 U 1833/89, NA-Beschl. v. 19. 2. 1991 – VI ZR 224/90.

Keine Faszienspaltung trotz *Kompartmentsyndroms:* OLG Oldenburg, Urt. v. 20. 9. 1994 – 5 U 34/94.

Keine Korrektur fehlerhafter Ruhigstellung nach *Fraktur des Mittelhandknochens:* OLG Oldenburg, Urt. v. 8. 11. 1994 – 5 U 96/94.

Unterlassung einer Bronchoskopie nach *Lungenoperation:* OLG Hamm, Urt. v. 8. 3. 1995 – 3 U 235/93, NA-Beschl. v. 14. 11. 1995 – VI ZR 106/95.

Unterlassung der täglichen Wundkontrolle nach infektionsgefährdeter operativer Einrichtung eines *luxierten Mittelfingers:* OLG Köln, Urt. v. 18. 12. 1995 – 5 U 183/94.

Von Arzt im Praktikum vorgenommene Entlassung eines *Anuspraeter*-Patienten ohne Abschlussuntersuchung trotz Stuhlverhaltung: OLG Schleswig, Urt. v. 4. 12. 1996 – 4 U 146/95.

Unterlassen der operativen Korrektur eines *Hodenhochstandes* im Rahmen der Leistenbruchoperation bei Säugling: OLG München, Urt. v. 23. 1. 1997 – 24 U 804/93.

Unterlassung gebotener operativer Reposition nach *Luxation des Sprunggelenks:* OLG Celle, Urt. v. 21. 10. 1996 – 1 U 59/95, NA-Beschl. v. 12. 8. 1997 – VI ZR 369/96.

Unterlassung medikamentöser und chirurgischer Behandlung einer *Wundinfektion:* OLG Düsseldorf, Urt. v. 21. 11. 1996 – 8 U 166/95, NA-Beschl. v. 12. 8. 1997 – VI ZR 400/96.

Orthopädie:

Bewegungsübungen nach »Poelchen« nach *Humerus-Trümmerfraktur* trotz sperrender und wandernder Kirschnerdrähte im Schultergelenk: BGH, Urt. v. 3. 12. 1985 – VI ZR 106/84.

Arthrographie und Meniskusoperation am selben Tag trotz der chemischen Reizung durch den Diagnoseeingriff: OLG Hamm, Urt. v. 13. 1. 1988 – 3 U 338/86, NA-Beschl. v. 6. 12. 1988 – VI ZR 50/88.

Gynäkologie und Geburtshilfe:

Entbindung mit Saugglocke statt Schnittentbindung trotz deutlicher Zeichen für gefährliche vaginale Entwicklung des Kindes: BGH, Urt. v. 29. 1. 1985 – VI ZR 69/83.

Keine sectio trotz *hoch pathologischem CTG:* BGH, Urt. v. 24. 9. 1996 – VI ZR 303/95.

Trotz *hoch pathologischem CTG* Förderung der Wehen und Zangengeburt: BGH, Urt. v. 1. 10. 1996 – VI ZR 10/96.

Keine Hinzuziehung eines Arztes durch die Hebamme bei ersten *Unregelmäßigkeiten der Herztöne* des Kindes in der Geburt: OLG München, Urt. v. 15. 2. 1990 – 1 U 2016/87, NA-Beschl. v. 20. 11. 1990 – VI ZR 143/90.

Kein Einsatz des CTG in der Geburt trotz *vorzeitigem Blasensprung:* OLG Oldenburg, Urt. v. 15. 5. 1990 – 5 U 114/89, NA-Beschl. v. 19. 2. 1991 – VI ZR 201/90.

Keine Hinzuziehung des Gynäkologen zur Überwachung einer *Risikogeburt:* OLG Oldenburg, Urt. v. 24. 7. 1990 – 5 U 149/89, NA-Beschl. v. 12. 3. 1991 – VI ZR 274/90.

Bei Erstgebärender nach Auftreten eines *hormonellen Symphysenschadens* Bewegungsübungen statt Stabilisierung des Beckenrings von außen und Ruhigstellen: OLG Hamburg, Urt. v. 5. 4. 1991 – 1 U 19/90, NA-Beschl. v. 16. 6. 1992 – VI ZR 180/91.

Um zwei Stunden *verzögerte Beendigung der Geburt* durch Vakuumextraktion: OLG Oldenburg, Urt. v. 3. 12. 1991 – 5 U 25/91, NA-Beschl. v. 9. 2. 1993 – VI ZR 13/92.

Kein Scheiden-Damm-Schnitt trotz *übergroßem Schultergürtel* des Kindes: OLG Oldenburg, Urt. v. 27. 10. 1992 – 5 U 63/92.

Trotz deutlicher *Warnzeichen für sectio* verlässt Geburtshelfer Kreißsaal zur Mittagspause: OLG Hamm, Urt. v. 1. 2. 1993 – 3 U 65/92.

Statt Überweisung der Schwangeren bei *Symptomen einer Frühgeburt* in die Klinik Verordnung von Abführmitteln: OLG Karlsruhe, Urt. v. 6. 4. 1994 – 13 U 46/93, NA-Beschl. v. 24. 1. 1995 – VI ZR 159/94.

Unverhältnismäßige Verzögerung der sectio trotz *Risikoschwangerschaft:* OLG Frankfurt, Urt. v. 29. 11. 1994 – 8 U 146/93, NA-Beschl. v. 26. 9. 1995 – VI ZR 397/94.

Unterlassen der *rechtzeitigen Anordnung einer sectio-Bereitschaft:* OLG München, Urt. v. 27. 10. 1994 – 24 U 364/89, NA-Beschl. v. 17. 10. 1995 – VI ZR 400/94.

Unzureichende Geburtsüberwachung bei *pathologischem CTG:* OLG Oldenburg, Urt. v. 16. 1. 1996 – 5 U 17/95, NA-Beschl. v. 12. 11. 1996 – VI ZR 60/96.

Überlassen der Geburtsleitung eines sehr großen Kindes mit *Risiko der Schulterdystokie* an unerfahrene Assistenzärztin: OLG Hamm, Urt. v. 24. 6. 1996 – 3 U 179/94, NA-Beschl. v. 11. 3. 1997 – VI ZR 310/96.

Unzureichende Überwachung des Geburtsfortschritts bei komplizierter *Zwillingsgeburt:* OLG Köln. Urt. v. 23. 7. 1997 – 5 U 44/97.

Pädiatrie:

Unterlassen der Kontrollmessungen des Sauerstoffpartialdrucks im Blut von *Brutkastenkindern* grob fehlerhaft: BGH, Urt. v. 10. 5. 1983 – VI ZR 270/81.

Keine Blutgasanalyse bei *Brutkastenkind:* KG, Urt. v. 24. 4. 1980 – 20 U 95/78, NA-Beschl. v. 24. 3. 1981 – VI ZR 136/80.

Keine Temperaturüberwachung bei *Frühgeborenen:* OLG Hamm, Urt. v. 29. 11. 1993 – 3 U 228/92, NA-Beschl. v. 27. 9. 1994 – VI ZR 50/94.

Augenheilkunde:

Unkontrollierte Verordnung *kortikoider Augentropfen:* OLG Hamm, Urt. v. 21. 2. 1990 – 3 U 429/88, NA-Beschl. v. 8. 1. 1991 – VI ZR 125/90.

Unzureichende Kontrolle der Netzhaut eines *frühgeborenen Kindes:* OLG Hamm, Urt. v. 21. 2. 1990 – 3 U 429/88, NA-Beschl. v. 12. 3. 1996 – VI ZR 180/95.

Urologie:

Keine therapeutische Reaktion auf *alarmierenden Kreatininwert:* OLG Frankfurt, Urt. v. 15. 3. 1994 – 8 U 158/93, NA-Beschl. v. 24. 1. 1995 – VI ZR 129/94.

Anästhesie:

Nach *Herz-Kreislauf-Stillstand* in Intubationsnarkose keine Überprüfung der Lage des Tubus und überdosierte Medikation zu Reanimation: OLG Oldenburg, Urt. v. 15. 6. 1990 – 5 U 43/89.

Strahlenbehandlung:

Kein Einsatz des vorhandenen Dosisleistungsmessgeräts für eine *kontrollierte Strahlentherapie:* BGH, Urt. v. 30. 5. 1989 – VI ZR 200/88.

Keine Bestimmung der Basisleistung bei *Radiumeinlage* wegen Zervixkarzinom: OLG Frankfurt, Urt. v. 27. 5. 1993 – 1 U 179/89, NA-Beschl. v. 22. 3. 1994 – VI ZR 185/93.

Psychiatrie:

Unterlassen der Weitergabe fremdanamnestischer Befunde an Konsiliararzt bei *suizidgefährdetem Patienten:* OLG Celle, Urt. v. 18. 12. 1995 – 1 U 36/94, NA-Beschl. v. 5. 11. 1996 – VI ZR 43/96.

Zahnmedizin:

Einsatz von Implantaten in wegen *fortgeschrittenen Knochenabbaus* ungeeigneten Oberkiefer: OLG Köln, Urt. v. 25. 2. 1998 – 5 U 157/97.

*Beispiele für **Organisationsfehler,** die als grobe*
Behandlungsfehler eingeschätzt wurden:

Organisation des *Nachtdienstes* im Belegkrankenhaus: BGH, Urt.
v. 16. 4. 1996 – VI ZR 190/95.

Organisation des *Nacht- und Sonntagsdienstes* in der Klinik: OLG
Düsseldorf, Urt. v. 2. 10. 1985 – 8 U 100/83.

Unzureichende *Besetzung der Station* bei suizidgefährdeten Patienten: OLG Hamm, Urt. v. 16. 9. 1992 – 3 U 283/91, NA-
Beschl. v. 25. 5. 1993 – VI ZR 250/92.

Organisation der den Eltern frühgeborener Kinder bei der Entlassung zu *erteilenden Hinweise:* OLG Köln, Urt. v. 28. 9. 1995
– 5 U 174/94.

Unterlassung der *Unterrichtung des Arztes* durch Krankenschwester bei Komplikation: OLG Oldenburg, Urt. v. 9. 4.
1996 – 5 U 158/95.

Unterlassung der *Hinzuziehung eines Arztes* bei länger dauernder
Blauverfärbung eines Neugeborenen: OLG München, Urt. v.
20. 6. 1996 – 1 U 4529/95, NA-Beschl. v. 4. 2. 1997 – VI ZR
309/96.

Organisation der *postoperativen Überwachung:* OLG Köln, Urt.
v. 21. 8. 1996 – 5 U 286/94, NA-Beschl. v. 17. 6. 1997 – VI ZR
324/96.

»*Anscheinsbeweise*« – *wann Gerichte sie zugelassen haben**

*Anscheinsbeweise sind dann möglich, wenn nach aller Lebens-
erfahrung die Schädigung mit dem Eingriff des Arztes zusammenhängt. Sie erleichtern die Durchsetzung von Schadensersatzansprüchen erheblich, kommen aber nur sehr selten vor:*

Anscheinsbeweis für *Infizierung mit HIV* bei Bluttransfusion von
Aids-erkranktem Spender: BGH, Urt. v. 30. 4. 1991 – VI ZR
178/90; OLG Bamberg, Urt. v. 23. 4. 1996 – 5 U 37/95, NA-
Beschl. v. 11. 3. 1997 – VI ZR 238/96.

Anscheinsbeweis für Ursächlichkeiten einer in die Schwellung
vorgenommenen *Injektion nach Sprunggelenksfraktur* für Entzündung: OLG Hamm, Urt. v. 4. 5. 1987 – 3 U 323/86, NA-
Beschl. v. 19. 4. 1988 – VI ZR 218/87.

Anscheinsbeweis für Fehler bei *Verbrennungen mit Hochfre-
quenzchirurgiegerät:* OLG Saarbrücken, Urt. v. 30. 5. 1990 –
1 U 69/89.

Anscheinsbeweis für Kausalzusammenhang bei engem zeitlichen
Zusammentreffen von *Punktion des Kniegelenks* und Aus-
bruch der Entzündung (2 Tage): OLG Düsseldorf, Urt. v. 5. 7.
1990 – 8 U 270/88.

Anscheinsbeweis für *Lagerungsschaden:* OLG Hamm, Urt. v. 18.
6. 1997 3 U 173/96, NA-Beschl. v. 5. 5. 1998 – VI ZR 246/97.

---

* *Quelle:* Erich Steffen Wolf-Dieter Dressler: Arzthaftungsgesetzrecht. Neue Entwicklungslinien der BGH-Rechtsprechung, 8 Auflage, Köln 1999, RWS Verlag Kommunikationsforum, Köln.

BGH = Bundesgerichtshof

NA-Beschl. = Nichtannahmebeschluss. Damit weist der Bundesgerichtshof die Revision gegen ein Urteil des Oberlandesgerichts zurück.

OLG = Oberlandesgericht

Urt. = Urteil

»Übernahmefehler« – wo Gerichte auf einen Schadensersatzanspruch erkannten*

Übernahmefehler sind solche, die bereits mit der Übernahme der Behandlung begangen werden, wenn die dafür notwendigen Grundvoraussetzungen nicht gegeben sind. Zum Beispiel, wenn **diagnostische Ausstattung und Erfahrung des Arztes** *nicht ausreichen:*

Keine Abklärung von Schmerzen und Beschwerden im Ohrenbereich (Hörsturz) durch Hinzuziehung eines HNO-Facharztes: OLG Stuttgart, Urt. vom 4. 2. 1993 – 14 U 51/92.

Bei 3-jährigem Kind nach Sturz aus 1,50 m Höhe trotz Verdachts auf Schädelbasisfraktur aufgrund von Gesichtsverletzungen einschließlich eines Brillenhämatoms *keine Hinzuziehung* eines Augenarztes zur Abklärung der Möglichkeit von Einblutungen in die Netzhaut und keine Computertomographie: OLG Oldenburg, Urt. v. 14. 1. 1997 – 5 U 139/95.

Bei Ohrbeschwerden nach Gallenoperation *keine Hinzuziehung* eines HNO-Facharztes: OLG Zweibrücken, Urt. v. 10. 2. 1998 – 5 U 65/96.

Keine Einbestellung der Patientin trotz neuer Befunde für Misslingen des Schwangerschaftsabbruchs: BGH, Urt. v. 25. 6. 1985 – VI ZR 270/83.

Keine sofortige Einweisung ins Krankenhaus trotz dringender Verdachtsgründe für inkompletten Gefäßverschluss: BGH, Urt. v. 28. 1. 1986 – VI ZR 246/86.

---

* *Quelle:* Erich Steffen Wolf-Dieter Dressler: Arzthaftungsrecht. Neue Entwicklungslinien der BGH-Rechtsprechung, 8. Auflage, Köln, 1999, RWS Verlag Kommunikationsforum, Köln.

BGH = Bundesgerichtshof

NA-Beschl. = Nichtannahmebeschluss. Damit weist der Bundesgerichtshof die Revision gegen ein Urteil des Oberlandesgerichts zurück.

OLG = Oberlandesgericht

Urt. = Urteil

Unzureichender Informationsfluss zwischen Patient – Labor – Arzt bei nur ambulanter Betreuung des Hochdruckpatienten mit Verdacht auf Nebennierentumor. BGH, Urt. v. 26. 4. 1988 – VI ZR 246/86.

Keine Unterrichtung des Patienten selbst, sondern nur seiner Angehörigen, über den histologischen Befund eines Retikulumzellsarkoms mit hohem Metastasenrisiko: BGH, Urt. v. 25. 4. 1989 – VI ZR 175/88.

Bei 2-jährigem Kind mit Fieber, Atemnot, Speichelfluss Verdachtsdiagnose Pseudokrupp, *ohne Eltern* auf die Notwendigkeit *hinzuweisen*, bei Fortdauer des Zustandes sofort das Krankenhaus für eine Weiterführung der Diagnostik aufzusuchen: OLG Oldenburg, Urt. v. 18. 3. 1997 – 5 U 82/95, NA-Beschl. v. 4. 11. 1997 – VI ZR 144/97.

Trotz Verdachts auf Prostatakrebs bei über der Norm liegendem PSA-Wert und verdächtigem digiorektalen Tastbefund, aber negativem Befund einer transperinealen Prostatabiopsie empfiehlt der Arzt dem Patienten eine *Überprüfung* des PSA-Wertes *erst nach drei Monaten*, obschon mit aggressiver Entwicklung gerechnet werden muss: OLG Köln, Urt. v. 22. 10. 1997 – 5 U 80/97, NA-Beschl. v. 4. 11. 1997 – VI ZR 144/97.

Viele therapeutische Fehler gehen auf ein Übernahmeverschulden infolge **unzureichender sachlicher und räumlicher Ausstattung, unzureichender Hygieneverhältnisse, fehlender Spezialkenntnisse und -erfahrung** *zurück:*

Fehlende apparative Ausstattung: BGH, Urt. v. 27. 6. 1978 – VI ZR 183/76.

Lymphknotenexstirpation durch *Anfänger:* BGH, Urt. v. 27. 9. 1983 – VI ZR 230/81; BGH, Urt. v. 7. 5. 1985 – VI ZR 224/83.

Betreuung des Hochdruckpatienten mit Verdacht auf Nebennierentumor in der Ambulanz durch *Anfänger:* BGH, Urt. v. 26. 4. 1988 – VI ZR 246/88.

Mangelhafte apparative Ausstattung für kontrollierte Führung einer Strahlentherapie: BGH, Urt. v. 30. 5. 1989 – VI ZR 200/88.

Operation einer chronisch rezidivierenden Appendizitis durch *Nichtfacharzt:* BGH, Urt. v. 10. 3. 1992 – VI ZR 64/91.

Unterlassen der Inkubationsbeatmung des Neugeborenen und fehlerhafte Pufferung durch *Anfänger:* BHG, Urt. v. 12. 7. 1994 – VI ZR 299/93.

Zwillingsgeburt bei *nur einem brauchbaren CTG-Gerät:* BGH, Urt. v. 27. 9. 1994 – VI ZR 284/93.

Nichthinzuziehung eines Gefäßspezialisten als Consiliarius: OLG Oldenburg, Urt. v. 11. 6. 1982 – 6 U 6/82, NA-Beschl. v. 29. 3. 1983 – VI ZR 202/82.

Keine Kontrolluntersuchung nach Reposition einer Fraktur trotz gewichtiger Hinweise für Gefäßverletzung: OLG Düsseldorf, Urt. v. 11. 6. 1987 – 8 U 223/85.

Keine Kontrolluntersuchung nach hygienischer statt chirurgischer Hand-Desinfektion bei Kniegelenkpunktion: OLG Schleswig, Urt. v. 12. 7. 1989 – 4 U 120/88.

Keine Hinzuziehung eines HNO-Arztes zur Abklärung eines Hörsturzes nach Unterleibsoperation: OLG Stuttgart, Urt. v. 4. 2. 1993 – 14 U 51/92.

Keine Hinzuziehung eines Facharztes durch Hebamme zur Entbindung des Kindes aus Schulterdystokie: OLG Stuttgart, Urt. v. 15. 7. 1993 – 14 U 3/93.

Keine Hinzuziehung eines HNO-Arztes durch den Chirurgen bei Druckgefühl des Patienten im Ohr nach Galleneoperation (chochlearer Hörsturz): OLG Zweibrücken, Urt. v. 10. 2. 1998 – 5 U 65/89.

*Übernahmefehler aus **Organisations- oder Kontrollverschulden:***

Allgemeinmedizin/Innere Medizin:

Nichtverfügbarkeit eines Medikaments für die Gerinnungsfähigkeit des Bluts beim Marcumar-Patienten während der Operation eines Bruchs des Handgelenks: BGH, Urt. v. 11. 12. 1990 – VI ZR 151/90.

Unterlassen der Anweisung an Arzthelferin, eine telefonische Schilderung dramatischer Krankheitssymptome sofort an ihn weiterzuleiten: BGH, Urt. v. 9. 1. 1996 – VI ZR 70/95.

Injektion von Valium in Arterie statt in Vene: OLG München, Urt. v. 2. 2. 1989 – 1 U 4573/88, NA-Beschl. v. 31. 10. 1989 – VI ZR 97/89.

Zu kurze Einwirkungszeit des Desinfektionsmittels vor Injektion: OLG Stuttgart, Urt. v. 20. 7. 1989 – 14 U 21/88.

Unterlassen einer Identitätsprüfung der histologisch untersuchten Gewebeproben durch den einsendenden Arzt führt zur falschen Zuordnung der Befunde und zur Entfernung eines gesunden Magens: OLG Düsseldorf, Urt. v. 23. 5. 1996 – 8 U 98/94, NA-Beschl. v. 3. 6. 1997 – VI ZR 212/96.

Chirurgie:

Nachblutung nach Mandeloperation: OLG Hamm, Urt. v. 5. 11. 1980 – 3 U 67/80, NA-Beschl. v. 9. 11. 1982 – VI ZR 35/81.

Keine stündliche Kontrolle der operativ versorgten Fraktur mit Durchspießungswunde auf Gasbrand: OLG Stuttgart, Urt. v. 24. 1. 1988 – 14 U 8/87, NA-Beschl. v. 25. 10. 1988 – VI ZR 59/88.

Lagerungsschaden bei beidseitiger Bruchoperation: OLG Köln, Urt. v. 2. 4. 1990 – 27 U 140/88, NA-Beschl. v. 20. 11. 1990 – VI ZR 152/90.

Verspätete Einstellung des Patienten in die Dringlichkeitsstufe für eine Nierentransplantation wegen Fehler in der Planung und Koordination: OLG Stuttgart, Urt. v. 6. 2. 1992 – 14 U 1/91.

Nach Küntscher-Marknagelung *keine Überprüfung* auf Torsionsfehlstellung: OLG Karlsruhe, Urt. v. 8. 9. 1993 – 7 U 41/91.

Zu tiefes Einbringen der Spongiosaschrauben in den Hüftknochen *mangels Bildwandkontrolle* führt zu einer Dauerschädigung des Hüftgelenks: OLG Hamm, Urt. v. 22. 4. 1996 – 3 U 95/95.

Keine Anweisungen des Krankenhauses an das Pflegepersonal hinsichtlich der postoperativen Betreuung frisch operierter Patienten, obwohl das Krankenhaus *keinen Aufwachraum* besitzt: OLG Köln, Urt. v. 21. 8. 1996 – 5 U 286/94, NA-Beschl. v. 17. 6. 1997 – VI ZR 324/96.

Nach Osteotomie des Unterschenkels *keine Kontrolle* des Beins auf Entstehung eines Kompartmentsyndroms mit der Folge der Versteifung des Sprunggelenks: OLG Oldenburg, Urt. v. 2. 12. 1997 – 5 U 79/97.

Bei Operation eines Knochenabrisses im Bereich des Ellbogengelenks *Übersehen* einer Luxation des Radiusköpfchens auf dem Röntgenbild: OLG Oldenburg, Urt. v. 14. 10. 1997 – 5 U 98/97.

Anästhesie:

Sauerstoffunterversorgung nach Extubation: BHG, Urt. v. 3. 10. 1989 – VI ZR 318/88.

Unzureichende Abstimmung des Instrumenteneinsatzes mit Ophtalmologen bei Schieloperation: BGH, Urt. v. 26. 1. 1999 – VI ZR 376/97.

Keine rechtzeitige anästhesiologische Behandlung eines Liquorverlustsyndroms nach Spinalanästhäsie infolge *unzureichender organisatorischer Abstimmung* zwischen Operateur und

Anästhesist über die Belehrung des Patienten, sich bei Dauer-
kopfschmerzen zu melden: OLG Stuttgart, Urt. v. 1. 12. 1994 –
14 U 48/93.

Sturz des Patienten von der OP-Liege infolge Angstreaktion angesichts der bevorstehenden Periduralanästhesie: OLG München, Urt. v. 24. 10. 1996 – 24 U 124/96.

Gynäkologie/Geburtshilfe/Pädiatrie:

Toxische Desinfektion im Kreißsaal: BGH, Urt. v. 25. 9. 1990 – VI
ZR 285/89.

Brandverletzung des Frühgeborenen im Inkubator durch *schad-
hafte Wärmflasche:* BGH, Urt. v. 1. 2. 1994 – VI ZR 65/93.

Bewertung des CTG während der Nachtzeit *durch Pflegepersonal:*
BGH, Urt. v. 16. 4. 1994 – VI ZR 190/95.

Verspätete Einleitung der sectio wegen *Fehler bei der Geburtsleitung* durch den Gynäkologen: BGH, Urt. v. 21. 7. 1998 – VI ZR
15/98.

Keine Übertragung der Risikogeburt auf Oberarzt statt auf Hebamme: OLG Hamm, Urt. v. 18. 9. 1989 – 3 U 233/88, NA-
Beschl. v. 25. 9. 1990.

Nichtverständigen des Arztes durch Hebamme bei Herztonabfall
des Kindes in der Geburt: OLG München, Urt. v. 15. 2. 1990 –
1 U 2016/87, NA-Beschl. v. 20. 11. 1990.

Keine Übertragung der Risikogeburt auf Gynäkologen statt auf
die Hebamme: OLG Oldenburg, Urt. v. 24. 7. 1990 – 5 U
149/89, NA-Beschl. v. 12. 3. 1991 – VI ZR 274/90.

Zu langes Herausschieben der Vakuumextraktion: OLG Oldenburg, Urt. v. 3. 12. 1991 – 5 U 25/91, NA-Beschl. v. 9. 2. 1993 –
VI ZR 13/92.

Eigenmächtiges Höherstellen des Wehentropfs durch *Krankenschwester:* OLG Stuttgart, Urt. v. 20. 8. 1992 – 14 U 3/92.

Zu langes Hinausschieben der Schnittentbindung bei Sauerstoff-
minderversorgung des Kindes und Geburtsstillstand: OLG

Schleswig, Urt. v. 24. 2. 1993 – 4 U 18/91, NA-Beschl. v. 7. 12. 1993 – VI ZR 199/93.

Entbindung des Kindes *bei Schulterdystokie durch Hebamme:* OLG Stuttgart, Urt. v. 15. 7. 1993 – 14 U 3/92

Holen der Nachgeburt *durch Krankenschwester:* OLG München, Urt. v. 27. 1. 1994 – 1 U 2040/93.

Keine sonographische Kontrolle der Nieren und der harnableitenden Wege nach abdominaler Hysterektomie: OLG Düsseldorf, Urt. v. 13. 6. 1996 – 8 U 94/95.

Der Gynäkologe überlässt der *Hebamme* die Überwachung des Geburtsverlaufs *trotz hochpathologischem CTG:* OLG Oldenburg, Urt. v. 16. 1. 1996 – 5 U 17/95, NA-Beschl. v. 12. 11. 1996.

Unzureichende Überwachung des Geburtsfortschritts bei Risikogeburt, keine Blutdruck- und transkutanen Sauerstoffmessungen bei dem Kind trotz auftretender Zyanosen und Bradykardieanfällen: OLG Köln, Urt. v. 23. 7. 1997 – 5 U 44/97.

Orthopädie:

Lagerungsschaden bei Bandscheibenoperation: BGH, Urt. v. 24. 1. 1984 – VI ZR 203/82.

Arthrographie und Meniskusoperation trotz risikoreichen Reizzustands am selben Tag: OLG Hamm, Urt. v. 13. 1. 1988 – 3 U 338/86, NA-Beschl. v. 6. 12. 1988 – VI ZR 50/88.

Nach Umstellungsosteotomie in Rückenlage *Lagerungsschäden* am ausgelagerten Infusionsarm: OLG Hamm, Urt. v. 18. 6. 1997 – 3 U 173/96, NA-Beschl. v. 5. 5. 1998 – VI ZR 246/97.

Radiologie:

Einführen des Darmrohrs *durch Arzthelferin* statt durch Radiologen: OLG Köln, Urt. v. 29. 11. 1989 – 27 U 111/89, NA-Beschl. v. 23. 10. 1990 – VI ZR 9/90.

Urologie:

Lagerungsschaden bei Eröffnung des Nierenbeckens (Pyelotomie): OLG Düsseldorf, Urt. v. 5. 11. 1981 – 8 U 268/80, NA-Beschl. v. 7. 12. 1982 – VI ZR 265/81.

Zahnmedizin/Kieferchirurgie:

Operation im Kieferbereich *auf der krankheitsfreien Seite:* OLG Köln, Urt. v. 3. 11. 1997 – 5 U 137/97.

Eingliederung einer *Prothese trotz* der auf dem Röntgenbild erkennbaren *ungenügenden Verankerung* der Implantate wegen fortgeschrittenen Knochenabbaus: OLG Köln, Urt. v. 25. 2. 1998 – 5 U 157/97.

So finden Sie Rat und Unterstützung: Selbsthilfegruppen, Anwälte, Gutachter

Hinweis an alle Klagewilligen:
Zwischen Arzt und Patient besteht ein (meist ungeschriebener) Vertrag. Der beinhaltet nicht, dass der Arzt auf jeden Fall erfolgreich behandeln muss, sondern nur, dass er mit allen ihm zur Verfügung stehenden Mitteln versucht, den Kranken zu heilen. Tritt die Heilung nicht ein oder verschlechtert sich während einer Behandlung der Gesundheitszustand, liegt erst dann ein Behandlungsfehler vor, wenn der Arzt nicht den Standards gemäß gearbeitet hat. Kurz: Wer mit einer Grippe zum Arzt geht und die heilt trotzdem nicht schneller ab als sonst auch, hat keine Schadensersatzansprüche. Wenn Sie aber mit einer Grippe zum Arzt gehen und dieser erkennt eine beginnende Lungenentzündung nicht, so dass Sie fast sterben und aufgrund hoher Medikamente einen Dauerschaden zurückbehalten, haben Sie fraglos einen Anspruch. Es macht also keinen Sinn, nur mal »eben so« zu klagen, um ein paar hundert Mark Schmerzensgeld herauszuschinden.

Wer sich mit den Ärzten und ihren Institutionen anlegen will, braucht Helfer – für die medizinischen wie für die juristischen Aspekte.

Rückendeckung im medizinischen Bereich kann der Hausarzt geben, wenn er nicht selber an der Entstehung des Problems mitgewirkt hat. Falls der nicht als der geeignete Gesprächspartner erscheint – die Chipkarte eröffnet ja eine unbegrenzte Arztwahl.

Ziel des Arztbesuchs muss ein Befund sein, mit dem der gesundheitliche Zustand nach der vermutlichen Fehlbehandlung festgestellt wird. Dieser Befund macht einen Vergleich mit dem gesundheitlichen Status vor der Behandlung möglich. Es ist sinnvoll, mehrere Ärzte um Begutachtung zu bitten, nur für den Fall, dass einer mit seiner Diagnose danebenhaut. Je enger ein niedergelassener Arzt sich zum Beispiel den Krankenhausärzten oder einem bestimmten Kollegen verbunden fühlt, umso größer ist die Gefahr, dass er sie möglicherweise zu schützen versucht. Daher empfiehlt es sich, Ärzte aufzusuchen, die in der nächsten Großstadt angesiedelt sind.

Manchmal greifen auch die **Krankenkassen** den Versicherten bei Prozessen finanziell unter die Arme, aber nur mit Kostenzusagen, die 500 Mark nicht überschreiten. Lassen Sie sich aber nicht auf vage Versprechungen ein: Auf Arztrecht spezialisierte Anwälte haben die Erfahrung gemacht, dass die Kassen ihre Mitglieder im Ernstfall dann doch finanziell hängen lassen.

Zumindest aber können die Kassen den Hilfesuchenden geeignete Ärzte zur Feststellung der Schäden nennen, möglicherweise sie auch an den Medizinischen Dienst weiterempfehlen. Die Ärzte dieser Institution stehen zwar in dem Ruf, den Versicherten den Anspruch auf Kuren oder physiotherapeutische Anwendungen zu bestreiten. Sie ändern ihr restriktives Verhalten aber überraschend schnell, wenn ein Nutzen für die Versicherungen damit verbunden ist – und das ist bei Fragen der Arzthaftung wegen eventueller Regressansprüche der Fall. Ansprechpartner ist in jedem Fall die örtliche Niederlassung der zuständigen Krankenkasse.

Medizinischen Rat bieten die vielen **Selbsthilfegruppen.** Es gibt Gruppen, die sich ausschließlich mit einer bestimmten Krankheit befassen, wie zum Beispiel die Deutsche Rheumaliga oder die Bundesvereinigung Stotterer-Selbsthilfe. Diese Vereine verfügen in der Regel über exzellente Informationen zur bestmöglichen Behandlung der Ausgangskrankheit. Dafür sind sie nicht immer kompetent, wenn es um die juristischen Aspekte einer fehlerhaften Behandlung geht.

Eine zweite Gruppe von Selbsthilfevereinen, die Geschädigtenvereine, ist bestens über die medizinische *und* die juristische Seite informiert. Da gibt es zum Beispiel die beiden großen Vereine, die sich um die Belange von Eltern kümmern, die ein geburtsgeschädigtes Kind zu betreuen haben, den Arbeitskreis Kunstfehler in der Geburtshilfe und die Bundesarbeitsgemeinschaft Geburtshilfegeschädigter. Sie bieten nicht nur hohe medizinische Kompetenz, sie kennen auch die kompetentesten Anwälte und können hin und wieder vor Gutachtern warnen beziehungsweise wirklich unabhängige empfehlen.

Die Notgemeinschaft Medizingeschädigter befasst sich mit allem, was mit fehlerhafter Arztleistung zusammenhängt.

Bei der Vielzahl von Selbsthilfegruppen ist es nur logisch, dass es bessere und schlechtere, kompetente und weniger kompetente, professionell arbeitende und solche gibt, die mehr versprechen, als sie halten können. Wer auf Nummer sicher gehen will, wendet sich an einen jener Vereine, die sich kürzlich mit der Arbeitsgemeinschaft der Verbraucherverbände zu einem Bündnis zusammengeschlossen haben. Hier können Ratsuchende sich in guten Händen fühlen.

Die Arbeitsgemeinschaft der Verbraucherverbände hat in ihren regionalen *Verbraucherzentralen* ein gewaltiges Know-how über den Umgang mit Behandlungsfehlern angesammelt. Besonders die Verbraucherzentrale in Hamburg ist da hervorzuheben. Der Zusammenschluss der Initiativen zu einem Dachverein dürfte den Patienten noch mehr Nutzen bringen. Geplant ist, nicht nur bei Behandlungsfehlern tätig zu werden, sondern mit der Zeit die ärztlichen Leistungen insgesamt zu bewerten, verbindliche Qualitätsmerkmale zu entwickeln und die Patienten auch bei Leistungsverweigerungen seitens der Krankenkassen zu vertreten.

Und so finden Sie den geeigneten **Anwalt:** Die Geschädigtenverbände haben gute Verbindungen zu Rechtsberatern, von deren

Qualität sie überzeugt sind und deren Adressen sie auch gern weitergeben. Weitere Anlaufadressen finden Sie ab S. 321.

Die Krankenkassen empfehlen, sich bei Ihrer Kasse zu erkundigen, welche Anwälte sie bei der Durchsetzung von Regressansprüchen gegenüber Ärzten und Krankenhäusern beauftragt. Die Krankenkassen sind derart pingelig bei der Beurteilung der Juristen, dass so mancher Anwalt, der in der Szene und von der Presse hoch gehandelt wird, dort schon längst gestrichen ist.

Zwei Anwaltsvereinigungen bieten die Anschriften spezialisierter Kollegen: Der Verein Anwälte im Medizinrecht mit Sitz in Neuss, zu erreichen über den Rechtsanwalt Hans-Joachim Makiol. Wer sich nicht daran stört, dass diese Anwälte mehr oder weniger oft auch Ärzte und Krankenhäuser vertreten, ist hier gut aufgehoben. Die Juristen haben einige bedenkenswerte Argumente für ihre Doppeltätigkeit: Einmal brauchen manche die sichere Einnahmequelle aus den Haftpflichtversicherungen der Mediziner, weil es sich bei den Geschädigten meist um Leute handelt, die sich nicht ausreichend für solche Auseinandersetzungen abgesichert haben. Zweitens schöpfen die Anwälte aus dem Umgang mit den Medizinern zusätzliche Kompetenz. Drittens behaupten sie, durch ihren guten Ruf bei den Ärzten Zugriff auf patientenorientierte Gutachter zu bekommen. Interessierte mögen sich selbst ihr Urteil bilden. Im Verein Anwälte im Medizinrecht sind rund 150 Juristen eingeschrieben, von denen ein Drittel regelmäßig die vom Verein angebotenen Fortbildungsveranstaltungen besucht.

Sehr jung ist der Verein Rechtsanwälte für Patienten in Düsseldorf. Die hier zusammengeschlossene Handvoll Anwälte lehnt es ab, für Mediziner tätig zu werden.

Wer bereit ist, ein wenig Zeit und Mühe zu investieren, hat die Möglichkeit, über die Pressestellen des Bundesgerichtshofs oder der Oberlandesgerichte Anwälte genannt zu bekommen, die in einem Arzthaftungsprozess schon einmal über Mediziner gewonnen haben. Der Suchprozess ist ein wenig mühsam, hat aber den Vorteil, dass Sie sich nicht auf möglicherweise falsche Referenzen verlassen müssen. Der Ablauf: Suchen Sie aus der juristischen Literatur einschlägige Arzthaftungsfälle – zum Beispiel in der NJW *(Neue Juristische Wochenschrift)* oder in der ZAP *(Zeitschrift für die Anwaltspraxis)*, beides Fachzeitschriften für Juristen, oder in der Zeitschrift *Versicherungsrecht*, die sich speziell an Juristen richtet, die sich im Versicherungsrecht bewegen. Mit dem Aktenzeichen wenden Sie sich, am besten brieflich oder per Fax, an die Pressestelle der jeweiligen Gerichte. Brief oder Fax müssen an den gewünschten Anwalt gerichtet sein und sollten folgenden Text zum Inhalt haben:

»An den Prozessvertreter der Klagepartei im Arzthaftungsprozess mit dem Aktenzeichen . . . . . . Ich bitte Sie, mit mir Kontakt aufzunehmen, weil ich Sie mit der Vertretung meines Falles betrauen möchte.«

Der Pressesprecher wird den Fall dann heraussuchen, den Rechtsanwalt feststellen und diesem das Fax zuleiten. In der Regel melden sich die Anwälte daraufhin, obwohl sie den Fall vielleicht gar nicht selbst übernehmen. Denn vor dem Oberlandesgericht und dem Bundesgerichtshof dürfen nur speziell zugelassene Juristen auftreten, die nicht immer auch vor den Amts- oder Landgerichten auftreten möchten, obwohl sie das dürften. Der Anwalt wird aber in der Regel bereit sein, den Betroffenen an den Kollegen zu vermitteln, der den Fall vor ihm betreut hat.

Bei der Suche hilfreich ist das Buch *Arzthaftungsrecht* von Erich Steffen und Wolf-Dieter Dressler (RWS-Verlag, Köln), das eine – allerdings nicht leicht verständliche – Fallübersicht zu der Materie bietet und eine Vielzahl von Urteilen der Obergerichte nennt. Wer dann noch über die *Beck'sche BGH-CD* aus dem Verlag C. H. Beck verfügt, auf der die Urteile des Bundesgerichtshofs so gespeichert wurden, dass sie per Suchwort oder Aktenzeichen aufzurufen sind, findet sicher einen Fall, der dem seinen gleicht. Nicht zu empfehlen sind die Anwaltssuchdienste. Anwälte können sich in diese Dateien üblicherweise einkaufen, ohne dass ihre Angaben zur Spezialisierung und über bestimmte Erfahrungen geprüft werden. Enttäuschungen sind die unvermeidliche Folge. Einen Anhaltspunkt können auch die Anwaltsbestenlisten der Zeitschrift *Focus* geben. Sicher sind dort nicht alle Anwälte aufgeführt; bei denen, die dort vertreten sind, lassen sich aber zumindest die Bewertungsmaßstäbe nachvollziehen.

Zum Thema **Kosten:** Das Prozessrisiko bei einem Arzthaftungsprozess, bei dem es um einen Streitwert von 30 000 Mark geht, liegt bereits in der ersten Instanz bei rund 10 000 Mark; bei einem Streitwert von 100 000 Mark bei 18 000 und bei einem von einer Million bei 60 000 Mark. Das kann ein Normalsterblicher nicht bezahlen.

Wer frühzeitig eine *Rechtsschutzversicherung* abgeschlossen hat, steht jetzt gut da, wenngleich die meisten Rechtsschutzversicherungen zunächst versuchen werden, sich aus der Verpflichtung herauszuwinden. Erfahrenen Anwälten gelingt es aber meist sehr schnell, die Sachbearbeiter an ihre Pflichten zu erinnern. Allerdings wird nicht immer die Deckung bis hin zum Bundesgerichtshof gewährt, sondern nur bis zum Oberlandesgericht. Zwar enden viele Arzthaftungsfälle dort, wenn nicht sowieso ein Vergleich geschlossen wird; falls der Gegner aber hartnäckig bleibt, muss mit der Versicherung neu verhandelt oder es müssen neue Geldquellen erschlossen werden. Trotzdem kann der Anwalt schon einmal mit der Arbeit anfangen, ohne dass er um sein Honorar fürchten muss.

Wenn, wie es eigentlich üblich ist, erst eine Feststellungsklage erhoben wird, um die konkreten Entschädigungszahlen dann später in einem zweiten Prozesszug festlegen zu lassen, ist jedoch nicht sicher, ob die Versicherung diesen Weg mitgehen möchte.

Verfügt der Geschädigte nicht über eine Rechtsschutzversicherung, muss er *Prozesskostenhilfe* beantragen. In diesem Fall übernimmt der Staat die Kosten für den Prozess, wenn ein Richter beim zuständigen Gericht (bei einem Streitwert unter 10 000

Mark das Amts- und bei einem Streitwert darüber das Landgericht) den Fall für erfolgversprechend hält. Um das prüfen zu können, muss der Fall in der Antragsbegründung ausführlich und nachvollziehbar dargelegt werden; manchmal verlangen die Gerichte sogar schon eine Klageschrift. Anwälte können das und haben damit auch meist Erfolg, wenngleich sie sich damit quasi selbst an den Bettelstab bringen. Denn die Honorare, die der Staat den Anwälten in der Prozesskostenhilfe zugesteht, sind wirklich erbärmlich. Das Honorar für den Antrag auf Prozesskostenhilfe und die Klageschrift muss der Kläger tragen – mit ungewissen Erfolgsaussichten. Bislang hatte sich da die Katze in den Schwanz gebissen: kein Honorar, keine Prozesskostenhilfe. Seit dem 30. Oktober 1999 gibt es aber einen Beschluss des Oberlandesgerichts Hamm (Aktenzeichen 19W35/99), nach dem auch die Kosten für diese Anträge durch die Prozesskostenhilfe finanziert werden müssen. Allerdings handelte es sich im konkreten Fall um einen Prozess gegen eine Bank, so dass nicht sicher ist, ob andere Richter sich diesem Urteil anschließen werden.

Trotzdem bleibt das Honorar ein Witz. Der Anwalt erhält bei einem Streitwert von 100000 Mark knapp 3000 Mark. Einige Anwälte lösen das Problem, indem sie mit den Geschädigten ein Sonderhonorar vereinbaren. Das ist zwar ungesetzlich, aber allgemein üblich. Damit verpflichten sich die Kläger ehrenwörtlich, zum Beispiel 3, 4 oder 5 Prozent der eingeklagten Summe dem Anwalt zu überlassen. Wenn sich ein Kläger nach dem gewonnenen Prozess nicht mehr an diese Absprache halten will, könnte der Anwalt den versprochenen Betrag nicht einmal dann einklagen, wenn ein schriftlicher Vertrag darüber geschlossen worden wäre, denn käme ein solches Papier der Anwaltskammer vor Augen, liefe das auf den Verlust der Zulassung hinaus, also auf ein Berufsverbot. Es gibt Anwälte, die sich daher nach dem Prozess am Treuhandkonto bedienen, das sie für die Überweisung der Entschädigungssummen eingerichtet haben.

Dieses Vorgehen ist durchaus nachvollziehbar. Denn der Aufwand für die Durchführung eines solchen Verfahrens ist um ein Vielfaches größer als bei anderen Rechtsfällen. Geschädigte tun also gut daran, den vorgeschlagenen Deal zu akzeptieren.

Sollte der Kläger einen von der Prozesskostenhilfe finanzierten Prozess jedoch verlieren, hat nicht nur sein Anwalt ein Honorarproblem. Denn das Prozesskostenhilfegesetz sieht vor, dass fremde Rechtsberatungskosten auf keinen Fall vom Staat getragen werden. So sieht sich der ohnehin arme Kläger plötzlich mit Forderungen von vielleicht 100 000 Mark konfrontiert – was ihn direkt in den Ruin treibt. Für den ohnehin schon vom Schicksal Gebeutelten hieße das, für mindestens sieben Jahre (wenn er ein Insolvenzverfahren nach dem neuen Insolvenzrecht erreicht) auf die Sozialhilfe angewiesen zu sein.

Entscheidend für den Ausgang eines Prozesses sind die **Gutachter.** Schon bei der Beauftragung eines Gutachters durch das Gericht ist die Fragestellung wichtig. Da ist es gut, wenn der Anwalt auch Medizin studiert hat oder wenn er weitsichtig genug war, einen Mediziner als Assistenten in den Prozess einzuführen (der ihm auch bei der Abfassung der Klageschrift geholfen hat, von der wesentlich abhängt, welche medizinischen Streitpunkte überhaupt verhandelt und begutachtet werden).

Es gibt Gutachter, die vage andeuten, dass im Sinne der Fragestellung »möglicherweise« ein Fehler des Arztes vorliegen könnte – aber ungefragt gleich feststellen, es handle sich dabei keinesfalls um einen groben Behandlungsfehler. Andere bestreiten, dass eine bestimmte Behandlungsmethode, die vielleicht ein Leben gerettet hätte, zum Zeitpunkt des Delikts bereits zum medizinischen Standard gehört habe – und lügen sich dabei an zwei, drei Jahren vorbei. Manchmal verzögern Gutachter einen Prozess auf geradezu unanständige Weise. Einer ließ den Auftrag sage und schreibe sechs Jahre liegen und konnte erst durch eine Drohung des Standesgerichts zur Abfassung seines Gutachtens bewegt werden. Mit besonderer Vorsicht zu genießen sind die Gutachter der Herz- und der Neurochirurgie. Weil sie alle bei wenigen

Lehrmeistern ausgebildet wurden, halten sie zusammen wie Pech und Schwefel. In diese Phalanx eine Bresche zu schlagen ist nahezu aussichtslos. Gute Anwälte schaffen es trotzdem.

Bei der Bestellung eines Gutachters bedient sich der Richter einer Liste, die von den Ärztekammern beeinflusst wird. Selbstverständlich platzieren die Kammerverantwortlichen dort nicht die »scharfen Hunde«, von denen sie wissen, dass sie das herkömmliche Gutachterunwesen leid sind. Es gibt sie nämlich durchaus, etwas weitsichtigere Professoren, die um den Schaden wissen, den unredliche Gutachter anstellen; die gegensteuern wollen und kein Blatt vor den Mund nehmen. Aber die werden dem Gericht kaum vorgeschlagen.

Gutachter können auch abgelehnt werden. Ein Ablehnungsantrag hat häufig dann Erfolg, wenn dem Gutachter nahe Bindungen zu dem Arzt nachgewiesen werden können, über dessen Tätigkeit er sich äußern soll. Wenn beide zum Beispiel in derselben studentischen Verbindung sind; oder wenn der beklagte Arzt einmal Schüler des Gutachters war und umgekehrt. Herausfinden lässt sich so etwas durch die Lektüre des *Gelehrtenhandbuchs* und der Konventbücher der Verbindungen. Ein guter Anwalt weiß zumindest, in welcher Bibliothek diese Bücher stehen.

Die Wirkung eines negativen Gutachtens kann durch ein anderes aufgehoben werden. Dafür muss der Anwalt das Gericht überzeugen, ein Gegengutachten in Auftrag zu geben oder ein Privatgutachten zu akzeptieren – notfalls muss der Geschädigte das aus der eigenen Tasche zahlen. Er muss jedoch damit rechnen, dass die Gegenseite versucht, den neuen Gutachter wegen Befangenheit abzulehnen, worüber nicht selten ein langwieriger Schriftwechsel entbrennt. Er muss auch damit rechnen, dass der Richter über beide Gutachten noch einen Obergutachter setzen möchte, wobei selbstverständlich auch dieser wegen Befangenheit abgelehnt werden kann. So geht es hin und her.

Unvoreingenommene Gutachter sind am ehesten auf der Ruhebank oder im Ausland zu finden. Es ist verblüffend, wie radikal sich so mancher Professor auf die Seite der Patienten schlägt, wenn er erst im Ruhestand ist, vornehm heißt das »emeritiert«. Diese Radikalität hält aber meist nicht lange vor. Denn wenn die Funktionäre in den Ärztekammern merken, wie ihnen einer aus dem Ruder läuft, werden die Dissidenten plötzlich zu gut bezahlten Vorträgen bei mannigfaltigen Kongressen und Symposien geladen. Und schon ist der alte Wolf wieder ein Lamm.

Also suchen viele Anwälte ihre Gegengutachter im Ausland, in der Schweiz etwa. Dort gibt es das Krähenkartell fast gar nicht, und die Gutachter nehmen kein Blatt vor den Mund – zumindest nicht, wenn sie in Deutschland auftreten.

Schmerzensgeld: Was Gerichte Geschädigten zugestehen

Die folgende Aufstellung enthält – alphabetisch nach Art der Schädigung gegliedert – einschlägige Urteile über Schmerzensgeldansprüche. Nicht einbezogen wurden Schadensersatzansprüche für den durch die Schädigung verursachten Mehrbedarf bei der Lebensführung.

Art der Verletzung	Höhe des Schmerzensgeldes	Aktenzeichen	Hintergrund der Verletzung
Allgemeine Gesundheitsbeeinträchtigung			
	8000 DM	OLG Köln, Urt. v. 4.7. 1990, AZ. 27 U 17/90	Lebensbedrohliche Situation durch arterielle Blutung während einer ohne die erforderliche Aufklärung durchgeführten Operation. *Verletzung der Aufklärungspflicht.*
	8000 DM	OLG Stuttgart, Urt. v. 31. 10. 1991, AZ. 14 U 14/91	Erhebliche Schmerzen eines Säuglings durch krankengymnastische Behandlung wegen schuldhaft unterlassener Behandlung (Vitamin-K-Prophylaxe). *Behandlungsfehler.*
	8000 DM	LG Berlin, Urt. v. 28. 6. 1993, AZ. 6 O 330/92	Nervenschädigung mit Taubheitsfolge und Schmerzen wegen intravenöser Injektionen durch Hilfspersonal. *Behandlungsfehler.*
	10000 DM	OLG Karlsruhe, Urt. v. 19. 7. 1989, AZ. 7 U 59/86	Erkrankung an Tuberkulose wegen fehlender Tuberkulinproben während einer Röntgenuntersuchung. *Behandlungsfehler.*
	15000 DM	OLG München, Urt. v. 22. 2. 1990, AZ. 1 U 2287/88	Infektion mit Hepatitis (Typ: Non-A-Non-B) durch Injektionen. *Behandlungsfehler.*
	15000 DM	LG Lüneburg, Urt. v. 25. 4. 1989, AZ. 9 O 215/87	Lebensverkürzung um ein halbes Jahr wegen verspätet eingesetzter Chemotherapie. *Diagnosefehler.*
	20000 DM	OLG Köln, Urt. v. 10. 4. 1991, AZ. 27 U 115/90	Fortdauer der Grunderkrankung nach nutzlosem operativen Eingriff (hier: Arthrotomie) und misslungene Folgeoperation. *Behandlungsfehler.*
	20000 DM	OLG Hamm, Urt. v. 4. 5. 1987, AZ. 3 U 323/86	Infektion wegen der Operation einer Fraktur zur Unzeit (in eine Schwellung hinein). *Behandlungsfehler.*
	25000 DM	OLG Oldenburg, Urt. v. 20. 9. 1994, AZ. 5 U 34/94	Schuldhaft verspätete Operation und nachfolgende Minderung der Erwerbsfähigkeit um 30 Prozent. *Behandlungsfehler.*
	35000 DM	OLG Köln, Urt. v. 4. 7. 1990, AZ. 27 U 86/89	Verstoß gegen anerkannten Standard bei Operation (hier: fehlende Assistenz) mit gesundheitlichen Dauerfolgen (Darm-Scheiden-Fistel über 1½ Jahre). *Behandlungsfehler.*
	50000 DM	OLG Nürnberg, Urt. v. 16. 9. 1986, AZ. 3 U 2021/84	Verlust der Erektionsfähigkeit bei Penisimplantation, Schmerzen. *Behandlungsfehler.*

50000 DM	LG Hamburg, Urt. v. 25. 4. AZ. 3 O 179/84	Entfernung der Eierstöcke, Unfruchtbarkeit. *Diagnosefehler.*
200000 DM	LG Bayreuth, Urt. v. 3. 2. 1989, AZ. 3 O 642/85	Querschnittlähmung unterhalb der Hüfte wegen einer Myelographie. *Verletzung der Aufklärungspflicht.*
60000 DM	OLG Düsseldorf, Urt. v. 14.6.84, AZ. 8 U 155/81	Schwere Gesundheitsschädigung. *Diagnosefehler.*
65000 DM	OLG Hamm, Urt. v. 19. 12. 1979, AZ. 13 U 268/78	Halbseitige Lähmung bei Carotis-Angiographie. *Verletzung der Aufklärungspflicht.*
90000 DM	OLG Frankfurt/M, AZ. 8 U 18/93	Nicht erkannte Komplikation unter Gipsverband.
230000 DM	LG Memmingen, Urt. v. 19. 11. 1984, AZ. 2 O 1392/83	Schwere Lähmung durch operativen Eingriff. *Verletzung der Aufklärungspflicht/ Behandlungsfehler.*
120000 DM	OLG Frankfurt, Urt. v. 18. 2. 1988, AZ. 12 U 82/87	Querschnittlähmung bei strahlentherapeutischer Behandlung. *Fehlende Einwilligung/Behandlungsfehler.*
150000 DM	OLG Frankfurt, Urt. v. 2. 7. 1993, AZ. 1 U 179/89	Gravierende Dauerschäden durch fehldosierte Strahlenbehandlung. *Schwerer Behandlungsfehler.*
500 DM	OLG Düsseldorf, Urt. v. 14. 12. 1989, AZ. 8 U 136/88	Schuldhaft *verzögerter Eingriff:* langwierige Beschwerden.
800 DM	AG Jever, Urt. v. 6. 12. 1990, AZ. C 697/90	Verweigerung eines nächtlichen Hausbesuchs, verzögerte Einweisung ins Krankenhaus. *Behandlungsfehler.*
3000 DM	OLG Köln, Urt. v. 7. 6. 1989, AZ. 27 W 21/89	Nachoperation, mehrwöchiger Klinikaufenthalt, Arbeitsunfähigkeit. *Behandlungsfehler.*
4000 DM	OLG Köln, Urt. v. 7. 6. 1989, AZ. 27 W 21/89	Nachoperation, Klinikaufenthalt, Arbeitsunfähigkeit. *Behandlungsfehler.*
5000 DM	OLG Stuttgart, Urt. v. 14. 12. 1989, AZ. 14 U 16/89	Erforderliche Nachoperation, wetterfühlige Narbe, verlängerter Klinikaufenthalt. *Behandlungsfehler.*

Art der Verletzung	Höhe des Schmerzensgeldes	Aktenzeichen	Hintergrund der Verletzung
	6000 DM	LG Mönchengladbach, Urt. v. 20. 10. 1988, AZ. 1 O 377/86	Verbrennungen dritten Grades durch unsachgemäße Anwendung eines elektrischen Therapiegeräts (Elektro-Moxa-Gerät). *Behandlungsfehler.*
	6000 DM	OLG Köln, Urt. v. 10. 4. 1991, AZ. 27 U 115/90	Dauerhafte gesundheitliche Beeinträchtigungen durch voraussehbar unnützen operativen Eingriff (Arthrotomie). *Behandlungsfehler.*
	7000 DM	OLG München, Urt. v. 4.3.1994, AZ. 1 U 4404/92	Nachoperation wegen vergessenen Tupfers bei Voroperation. *Behandlungsfehler.*
	7500 DM	OLG Saarbrücken, Urt. v. 30. 5. 1990, AZ. 1 U 69/89	Großflächige und tiefe Verbrennungen durch Hochfrequenzchirurgiegerät, entstellende Narben. *Behandlungsfehler.*
	8000 DM	LG Duisburg, Urt. v. 20. 2. 1987, AZ. 9 O 239/81	Nervschädigung während eines Eingriffs (Lymphknotenextirpation). *Verletzung der Aufklärungspflicht.*

Einzelne Gesundheitsbeeinträchtigung

Art der Verletzung	Höhe des Schmerzensgeldes	Aktenzeichen	Hintergrund der Verletzung
Arm	70000 DM	OLG Hamm, Urt. v. 6.7. 1988, AZ. 3 U 326/87	Motorischer Ausfall eines Armes (Hemisyndrom) bei Carotis-Angiographie. *Verletzung der Aufklärungspflicht.*
Arm	55000 DM	OLG Düsseldorf, Urt. v. 20. 12.1990, AZ. 8 U 110/89	Schaftsprengung bei Operation eines Oberarmbruchs durch regelwidriges und unsorgfältiges Vorgehen (Wahl einer Außenseitermethode). *Behandlungsfehler.*
Auge	500 DM	OLG Oldenburg, Urt. v. 29. 5. 1990, AZ. 5 U 163/89	Ablösung der Netzhaut, operative Nachbehandlung wegen Unterlassens der gebotenen Augenhintergrundspiegelung mit Pupillenweitstellung trotz Beschwerden des stark kurzsichtigen Patienten. *Behandlungsfehler.*
Auge	20000 DM	OLG Hamm, Urt. v. 21. 2. 1990, AZ. 3 U 429/88	Herabgesetzte Sehfähigkeit durch grauen und grünen Star durch unkontrollierte Behandlung mit kortikoiden Augentropfen. *Grober Behandlungsfehler.*
Auge	30000 DM	OLG Oldenburg, Urt. v. 20. 1. 1984, AZ. 6 U 178/79	Starke Beeinträchtigung der Sehkraft. *Behandlungsfehler.*
Auge	55000 DM	LG Darmstadt, Urt. v. 7. 1. 1993, AZ. 9 O 219/90	Erblindung auf dem rechten Auge wegen unterlassener nachoperativer Überwachung und Kontrolluntersuchungen. *Grober Behandlungsfehler.*

Typ	Betrag	Gericht / AZ	Beschreibung
Auge	150 000 DM	28. 4. 1982, AZ. 7 U 25/78	...(hier: Langzeittherapie durch Auro-Detoxin-Injektionen). *Behandlungsfehler.*
Auge	150000 DM	OLG Stuttgart, Urt. v. 21. 1. 1993, AZ. 14 U 34/91	Erblindung eines neunjährigen Kindes und spastische Bewegungsstörung wegen nicht erkannter Meningitis. *Behandlungsfehler.*
Bauch	25000 DM	OLG Köln, Urt. v. 15. 1. 1992, AZ. 27 U 9/90	Funktionsverlust einer Niere nach gynäkologischer Operation. *Behandlungsfehler.*
Bauch	30000 DM	OLG Stuttgart, Urt. v. 5. 4. 1990, AZ. 14 U 43/89	Mangelnde Nierenfunktion, Folgebehandlungen. *Behandlungsfehler.*
Bauch	2000 DM	OLG Köln, Urt. v. 28. 1. 1988, AZ. 7 U 83/85	Darmentzündung ohne ärztliche Versorgung. *Fehldiagnose.*
Bauch	3000 DM	OLG Köln, Urt. v. 5. 2. 1992, AZ. 27 U 117/91	Nachoperation zur Beseitigung eines Darmverschlusses. *Behandlungsfehler.*
Bauch	7000 DM	LG Hannover, Urt. v. 10. 8. 1989, AZ. 19 O 192/89	Entfernung der Gallenblase, notwendige Bauchoperation, große Narbe. *Behandlungsfehler.*
Bauch	10000 DM	KG Berlin, Urt. v. 19. 1. 1988, AZ. 9 U 4628/85	Schwere Infektion wegen nicht erkannter Blinddarmentzündung und bestätigter Reisefähigkeit. *Diagnosefehler.*
Bauch	10000 DM	LG Augsburg, Urt. v 22. 7. 1988, AZ. 1 O 5079/86	Lebensgefahr und erhebliche Schmerzen bei Legen eines Katheters durch die Bauchdecke. *Behandlungsfehler.*
Bauch	10000 DM	OLG Oldenburg, Urt. v. 20. 11. 1990, AZ. 5 U 42/90	Magen-Dickdarmfistel als Folge einer fehlerhaft durchgeführten Magenresektion. *Behandlungsfehler.*
Bauch	10000 DM	OLG Oldenburg, Urt. v. 4. 11. 1994, AZ. 5 Ü 196/94	Schmerzen, Fieber, Erbrechen und Todesangst wegen Verzögerung einer Blinddarmoperation. *Behandlungsfehler.*
Bauch	12000 DM	LG Augsburg, Urt. v. 13. 12. 1985, AZ. 6 O 3219/84	Starke Schmerzen über zehn Jahre, Fehldiagnosen wegen zurückgebliebener Nadel während einer Nierenoperation. *Behandlungsfehler.*
Bauch	13000 DM	OLG Köln, Urt. v. 19. 10. 1987, AZ. 7 U 131/86	Um ein Drittel herabgesetzte Nierenfunktion als Operationsfolge. *Verletzung der Aufzeichnungspflicht.*
Bauch	15 000 DM	OLG Stuttgart, Urt. v. 21. 6. 1990, AZ. 14 U 3/90	Unterlassen der medizinisch erforderlichen Behandlung trotz Besorgnis erregenden Befundes (Geschwulst), Leberoperation. *Behandlungsfehler.*

Art der Verletzung	Höhe des Schmerzensgeldes	Aktenzeichen	Hintergrund der Verletzung
Bauch	15000 DM	OLG Stuttgart, Urt. v. 27. 11. 1990, AZ. 20 O 426/88	Unterlassen des Weiterleitens der erforderlichen Untersuchungsbefunde an das für die Vornahme einer Nierenverpflanzung zuständige Transplantationszentrum. *Behandlungsfehler.*
Bauch	15000 DM	OLG München, Urt. v. 19. 2. 1987, AZ. 24 U 179/86	Verschlechterte Gesundheitssituation bei bereits bestehendem Unvermögen, Stuhl zu lassen. *Behandlungsfehler.*
Bauch	25000 DM	LG Augsburg, Urt. v. 14. 4. 1987, AZ. 2 O 3581/83	Rektum-Scheidenfistel nach Unterleibsoperation, Entfernung der Gebärmutter und des rechten Eierstocks, zeitweilig künstlicher Darmausgang. *Behandlungsfehler.*
Bauch	25000 DM	OLG Köln, Urt. v. 18. 12. 1989, AZ. 27 U 123/89	Als Folge einer Operation kann der Harn nicht gehalten werden (Harninkontinenz). *Verletzung der Aufklärungspflicht.*
Bauch	25000 DM	OLG Düsseldorf, Urt. v. 12. 7. 1985, AZ. 8 U222/84	Dauerhafte Beschwerden im Nieren-, Harnleiter- und Blasenbereich wegen Harnleiterverletzung bei Fisteloperation. *Behandlungsfehler.*
Bauch	25000 DM	OLG Stuttgart, Urt. v. 30. 5. 1986, AZ. 14 U 9/85	Bauchfellentzündung, septischer Schock, Darmverwachsungen und Abszesse. *Behandlungsfehler.*
Bauch	27000 DM	OLG München, Urt. v. 28. 11. 1985, AZ. 24 U 98/85	Lebensgefahr, Nachoperationen, Intensivstation, Lebererkrankung, teilweise Arbeitsunfähigkeit durch Magenoperation. *Verletzung der Aufklärungspflicht.*
Bauch	28000 DM	OLG Köln, Urt. v. 18. 3. 1992, AZ. 27 U 178/89	Stress- und Dranginkontinenz, Bauchfellentzündung und andere Folgen nach fehlerhafter Operation. *Behandlungsfehler.*
Bauch	30000 DM	OLG Düsseldorf, Urt. v. 12. 7. 1990, AZ. 8 U 235/88	Harn kann nicht gehalten werden (Harninkontinenz), Folgeoperationen, Berufsunfähigkeit wegen Verletzung des Blasen-Schließmuskels. *Behandlungsfehler.*
Bauch	45000 DM + 150 DM Rente	OLG Schleswig, Urt. v. 19. 2. 1986, AZ. 4 U 182/84	Zahlreiche Komplikationen und erhebliche Folgekrankheiten nach Blinddarmoperationen (fünf Fistelrevisionen sowie Narbenbruchoperationen). *Behandlungsfehler.*
Bauch	55000 + 150 DM Rente	OLG Bamberg, Urt. v.17. 9. 1987, AZ. 1 U 39/85	Durchtrennung der Harnröhre und bleibende Schädigung der Harnröhre bei einer Operation, Harn kann nicht gehalten werden. *Behandlungsfehler.*

Bauch	90 000 DM	OLG Köln, Urt. v. 29. 11. 1989, AZ. 2 U 111/89	Entfernung einer Niere, künstlicher Darmausgang, Entzündungen wegen mangelnder Sorgfalt bei Einführung eines Kontrastmittels im Dickdarmbereich. *Behandlungsfehler.*
Bauch	100 000 DM	OLG Hamm, AZ. 3 U 73/98	Nichterkennung eines Tumors im Magen, verspätete Therapieeinleitung, Tod der Patientin. *Diagnosefehler.*
Bauch	100 000 DM	OLG Frankfurt, Urt. v. 15. 3. 1994, AZ. 8 U 158/93	Irreparabler Nierenschaden mit notwendiger Dialyse (3-mal wöchentlich) in der Folgezeit. *Behandlungs- und Diagnosefehler.*
Bauch	20 000 DM	OLG Köln, AZ. 27 U 23/90	Nierenbluten, Venenthrombose, langfristiger Klinikaufenthalt (zwei Monate) bei Lyse-Behandlung. *Behandlungsfehler.*
Bein	10 000 DM	OLG Frankfurt, Urt. v. 18. 10. 1990, AZ. 12 U 256/89	Mangelnde Desinfektion bei Injektion, Spritzenabszesse im Gesäß. *Behandlungsfehler.*
Bein	60 000 DM	OLG Celle, Urt. v. 28. 5. 1980, AZ. 1 U 32/79	Funktionsverlust eines Beines durch verspätete Einweisung ins Krankenhaus trotz bedrohlicher Komplikationen. *Behandlungsfehler.*
Bein	15 000 DM	OLG Oldenburg, Urt. v. 29. 3. 1994, AZ. 5 U 132/93	Minderung der Erwerbsfähigkeit um 40% und erhebliche Beschwerden durch verspätet erkannte Beinvenenthrombose trotz frühen Verdachts auf Thrombose. *Grober Behandlungsfehler.*
Bein	60 000 DM	OLG Celle, Urt. v.. 28. 5. 1980, AZ. 14 U 2/88	Funktionsloses Bein durch fehlende Sorgfalt bei intramuskulärer Injektion. *Behandlungsfehler.*
Bein	4000 DM	LG Bremen, Urt. v. 19. 4. 1989, AZ. 7 S 78/89a	Verwechslung des zu operierenden Knies. *Behandlungsfehler.*
Bein	60 000 DM + 400 DM Rente	OLG Stuttgart, Urt. v. 17. 12. 1985, AZ. 12 U 9/85	Lähmung der Beine wegen Durchblutungsstörung während einer Operation. *Verletzung der Aufklärungspflicht.*
Bein	17 500 DM	OLG München, AZ. 24 U 735/89	4 cm langer Riss in Beinvene während einer Krampfaderoperation, notwendige Transplantation einer Aderprothese. *Behandlungsfehler.*
Bein	18 000 DM	OLG München, AZ. 1 U 5220/91	Wundinfektion, Folgeoperation, langwieriger Heilungsverlauf nach Entfernung eines Knochenstücks des Schienbeins bei unklarer Diagnose. *Behandlungsfehler.*
Bein	10 000 DM	OLG Oldenburg, Urt. v. 16. 2. 1992, AZ. 5 U 30/92	Gehbehinderung mit Schmerzen und linksseitigem Hinken, Gelenkverschiebung und Verzögerung des Heilungsverlaufs durch fehlerhafte Versorgung eines Unterschenkelbruchs. *Behandlungsfehler.*

Art der Verletzung	Höhe des Schmerzensgeldes	Aktenzeichen	Hintergrund der Verletzung
Bein	95000 DM	OLG Celle, Urt. v. 26. 7. 1993, AZ. 1 U 36/92	Oberschenkelamputation und Schädigung der Nieren bei einer jungen Frau durch verspätete Operation. *Behandlungsfehler.*
Bein	100000 DM	OLG Düsseldorf, Urt. v. 10. 1. 1994, AZ. 8 U 116/92	Verlust des Oberschenkels drei Jahre nach fehlerhaft behandelter Kniegelenksinfektion und Meniskusoperation sowie 20 Folgeoperationen. *Behandlungsfehler.*
Bein	70000 DM	OLG Koblenz, Urt. v. 13. 10. 88, AZ. 5 U 818/87	Peronaeusparese durch Verlängerungsosteotomie am Fuß. *Verletzung der Aufklärungspflicht/Behandlungsfehler.*
Bein	20000	OLG Hamm, Urt. v. 13. 1. 1988, AZ. 3 U 338/86	Schädigung des Knies nach Operation, Schmerzen, Folgeoperationen. *Behandlungsfehler.*
Bein	20000 DM	LG Darmstadt, Urt. v. 21. 11. 1985, AZ. 8 O 287/85	Korrekturoperation der Fehlstellung eines Oberschenkelbruchs und Folgeoperation, Beinverlängerung, hässliche Narben, Muskelschwund. *Behandlungsfehler.*
Bein	10000 DM	LG Braunschweig, Urt. v. 8.8.1988, AZ. 2 O 149/86	Nervschädigung an Oberschenkel bei Krampfaderoperation (Kompartmentsyndrom). *Behandlungsfehler.*
Bein	20000 DM	OLG Celle, Urt. v. 9. 1. 1984, AZ. 1 U 5/83	Infektion und Knorpelschaden im Kniegelenk, erforderliche Versteifung. *Behandlungsfehler.*
Bein	4000 DM	OLG Düsseldorf, Urt. v. 13. 12. 1990, AZ. 8 U 167/89	Infektion und mehrmonatige Beschwerden, da Fuß nach einer Ballenexotose nicht ruhig gestellt wurde. *Behandlungsfehler.*
Bein	20000 DM	OLG Düsseldorf, Urt. v. 28. 6. 1984, AZ. 8 U 112/83	Dauerhafte Schädigung (Pseudoarthrose) eines Sprunggelenks. *Behandlungsfehler.*
Bein	25000 DM	OLG Oldenburg, Urt. v.16. 1. 1987, AZ. 6 U 71/86	Schädigung des Kniegelenks nach Operation durch Sudecksche Dystrophie, deutliche Einschränkung der Bewegungsfreiheit, Muskelschwund. *Behandlungsfehler.*
Bein	10000 DM	OLG Frankfurt, Urt. v. 11. 6. 1990, AZ. 1 U 58/89	Schädigung an Fuß und Wade eines Kindes durch Eindringen von Infusionslösung aus der Vene in das umliegende Gewebe, unzureichende Überwachung der Infusion. *Behandlungsfehler.*
Bein	25000 DM	OLG Köln, Urt. v. 11. 11. 1991, AZ. 27 W 36/91	Lähmung des Peronaeusnervs und Gehbeschwerden. *Behandlungsfehler.*

Bein	1000 DM	LG Bochum, Urt. v. 16. 6. 1987, AZ. 11 S 733/86	Fehlbehandlung wegen Nichterkennens eines Fersenbruchs. Überflüssige Schmerzen. *Behandlungsfehler und Diagnosefehler.*
Bein	25 000 DM	OLG Köln, Urt. v. 28. 4. 1993, AZ. 27 U 144/92	Knieversteifung wegen zu spät erkannter Infektion und unterlassener medizinischer Abklärung von Kniegelenkschmerzen. *Behandlungsfehler.*
Bein	4000 DM	OLG Schleswig, Urt. v. 12. 7. 1989, AZ. 4 U 129/88	Verzögerter Heilungsverlauf nach Knieoperation wegen Infektion, Missachtung der Hygieneregeln. *Behandlungsfehler.*
Bein	10 000 DM	OLG Zweibrücken, Urt. v. 5. 7. 1990, AZ. 7 U 181/89	Verlust einer Zehe wegen Unterlassens der gebotenen ärztlichen Nachschau im Anschluss an eine Operation. *Diagnosefehler.*
Bein	25 000 DM	OLG Braunschweig, Urt. v. 5. 10. 1994, AZ. 1 U 10/94	Versteifung des Fußgelenks bei 14-jähriger Patientin nach Operation und dadurch bedingter unzureichender Infektionsbehandlung. *Diagnosefehler.*
Bein	30 000 DM	LG Hannover, Urt. v. 7. 4. 1994, AZ. 19 O 230/92	Entstellende Narbe und Beeinträchtigung der Bewegung durch ein kürzeres Bein nach fehlerhaft behandelter Operation und langer Behandlungsdauer mit mehreren Folgeoperationen. *Behandlungsfehler.*
Bein	35 000 DM	OLG Düsseldorf, AZ. 8 U 83/87	Notwendigkeit der Versteifung eines Kniegelenks nach mehreren *Behandlungsfehlern.*
Bein	35 000 DM	OLG Stuttgart, Urt. v. 21. 2. 1991, AZ. 14 U 54/89	Dauernder Gesundheitsschaden eines 12-jährigen Mädchens durch Hüftgelenksversteifung mit Verkürzung eines Beines und Verschleiß eines Kniegelenks. *Behandlungsfehler.*
Bein	8000 DM	OLG Hamm, Urt. v. 19. 2. 1992, AZ. 3 U 219/91	Injektionsfehler. Langwieriger Heilungsverlauf und Narben am Gesäß. *Behandlungsfehler.*
Bein	12 000 DM + 230 DM Rente	OLG München, Urt. v. 30. 9. 1976, AZ. 1 U 1685/74	Operationsgeschädigter Säugling (hier: Amputation eines Beines) wegen zu hoch dosierter Injektionen (hier: Depot-Penicillin). *Behandlungsfehler.*
Bein	35 000 DM	OLG Düsseldorf, Urt. v. 17. 11. 1988, AZ. 8 U 83/87	Missglückte Meniskusoperation, Versteifung erforderlich, Gehbehinderung, Beeinträchtigung der Bewegungsfreiheit. *Behandlungsfehler.*
Bein	45 000 DM	LG Aurich, Urt. v. 13. 11. 1981, AZ. 2 O 718/80	Bleibende Schäden mit Beinverkürzung, Fehlstellung der Hüfte und Gelenkspaltverschmälerung wegen Fehlbehandlung eines Schenkelhalsbruchs bei einem 6-jährigen Kind. *Behandlungsfehler.*
Bein	11 000 DM	OLG Stuttgart, Urt. v. 22. 6. 1989, AZ. 1 U 6197/90	Beeinträchtigte Bewegungsfreiheit der Sprunggelenke nach zwei Folgeoperationen. *Behandlungsfehler.*

Art der Verletzung	Höhe des Schmerzensgeldes	Aktenzeichen	Hintergrund der Verletzung
Bein	15000 DM	OLG Bremen, Urt. v. 20. 9. 1989, AZ. 1 U 26/88	Gelähmter Ischiasnerv, Gehbeschwerden, mehrfache Stürze. *Injektionsfehler.*
Bein	50000 DM	OLG Hamm, Urt. v. 7.12.1987, AZ. 3 U 330/85	Ständige medikamentöse Behandlung, Verschlusskrankheit, Amputationsangst, mehrfache stationäre Behandlungen wegen nicht erkannten Verschlusses einer Beinarterie. *Diagnosefehler.*
Brust	35000 DM	OLG Düsseldorf, Urt. v. 27. 6. 1985, AZ. 8 U 151/83	Medizinisch nicht erforderliche Brustoperation (subkutane Mastektomie), Verunstaltung, Narben, Falten, Folgeoperationen. *Behandlungsfehler.*
Brust	4000 DM	LG Augsburg, Urt. v. 10. 1. 1985, AZ. 6 O 1446/83	Fehlerhafter Eingriff bei Mammareduktionsplastik: Verlust der Sensibilität und vorübergehend stechender Schmerz im Bereich der Brustwarzen, unschöne Narben. *Behandlungsfehler.*
Brust	4000 DM	OLG München, Urt. v. 19. 9. 1985, AZ. 24 U 117/85	Narben und Verformung der weiblichen Brust bei Brustreduktionsoperation. *Behandlungsfehler.*
Brust	5000 DM	LG Berlin, Urt. v. 26.11. 1985, AZ. 20 O 290/84	Narben und unempfindliche Brustwarzen nach Schönheitsoperation. *Verletzung der Aufklärungspflicht.*
Brust	9000 DM	OLG Düsseldorf, Urt. v. 5. 5. 1980, AZ. 8 U 130/86	Erforderliche Nachoperation, psychische Beeinträchtigung durch mangelhafte Brustoperation. *Behandlungsfehler.*
Brust	10000 DM	OLG Bremen, Urt. v. 24. 7. 1979, AZ. 1 U 25/79	Hässliche Narben an den Brüsten nach einer Schönheitsoperation (Reduktionsplastik). *Behandlungsfehler.*
Brust	10000 DM	LG Augsburg, Urt. v. 16. 5. 1990, AZ. 6 O 4065/88	Einsatz einer Prothese bei angeborener Trichterbrust durch operativen Eingriff. *Verletzung der Aufklärungspflicht.*
Brust	13000 DM	OLG Düsseldorf, Urt. v. 12. 11. 1987, AZ. 8 U 125/86	Zweck einer Brustoperation (Mastektomie) nicht erreicht und nachfolgende Entzündung. *Behandlungsfehler.*
Brust	15000 DM	LG Münster, Urt. v. 23. 8. 1990, AZ. 11 O 283/89	Überflüssige und übermäßige Gewebeentnahme aus der Brust. *Behandlungsfehler.*
Brust	15000 DM	OLG Düsseldorf, Urt. v. 10. 1. 1985, AZ. 8 U 116/83	Deutliche Differenz der Positionen von linker und rechter Brust bei Brustrekonstruk-tion nach Brustamputation. *Behandlungsfehler.*

Brust	20000 DM	OLG Stuttgart, Urt. v.10.11.1988, AZ. 14 U 22/88	Brustentfernung bei Schönheitsoperation, Einsetzen einer Brustprothese, psychische Probleme, Beschwerden. *Behandlungsfehler.*
Brust	30000 DM	LG Frankfurt, Urt. v.16.1.1975, AZ. 2/7 O 412/73	Grundlose Brustamputation bei Karzinomverdacht ohne vorherige Gewebeuntersuchung. *Behandlungsfehler.*
Brust	100000 DM	LG Bremen, AZ. 3 O 934/87	*Schwere Diagnosefehler* bei Beurteilung eines Röntgenbildes, so dass Brustkrebs erst entdeckt wurde, als sich Metastasen gebildet hatten.
Brust	100000 DM	LG Bremen, Urt. v. 15.6.1990, AZ. 3 O 934/87	Metastasenbildung eines Brustdrüsen-Karzinoms, Unterlassen der gebotenen Gewebeuntersuchung wegen unzutreffender Beurteilung einer Röntgenaufnahme. *Diagnosefehler.*
Gebiss	300 DM	OLG Köln, Urt. v.17.3.1988, AZ. 7 U 177/87	Nichtpassende Zahnprothese, Schmerzen, Prothesenänderung. *Behandlungsfehler.*
Gebiss	1000 DM	OLG Oldenburg, Urt. v. 25.5.1993, AZ. 5 U 149/92	Entzündungen der Mundschleimhaut, Schwellungen und Rötungen des Zahnfleischs, Augen- und Muskelschmerzen bei allergisch reagierendem Patienten nach Einsetzen von Zahnersatz. *Behandlungsfehler.*
Gebiss	1200 DM	LG Traunstein, Urt. v. 2.5.1989, AZ. 2 S 573/89	Ziehen eines falschen Zahns, erhebliche Beeinträchtigung in der Stillzeit. *Behandlungsfehler.*
Gebiss	1500 DM	OLG München, Urt. v. 4.3.1993, AZ. 1 U 2942/92	Mehrmonatige Gebissunannehmlichkeiten sowie Abbruch der Behandlung nach mehreren erfolglosen Nachbesserungsversuchen durch fehlerhafte Zahnprothese. *Behandlungsfehler.*
Gebiss	2000 DM	OLG Köln, Urt. v. 28.4.1993, AZ. 27 U 183/92	Fehlerhafte Überkronung der Zähne. *Behandlungsfehler.*
Gebiss	2000 DM	AG Bonn, Urt. v. 6.4.1989, AZ. 12 C 108/88	Zahnverlust. *Behandlungsfehler.*
Gebiss	2000 DM	OLG München, Urt. v. 8.3.1990, AZ. 1 U 5826/89	Fehlerhafte Zahnbehandlung: Kau-, Zahn- und Kieferschmerzen, gestörte Gebisszentrik. *Behandlungsfehler.*
Gebiss	2000 DM	LG Aachen, Urt. v. 18.3.1987, AZ. 4 O 418/86	Nachhaltige Schädigung eines Schneidezahns und kosmetische Beeinträchtigungen des Zahnfleischs. *Behandlungsfehler.*

Art der Verletzung	Höhe des Schmerzensgeldes	Aktenzeichen	Hintergrund der Verletzung
Gebiss	2000 DM	LG Mönchengladbach, Urt. v. 18. 11. 1993, AZ. 10 O 30/88	Unzumutbare Nachbehandlung wegen fehlerhafter Zahnbehandlung nach Kieferschmerzen. *Behandlungsfehler.*
Gebiss	3000 DM	OLG Köln, Urt. v. 11. 12. 1991, AZ. 27 U 84/91	Notwendige Wiederholung einer zahnprothetischen Maßnahme wegen fortgeschrittener Parodontitis. *Behandlungsfehler.*
Gebiss	3500 DM	OLG Köln, Urt. v. 28. 10. 1992, AZ. 27 U 85/92	Erschwerte Mundhygiene eines Patienten durch vom Zahnarzt vorgenommene Verblockung von Kronen und Brücken im Front- und Seitenzahnbereich. *Behandlungsfehler.*
Gebiss	3000 DM	LG Ellwangen, Urt. v. 23. 12. 1986, AZ. 3 O 488/85-10	Einsetzen einer Brücke trotz fortgeschrittener Parodontose, Bruch einer Oberkieferbrücke. *Behandlungsfehler.*
Gebiss	3000 DM	LG Dortmund, Urt. v. 15. 8. 1989, AZ. 17 O 7/89	Rückbildung des Zahnfleischs und des Kiefers wegen mangelhafter Überkronung im Oberkiefer. *Behandlungsfehler.*
Gebiss	4000 DM	LG Aachen, Urt. v. 14. 2. 1990, AZ. 4 O 147/88	Wurzelspitzenresektion statt der vom Patienten gewünschten Zahnresektion. *Behandlungsfehler.*
Gebiss	5000 DM	OLG Oldenburg, Urt. v. 22. 12. 1992, AZ. 5 U 106/92	Sprech- und Kauprobleme wegen Taubheitsgefühl in der Unterlippe, am Kinn und der Mundschleimhaut durch Schädigung eines Nervs (nervus mentalis) bei der Implantation von zwei Backenzähnen. *Behandlungsfehler.*
Gebiss	5000 DM	OLG Köln, Urt. v. 7. 5. 1984, AZ. 7 U 306/83	Verlust von 2 Zähnen, deshalb Brücke erforderlich. *Behandlungsfehler.*
Gebiss	5000 DM	OLG Oldenburg, Urt. v. 14. 2. 1986, AZ. 6 U 144/85	Anhaltende Schmerzen wegen unkorrekten Einsetzens von drei Brücken. *Behandlungsfehler.*
Gebiss	5000 DM	OLG Düsseldorf, Urt. v. 26. 1. 1984, AZ. 8 U 161/81	Dauerhafte Einschränkung der Beweglichkeit eines Arms durch Nervverletzung bei einer Operation. *Behandlungsfehler.*
Gebiss	6000 DM	OLG Düsseldorf, Urt. v. 2. 2. 1984, AZ. 8 U 71/83	Verlust von zwei Zähnen wegen falscher Überkronung. *Behandlungsfehler.*

Gebiss	6500 DM	LG Bonn, Urt. v. 11. 10. 1988, AZ. 13 O 419/87	Gefühlsbeeinträchtigungen im Bereich der Lippen, des Mundes und der Backen wegen Nervverletzung bei Zahnentfernung. *Behandlungsfehler.*
Gebiss	6000 DM	LG Heidelberg, Urt. v. 15. 8. 1990, AZ. 3 O 323/88	Verzögerte Heilung nach der Entfernung eines Weisheitszahns (6 Wochen). *Behandlungsfehler.*
Gebiss	7000 DM	OLG Köln, Urt. v. 29. 8. 1990, AZ. 27 U 30/90	2 Jahre lang erhebliche Schmerzen und Neuversorgung nach mangelhafter und unbrauchbarer Zahnprothese. *Behandlungsfehler.*
Gebiss	8000 DM	OLG Düsseldorf, Urt. v. 20. 2. 1992, AZ. 8 U 22/91	Schädigung der Knochensubstanz eines Kiefers und notwendige Entfernung zahlreicher Zähne sowie lang andauernde unangenehme Beschwerden und Nachbehandlungen wegen unterlassener Wurzelbehandlung. *Behandlungsfehler.*
Gebiss	8000 DM	OLG Düsseldorf, Urt. v. 23. 1. 1992, AZ. 8 U 212/89	Falschbehandlung einer Zahnmarkentzündung, Nachbehandlung mit lange andauernden unangenehmen Beschwerden. *Behandlungsfehler.*
Gebiss	8000 DM	OLG Düsseldorf, Urt. v. 15.12.88, AZ. 17 O 86/87	Kieferbruch durch unsachgemäßen überhöhten Druck während einer Zahnentfernung. *Verletzung der Aufklärungspflicht/Behandlungsfehler.*
Gebiss	9000 DM	LG Oldenburg, Urt. v. 29. 7. 1988, AZ. 8 O 2386/85	Kieferbruch bei Zahnentfernung, erhebliche Schmerzen, Beeinträchtigung der Nahrungsaufnahme. *Behandlungsfehler/Verletzung der Aufklärungspflicht.*
Gebiss	10000 DM	OLG Karlsruhe, Urt. v. 14. 12. 1988, AZ. 7 U 29/88	Verlust von sechs Zähnen und Beschwerden durch schlechten Sitz der Zahnprothesen, Unterkiefertotalprothese. *Behandlungsfehler.*
Gebiss	10000 DM	OLG Köln, AZ. 27 U 42/91	Jahrelange schmerzhafte Nachbehandlung nach fehlerhafter prothetischer Versorgung. *Behandlungsfehler.*
Gebiss	10000 DM	OLG Düsseldorf, Urt. v. 20. 10. 1988, AZ. 8 U 261/87	Erhebliche Nervschädigung bei Zahnentfernung. *Verletzung der Aufklärungspflicht.*
Gebiss	12000 DM	OLG München I, Urt. v. 26. 4. 1985, AZ. 12 O 6980/83	Durchtrennung eines Nervs bei zahnärztlicher Behandlung; Schmerzen, Beschwerden und Geschmacksverlust. *Verletzung der Aufklärungspflicht/fehlende Einwilligung.*
Gebiss	15000 DM	OLG Stuttgart, AZ. 14 U 34/98	Verletzung der Zunge durch Bohrer. Dauernde Taubheit der Zunge. *Behandlungsfehler.*
Geburtshilfe	250000 DM	LG Ravensburg, Urt. v. 4. 10. 1990, AZ. 1 O 1837/87	Hirnschädigung eines Kindes durch Sauerstoffmangel während der Geburt, Pflegefall. *Behandlungsfehler.*

Art der Verletzung	Höhe des Schmerzensgeldes	Aktenzeichen	Hintergrund der Verletzung
Geburtshilfe	250 000 DM	OLG Oldenburg, Urt. v. 19. 4. 1994, AZ. 5 U 154/93	Geburtsschäden eines Kindes: spastische Lähmung, BNS-Krämpfe, schwere motorische Störungen sowie Erblindung, geringe Wahrnehmungs-, Empfindungs- und Erlebnisfähigkeit und eingeschränkte Lebenserwartung. *Grober Behandlungsfehler.*
Geburtshilfe	15 000 DM	LG Paderborn, AZ. 4 O 187/98	Übersehen bedrohlicher Gefahr für das Leben des Ungeborenen. Unterlassen lebensrettender Maßnahmen. Tod des Kindes. *Behandlungsfehler.*
Geburtshilfe	250 000 DM	LG Ravensburg, Urt. v. 22. 8. 1991, AZ. 1 O 123/86	Hirnschädigung während der Geburt durch Sauerstoffmangel, schwere organische und funktionelle Beeinträchtigungen. *Behandlungsfehler.*
Geburtshilfe	50 000 DM	LG Ravensburg, Urt. v. 5. 6. 1985, AZ. 2 O 504/83	Hirnschädigung während der Geburt durch Sauerstoffmangel, Kind ist in seiner Entwicklung zurückgeblieben. *Behandlungsfehler.*
Geburtshilfe	130 000 DM + 500 DM Rente	OLG Oldenburg, Urt. v. 13. 12. 1990, AZ. 5 U 96/89	Hirnschädigung bei der Geburt. *Behandlungsfehler.*
Geburtshilfe	180 000 DM	LG Weiden, Urt. v. 1. 10. 82, AZ. 1 O 267/82	Schwere Hirnschädigung wegen Geburtsfehler. *Behandlungsfehler.*
Geburtshilfe	50 000 DM + 500 DM Rente	LG München, Urt. v. 11. 11. 1987, AZ. 9 O 13739/80	Schwere Geburtsschäden, völlige Erblindung. *Behandlungsfehler.*
Geburtshilfe	40 000 DM	LG Heidelberg, Urt. v. 1. 6. 1988, AZ. 3 O 237/83	Armlähmung als Geburtsschaden (Schulterdystokie). *Behandlungsfehler.*
Geburtshilfe	24 000 + 470 DM Rente	OLG Hamm, Urt. v. 1. 2. 1993, AZ. 3 U 65/92	Schwere Epilepsie, schwerste spastische zerebrale Störungen und Pflegefall eines Kindes wegen grober Fehler eines Geburtshelfers während der Entbindung. *Grobe Behandlungsfehler.*
Geburtshilfe	100 000 DM + 300 DM Rente	OLG München, Urt. v. 6. 6. 1991, AZ. 24 U 590/89	Schwere Gesundheitsschädigung eines Säuglings wegen Hirnleistungsschwäche und bleibendes psycho-organisches Syndrom. *Diagnose- und Behandlungsfehler.*
Geburtshilfe	100 000 DM + 750 DM Rente	OLG Köln, Urt. v. 2.12.1992, AZ. 27 U 74/92	Hirnschädigung eines Kindes mit spastischen Krämpfen und schwerster Störung der Sprachentwicklung wegen Sauerstoffmangels während der Geburt. *Behandlungsfehler,*

Geburtshilfe	250 000 DM	OLG Hamm, Urt. v. 25. 11. 1992, AZ. 3 U 252/91	Hirnschädigung eines Kindes mit Epilepsie, spastische Diplegie, ausgeprägte Oligophrenie sowie Sprachentwicklungsstörungen durch Versäumnisse während einer Geburt. *Behandlungsfehler.*
Geburtshilfe	300 000 DM	OLG Hamm, AZ. 3 U 99/96	*Mangelhafte Aufklärung* über Gefahren aus nicht vorhandenem Impfschutz gegen Röteln. Schwerstbehinderung des Kindes, Pflegefall.
Geburtshilfe	300 000 DM	OLG Oldenburg, Urt. v. 12. 10. 1988, AZ. 3 U 86/88	Schwere Zerebralparese durch unzulängliche medizinische Versorgung eines Kindes bei Atemstillstand während der Geburt. *Behandlungsfehler.*
Geburtshilfe	300 000 DM	OLG Hamm, AZ. 3 U 18/89	Schwerste geistige und körperliche Schäden. *Behandlungsfehler.*
Geburtshilfe	200 000 DM + 600 DM Rente	Schleswig-Holsteinisches OLG, Urt. v. 24. 2. 1993, AZ. 4 U 18/91	Schwere Hirnschädigung eines Kindes durch Sauerstoffmangel während der Geburt und verspätete Einleitung eines Kaiserschnitts. *Behandlungsfehler.*
Geburtshilfe	250 000 DM	OLG Hamm, AZ. 3 U 210/97	Mangelhaftes Geburtsmanagement: Verweigerung des Kaiserschnitts trotz Fruchtwasserinfektion. Lebenslange Bewegungsschäden. *Grober Behandlungsfehler.*
Geburtshilfe	150 000 DM + 500 DM Rente	OLG Oldenburg, Urt. v. 15. 6. 1993, AZ. 5 U 60/92	Schwerste Hirnschäden, Blindheit und Lungengewebeschäden durch Geburtsschäden bei einem Kind. *Behandlungsfehler.*
Geburtshilfe	300 000 DM	OLG Hamm, Urt. v. 30. 5. 90, AZ. 3 U 18/89	Schwere Geburtsschäden, erhebliche Entwicklungsrückstände und geistige Behinderung. *Behandlungsfehler.*
Geburtshilfe	200 000 DM	OLG München, Urt. v. 6. 8. 1993, AZ. 24 U 645/90	Hirnschädigung und zerebrale Bewegungsstörungen eines Kindes bei einer Saugglockenentbindung. *Verletzung der Aufklärungspflicht.*
Geburtshilfe	300 000 DM	OLG Frankfurt, Urt. v. 9. 1. 1992, AZ. 15 U 211/89	Schwere Hirnschädigung eines Kindes wegen Sauerstoffunterversorgung während der Geburt wegen unterlassener CTG-Überwachung durch verantwortlichen Arzt. *Behandlungsfehler.*
Geburtshilfe	550 000 DM	LG Duisburg, Urt. v. 15. 7. 1998, AZ. 2 (20) O 468/94	Schwere Hirnschäden durch *mangelhaftes Geburtsmanagement.*
Geburtshilfe	90 000 DM	OLG Nürnberg, Urt. v. 15. 4. 1992, AZ. 4 U 2819/91	Schwerstbehinderung eines Kindes wegen grob fehlerhafter Geburtshilfe. *Behandlungsfehler.*
Geburtshilfe	100 000 DM	OLG Koblenz, Urt. v. 19. 3. 1992, AZ. 5 U 1624/90	Hirnschädigung eines Kindes bei der Geburt durch Sauerstoffmangel wegen mangelnder Überwachung der Herzfrequenz. *Behandlungsfehler.*

Art der Verletzung	Höhe des Schmerzensgeldes	Aktenzeichen	Hintergrund der Verletzung
Geburtshilfe	60000 DM + 800 DM Rente	LG Hagen, Urt. v. 12. 7. 1990, AZ. 19 O 111/87	Schwere zerebrale Störungen nach Kaiserschnitt. *Behandlungsfehler.*
Geburtshilfe	10000 DM	OLG Celle, Urt. v. 9.3. 1987, AZ. 1 U 22/86	Geburt eines mongoloiden Kindes, schwere psychische Störungen. *Behandlung*
Gelenke	20.000 DM + 200 DM Rente	OLG Celle, Urt. v. 27. 6. 1984, AZ. 1 U 60/82	Dauerhafte Gelenkversteifung wegen verspätet angeordneter heilgymnastischer Übungen. *Behandlungsfehler.*
Hals, Nase, Ohren	20000 DM	OLG Düsseldorf, AZ. 8 U 15/80	Stimmbandlähmung nach Schilddrüsenoperation, schwere Sprachstörungen. *Behandlungsfehler.*
Hals, Nase, Ohren	7000 DM	OLG Köln, Urt. v. 17. 2. 1993, AZ. 27 U 42/92	Verlust des Geruchsvermögens nach Operation der Nasenscheidewand. *Behandlungsfehler.*
Hals, Nase, Ohren	20000 DM	OLG Düsseldorf, AZ. 8 U 15/80	Stimmbandlähmung nach Schilddrüsenoperation, Störung der Sprachfähigkeit, erschwertes Atmen. Haftpflicht ausgelöst durch *Aufklärungsfehler* (Verschweigen von Alternativbehandlungen).
Hand	10000 DM	OLG Köln, Urt. v. 25. 3. 1992, AZ. 27 U 113/91	Beeinträchtigung des Bewegungsablaufs einer Hand durch Sudecksche Dystrophie nach Operation (wegen Dupuytrenscher Kontraktur). *Verletzung der Aufklärungspflicht.*
Hand	5000 DM	OLG Stuttgart, Urt. v. 27. 8. 1987, AZ. 14 U 19/87	Bewegungsunfähigkeit des kleinen Fingers infolge Durchtrennens der Sehne. *Behandlungsfehler.*
Hand	5000 DM	OLG München, Urt. v. 14. 4. 1988, AZ. 1 U 5487/87	Amputation eines Fingers, Mitverschulden des Patienten wegen verspäteten Erscheinens. *Behandlungsfehler.*
Hand	3000 DM	OLG Oldenburg, Urt. v. 8. 11. 1994, AZ. 5 U 96/94	Geringer Dauerschaden, verzögerte Heilung und zwei notwendige Nachoperationen wegen nicht erfolgter Korrektur der fehlerhaften Ruhigstellung eines Bruchs des Mittelhandknochens. *Behandlungsfehler.*
Hand	10000 DM	LG Würzburg, Urt. v. 5. 7. 1989, AZ. 4 S 987/89	Abgetrenntes Fingerglied durch mangelnde Sorgfalt beim Aufschneiden eines Pflasterverbands. *Behandlungsfehler.*

Hand	6000 DM	OLG Oldenburg, Urt. v. 18. 1. 1994, AZ. 5 U 99/93	Versteifung und eingeschränkte Beweglichkeit eines Fingerglieds durch Nichterkennen einer Sehnendurchtrennung am linken Mittelfinger. *Behandlungsfehler.*
Hand	200 DM	OLG Düsseldorf, Urt. v. 5. 6. 1986, AZ. 8 U 56/85	Vorübergehende Funktionsbeeinträchtigung bei fehlerhafter Ruhigstellung eines durch Hundebiss verletzten Fingers. *Behandlungsfehler.*
Hand	6000 DM	OLG Oldenburg, Urt. v. 13. 3. 1990, AZ. 5 U 12/89	Bleibende Versteifung des Zeigefingers der rechten Hand nach dreiwöchiger stationärer Behandlung mit zwei Operationen infolge des Unterbleibens einer ausreichenden plastisch-chirurgischen Maßnahme. *Grober Behandlungsfehler.*
Hand	5000 DM	AG Schleiden, Urt. v. 9. 7. 1990, AZ. 2 C 818/89	Bleibender Schaden an der rechten Hand als Operationsfolge. *Verletzung der Aufklärungspflicht.*
Herz	50000 DM	LG Augsburg, Urt. v. 2. 10. 1989, AZ. 3 O 5111/87	Künstliche Herzklappen, Beeinträchtigung der körperlichen Leistungsfähigkeit. *Behandlungsfehler.*
Herz	5000 DM	OLG Hamm, Urt. v. 20. 9. 1989, AZ. 3 U 435/88	Schmerzen und Angstzustände, Zusammenbruch, stationäre Behandlung, Rehabilitation wegen Verkennens der Symptome für akuten Herzinfarkt in der Klinik. *Diagnosefehler.*
Hirn	80000 DM + 150 DM Rente	OLG Koblenz, Urt. v. 12. 2. 1982, AZ. 3 U 686/80	Hirnverletzung unmittelbar nach der Geburt, gravierende körperliche und geistige Behinderungen, Lähmung. *Behandlungsfehler.*
Hirn	50000 DM	OLG Frankfurt, Urt. v. 22. 9. 1981, AZ. 22 U 110/80	Injektionsfehler: Schädigung des Großhirns durch Sauerstoffmangel bei einer Penicillin-Injektion. *Behandlungsfehler.*
Hirn	150000 DM + 500 DM Rente	OLG Düsseldorf (a) Urt. v. 30. 12. 1985, AZ. 8 U 198/84, (b) Urt. v. 3. 12. 1987, AZ. 8 U 198/84	Schwere Hirnschädigung durch Narkoseverschulden. *Behandlungsfehler.*
Hirn	80000 DM + 600 DM Rente	OLG Stuttgart, Urt. v. 20. 5. 1976, AZ. 10 U 200/75	Irreparable Gesundheitsschädigungen mit Hirnschäden und Lähmungen bei einem 2-jährigen Kind. Behandlungsfehler.
Hirn	80000 DM + 400 DM Rente	OLG Hamm, Urt. v. 9. 3. 1988, AZ. 3 U 105/87	Schwere Hirnschäden, Epilepsie. *Behandlungsfehler.*
Hirn	50000 DM + 100 DM Rente	OLG Köln, Urt. v. 7. 3. 1979, AZ. 13 U 59/77	Taubheit durch Hirnhautentzündung. *Behandlungsfehler.*

Art der Verletzung	Höhe des Schmerzensgeldes	Aktenzeichen	Hintergrund der Verletzung
Hirn	160000 DM	OLG Stuttgart, Urt. v. 25. 8. 1994, AZ. 14 U 25/93	Schwere Hirnschädigung eines Patienten mit vermindertem Empfindungs- und Wahrnehmungsvermögen und geringerer Lebenserwartung durch Narkosezwischenfall während einer Operation. *Behandlungsfehler.*
Hirn	20000 DM	OLG Düsseldorf, Urt. v. 8. 7. 1993, AZ. 8 U 302/91	Durchblutungsstörungen mit Hirnschädigung nach Einrenken eines Halswirbels durch einen Chiropraktiker. *Behandlungsfehler.*
Hirn	60000 DM	OLG Stuttgart, Urt. v. 12. 6. 1985, AZ. 3 U 188/84	Schwere Hirnschädigung nach Schutzimpfung. *Verletzung der Aufklärungspflicht.*
Hüfte	8000 DM	OLG Köln, Urt. v. 15. 2. 1989, AZ. 27 U 144/88	Wechsel einer Hüftprothese nach mangelhaftem Einsatz, außerdem Geh- und Sitzbeschwerden. *Behandlungsfehler.*
Lunge	2000 DM	OLG Düsseldorf, Urt. v. 26. 5. 1988, AZ. 8 U 114/85	Klinikaufenthalt wegen Lungenproblem (Pneumothorax). *Behandlungsfehler.*
Lunge	30000 DM	OLG München, Urt. v. 5. 5. 1994, AZ. 1 U 6456/91	Verlust einer vorgeschädigten Lungenhälfte wegen zu spät erkannter Erkrankung. *Diagnosefehler.*
Lunge	10000 DM	LG Itzehoe, Urt. v. 9. 2. 1987, AZ. 2 O 204/85	Operative Entfernung eines während der Behandlung eingeatmeten Stifts aus der Lunge. *Behandlungsfehler.*
Lunge	2500 DM	OLG Köln, Urt. v. 26. 3. 1987, AZ. 7 U 320/86	Klinikaufenthalt wegen Lungenproblem (Pneumothorax). *Behandlungsfehler, Verletzung der Aufklärungspflicht.*
Psychiatrie	5000 DM	BGH, Urt. v. 29. 3. 1990, AZ. III ZR 160/88	Ungerechtfertigte Einweisung in eine psychiatrische Anstalt (7 Tage). *Verletzung der Sorgfaltspflicht.*
Psychiatrie	15000 DM	OLG Stuttgart, Urt. v. 2. 8. 1990, AZ. 14 U 10/90	*Fehlerhafte Einweisung in psychiatrische Klinik.* Schmerzen während des Transports und des Aufenthalts, Festhalten ohne rechtliche Grundlage und gegen den Willen des Patienten.
Psychiatrie	30000 DM	OLG Nürnberg, Urt. v. 2. 3. 1988, AZ. 9 U 779/85	2-jährige Unterbringung in geschlossener Anstalt, 6 Jahre Entmündigung, erhebliche psychische Belastungen. *Fehlerhaftes Gutachten.*

Schock, psychische Beeinträchtigung	10000 DM	OLG Düsseldorf, Urt. v. 12. 10. 1989, AZ. 8 U 10/88	...Verstoß gegen Aufmerksamkeit durch psychotherapeut... Schwere psychische Störungen wegen Geschlechtsverkehr mit Patientin. *Schuldhaftes Verhalten.*
Schock, psychische Beeinträchtigung	4000 DM	OLG Braunschweig, Urt. v. 7. 10. 1988, AZ. 4 U 2/88	Schockerlebnis durch unzutreffenden Krebsbefund eines Heilpraktikers. *Diagnosefehler.*
Unterleib	2000 DM	BGH, Urt. v. 18. 3. 1980, AZ. VI ZR 15/78	Fehlerhafte Sterilisation. Ungewollte Schwangerschaft. *Behandlungsfehler.*
Unterleib	10000 DM	LG Braunschweig, Urt. v. 25. 6. 1987, AZ. 1 O 277/86	Operative Entfernung einer zurückgelassenen Nadel bei Unterleibsoperation, krampfartige Schmerzen, starke Blutungen. *Verletzung der Aufklärungspflicht.*
Unterleib	20000 DM	OLG Oldenburg, Urt. v. 8. 5. 1987, AZ. 6 U 151/85	Schädigung der Gebärmutter und des Harnleiters bei Schwangerschaftsabbruch. *Behandlungsfehler.*
Unterleib	50000 DM	LG Lüneburg, Urt. v. 4. 11. 1981, AZ. 2 O 137/80	Rechtswidrige Sterilisation, Unfruchtbarkeit, psychische Probleme. *Fehlende Einwilligung.*
Unterleib	1000 DM	OLG Köln, Urt. v. 18. 3. 1985, AZ. 7 U 219/93	Fehlerhafte Sterilisation: Ungewollte Schwangerschaft. *Behandlungsfehler.*
Unterleib	1000 DM	BGH, Urt. v. 18. 3. 1980, AZ. VI ZR 247/78	Fehlerhafte Sterilisation: Ungewollte Schwangerschaft und Geburt eines Kindes, weiterer Eingriff. *Behandlungsfehler.*
Unterleib	3000 DM	OLG Hamm, Urt. v. 13. 12. 1982, AZ. 13 U 113/82	Operative Entfernung des Eierstocks ohne wirksame Einwilligung. *Verletzung der Aufklärungspflicht.*
Unterleib	50000 DM	LG Hamburg, AZ. 3 O 179/84	Entfernung beider Eierstöcke infolge verspäteter und *falscher Diagnose* bei einer 26-Jährigen.
Unterleib	20000 DM	LG München I, Urt. v. 31. 5. 1983, AZ. 30 O 9640/82	Entfernung der Gebärmutter wegen einer im Unterleib verbliebenen abgebrochenen Operationsnadel bei Kaiserschnitt 12 Jahre zuvor, Schmerzen, nicht erfüllbarer Kinderwunsch. *Behandlungsfehler.*
Unterleib	150000 DM	OLG Saarbrücken, Urt. v. 17. 12. 74, AZ. unbekannt.	Verlust von Geschlechtsorgan, tiefgreifende Beeinträchtigung der Lebensqualität, psychische Probleme zu erwarten. *Behandlungsfehler.*

Art der Verletzung	Höhe des Schmerzensgeldes	Aktenzeichen	Hintergrund der Verletzung
Unterleib	20 000 DM	OLG München, Urt. v. 25. 9. 1986, AZ. 24 U 807/85	Nervschädigung bei urologischer Operation, Folgeoperation. *Behandlungsfehler.*
Unterleib	4000 DM	OLG Köln, Urt. v. 25. 2. 1985, AZ. 7 U 50/82	Ungewollte Schwangerschaft und erneuter Sterilisationsversuch nach fehlgeschlagener Sterilisation. *Behandlungsfehler.*
Unterleib	20 000 DM	OLG Düsseldorf, Urt. v. 12. 10. 1989, AZ. 8 U 60/88	Rechtswidrige Sterilisation einer sprachunkundigen Patientin. *Fehlende Einwilligung.*
Unterleib	30 000 DM	OLG Bamberg, Urt. v. 17. 12. 1987, AZ. 5 U 145/86	Entfernung der Gebärmutter, des Blinddarms sowie von wesentlichen Teilen des Eierstockes, Unfruchtbarkeit. *Diagnosefehler.*
Unterleib	60 000 DM	OLG Stuttgart, Urt. v. 6. 10. 1988, AZ. 14 U 2/88	Rechtswidrige Sterilisation während eines Schwangerschaftsabbruchs. *Fehlende Einwilligung.*
Unterleib	5000 DM	OLG Stuttgart, Urt. v. 15. 3. 1990, AZ. 14 U 44/89	Nichterkennen einer Rektum-Scheidenfistel, Entzündung der Scheide, Heilungsverzögerung. *Diagnosefehler.*
Unterleib	35 000 DM	OLG Düsseldorf, Urt. v. 12. 10. 1989, AZ. 8 U 60/88	Fehlende Einwilligung zur Sterilisation, psychische Probleme. *Behandlungsfehler.*
Unterleib	20 000 DM	OLG Düsseldorf, Urt. v. 2. 10. 1985, AZ. 8 U 11/83	Notwendige Entfernung eines Hoden nach schwerer Hodenprellung. *Fehldiagnose.*
Unterleib	35 000 DM	OLG Karlsruhe, Urt. v. 2. 3. 1987, AZ. 7 U 2/84	Gestörter Sexualbereich nach Diagnoseeingriff. *Verletzung der Aufklärungspflicht.*
Unterleib	30 000 DM	BGH, Urt. v. 21. 9. 1982, AZ. VI ZR 130/81	Entfernung eines Hoden wegen Gewebeschwundes, Impotenz. *Behandlungsfehler.*
Unterleib	25 000 DM	OLG München, Urt. v. 5. 4. 1990, AZ. 1 U 5542/89	Verlust der Gebärmutter bei Einsetzen eines Intra-Uterin-Pessars. *Behandlungsfehler.*
Unterleib	30 000 DM	OLG München, Urt. v. 27. 1. 1994, AZ. 1 U 2040/93	Verlust der Gebärmutter wegen fehlerhafter Versorgung nach der Geburt (hier: Entfernen der Nachgeburt). *Behandlungsfehler.*

Unterleib	11 000 DM	LG Karlsruhe, Urt. v. 15. 1. 1980, AZ. 11 O 259/78	Erhebliche Beschwerden als Folgen einer Unterleibsoperation (Entfernen der Eierstöcke und des Eileiters). *Fehlende Einwilligung.*
Unterleib	3000 DM	BGH, Urt. v.25. 6. 1985, AZ. VI ZR 270/83	Unterlassener Schwangerschaftsabbruch, *Verschulden des Arztes:* psychische Belastung wegen ungewollter Schwangerschaft.
Unterleib	7000 DM	OLG Frankfurt, Urt. v. 13. 2. 1987, AZ. 10 U 83/86	Behandlungsfehler bei Schwangerschaftsabbruch: Ungewollte Geburt eines schwerstbehinderten Kindes.
Unterleib	3000 DM	OLG Frankfurt, Urt. v. 27. 6. 1985, AZ. 15 U 59/84	Fehlgeschlagene Abtreibung: Ungewollte Geburt wegen Übersehens eines Zwillingsfötus. *Behandlungsfehler.*
Unterleib	5000 DM	LG Aachen, Urt. v. 5. 2. 1992, AZ. 4 O 359/89	Teilresektion des Eileiters wegen nicht erfolgter Abklärung einer Eileiterschwangerschaft durch eine Laparoskopie. *Diagnosefehler.*
Unterleib	10000 DM	LG Berlin, Urt. v. 17. 1. 1985, AZ. 20 O 142/84	Ungewollte Schwangerschaft wegen fehlgeschlagener Sterilisation. *Behandlungsfehler.*
Unterleib	40000 DM	BGH, Urt. v. 28. 2. 1984, AZ. VI ZR 70/82	Harnleiterverletzung bei Entfernung der Gebärmutter, Entfernung einer Niere erforderlich. *Verletzung der Aufklärungspflicht/Behandlungsfehler.*
Wirbelsäule	10000 DM	OLG München, Urt. v. 14. 4. 1991, AZ. 1 U 6197/90	Erhebliche Beschwerden, Folgeoperationen wegen Missachtens der Anordnungen des operierenden Arztes zur Nachbehandlung einer Wirbelsäulenoperation (Anordnung der Fixation mit Bein-Becken-Gips). *Behandlungsfehler.*
Wirbelsäule	200000 DM	LG Bayreuth, Fundstelle: Zeitschrift für Versicherungsrecht, 1990, S. 391	Teillähmung nach Operation am Halswirbel. *Unvollständige Aufklärung.*

Abkürzungen: GKV – Gesetzliche Krankenversicherung; PKV – Private Krankenversicherung
Quelle: Die Zukunft der Krankenversicherung. Eine Studie der Unternehmensberatung Mummert + Partner AG und des Instituts für Versicherungsbetriebslehre der Universität Hannover, Hamburg 1999

AG = Amtsgericht
AZ = Aktenzeichen
BGH = Bundesgerichtshof
LG = Landgericht
OLG = Oberlandesgericht
Quelle: Eigene Recherchen, DM online.

Adressen

Juristische Unterstützung

Anwaltsvereinigungen

Anwälte im Medizinrecht

Erftstr. 78
41460 Neuss
Tel.: 0 21 31/9 20 50
Fax: 0 21 31/92 05 11

Rechtsanwälte für Patienten

Wildenbruchstr. 41
40545 Düsseldorf
Tel.: 02 11/55 62 07
Fax: 02 11/5 53 11 29

Dem Autor als bei der Durchsetzung von Patientenansprüchen erfolgreiche Anwälte persönlich bekannt:

Erich Bäckerling
Am Bertholdshof 1
44143 Dortmund
Tel.: 02 31/59 00 71
Fax: 02 31/59 00 00

Jürgen Korioth
Talweg 2
53773 Hennef
Tel.: 0 22 42/9 27 50
Fax: 0 22 42/92 75 21

Hans-Joachim Makiol
Erftstr. 78
41460 Neuss
Tel.: 0 21 31/9 20 50
Fax: 0 21 31/92 05 11

Gunnar Porcher
Nordstr. 24
52134 Herzogenrath
Tel.: 0 24 07/20 77
Fax: 0 24 07/44 23

Irmgard Rünzel
Erwinstr. 10
79102 Freiburg
Tel.: 07 61/7 30 15
Fax: 07 61/7 17 03

Frank Sievers
Leonhardstr. 8
30175 Hannover
Tel.: 05 11/34 56 73
Fax: 05 11/34 21 57

Gutachterstellen, Schiedsstellen, Gutachterkommissionen

Angesiedelt bei den Ärtekammern und über diese zu erreichen:

- Baden-Württemberg
  Jahnstr. 40
  Tel.: 07 11/76 98 90
  Fax: 07 11/7 69 89 50

- Bayern
  Mühlbaurstr. 16
  81677 München
  Tel.: 0 89/4 14 70
  Fax: 0 89/4 14 72 80

- Berlin
  Flottenstr. 28-42
  13407 Berlin
  Tel.: 0 30/40 80 60
  Fax: 0 30/4 14 72 80

- Brandenburg
  Dreiferstr. 12
  03044 Cottbus
  Tel.: 03 55/78 01 00
  Fax: 03 55/7 80 10 36

- Bremen
  Schwachhauser Heerststr. 30
  28209 Bremen
  Tel.: 04 21/3 40 42 00
  Fax: 04 21/3 40 42 09

- Hamburg
  Humboldtstr. 56
  22083 Hamburg
  Tel.: 0 40/22 80 20
  Fax: 0 40/2 20 99 80

- Hessen
  Im Vogelsang 3
  60488 Frankfurt a. M.
  Tel.: 0 69/97 67 20
  Fax: 0 69/97 67 21 28

- Mecklenburg-Vorpommern
  Humboldtstr. 6
  18055 Rostock
  Tel.: 03 81/49 28 00
  Fax: 03 81/4 92 80 44

- Niedersachsen
  Berliner Allee 20
  30175 Hannover
  Tel.: 05 11/3 80 02
  Fax: 05 11/3 80 22 40

- Nordrhein-Westfalen
  Nordrhein
  Tersteegenstr. 31
  40474 Düsseldorf
  Tel.: 02 11/4 30 20
  Fax: 02 11/4 30 22 00

- Westfalen-Lippe
  Gartenstr. 210-214
  48147 Münster
  Tel.: 0251/9290
  Fax: 0251/9292999

- Rheinland-Pfalz
  Deutschhausplatz 3
  55116 Mainz
  Te.: 06131/288220
  Fax: 06131/2882288

- Saarland
  Faktoreistr. 4
  66111 Saarbrücken
  Tel.: 0681/40030
  Fax: 0681/4003340

- Sachsen
  Schützenhöhe 16
  01099 Dresden
  Tel.: 0351/82670
  Fax: 0351/8267412

- Sachsen-Anhalt
  Doktor-Eisenbart-Ring 2
  39120 Magdeburg
  Tel.: 0391/60546
  Fax: 0391/6054700

- Schleswig-Holstein
  Bismarckallee 8-12
  23795 Bad Segeberg
  Tel.: 04551/8030
  Fax: 04551/803180

- Thüringen
  Im Semmicht 33
  07751 Jena
  Tel.: 03641/6140
  Fax: 03641/614199

Kritiker halten die Gutachterstellen für ungeeignet, Arztfehler zu regulieren. Angeblich seien sie voreingenommen, weil die Stellen von den Ärztekammern finanziert werden.

Selbsthilfeverbände

Geburtshilfe, Arbeitskreis Kunstfehler in der
Rosental 23-25
44135 Dortmund
Tel.: 02 31/52 58 72
Fax: 02 31/52 60 48

Geburtshilfegeschädigter, Bundesinteressengemeinschaft
Nordsehler Str. 30
31655 Stadthagen
Tel.: 0 57 21/7 23 72
Fax: 0 57 21/8 17 83

Impfgeschädigte, Schutzverband
Bahnhofstr. 40
57548 Kirchen
Tel.: 0 27 41/52 97 99
Fax: 0 27 41/93 02 97

Medizingeschädigter, Bundesarbeitsgemeinschaft der Notgemeinschaften
Ulmenallee 15
41540 Dormagen
Tel. und Fax: 0 21 33/4 67 53

Patientenberatung, Unabhängige
Schwachhauser Heerstr. 34
28209 Bremen
Tel.: 04 21/3 47 73 74
Fax: 04 21/3 47 73 99

Ausschließlich für die Bürger der Hansestadt eingerichtet. Versteht sich als Clearingstelle zwischen Patienten, Arzt und Krankenkasse. Eingerichtet von der Ärztekammer, dem Gesundheitssenator, der Krankenhausgesellschft und den Krankenkassen Bremens.

Patienteninitiative

Preystr. 8
22303 Hamburg
Tel.: 0 40/2 79 64 65
Fax: 0 40/27 87 77 18
Schwerpunkt Hamburg

PatientInnenstellen

c/o Gesundheitsladen München
Auenstr. 31
80469 München
Tel.: 0 89/77 25 65
Fax: 0 89/7 25 04 74

Psychiatrie-Erfahrener, Bundesverband

Thomas-Mann-Str. 49a
53111 Bonn
Tel.: 02 28/63 26 46
Fax: 02 28/65 80 63

Soziale Psychiatrie, Deutsche Gesellschaft für

Stuppstr. 14
50823 Köln
Tel.: 02 21/51 10 02
Fax: 02 21/52 99 03

Verbraucherverbände, Arbeitsgemeinschaft der (AGV)

Heilsbachstr. 20
53123 Bonn
Tel.: 02 28/6 48 90
Fax: 02 28/64 42 58

In einigen Verbraucherzentralen, zum Beispiel der in Hamburg, hat sich eine beachtliche Kompetenz in Fragen des Patientenrechts angesammelt. Wer sie nutzen möchte, kontaktiert am besten die AGV als zentrale Anlaufstelle. Die AGV ist zugleich der größte Partner im »Bündnis für unabhängige Patientenunterstützung in Deutschland«, das vom Bundesgesundheitsministerium initiiert wurde. Weitere Partner dort: der Arbeitskreis Kunstfehler in der Geburtshilfe, die Bundesgemeinschaft der Notgemeinschaften der Medizingeschädigten, die Bundesarbeitsgemeinschaft der PatientInnenstellen und die Bundesinteressengemeinschaft Geburtshilfegeschädigter.

Versicherte und Patienten, Deutsche Gesellschaft für
  Lehrstr. 6
  64646 Heppenheim
  Tel.: 0 62 52/91 07 44
  Fax: 0 62 52/91 07 45

Zahnmedizinischer Arbeitskreis
  An der Pfarrwiese 15a
  60437 Frankfurt a. M.
  Tel.: 0 61 01/4 33 63

Anlaufstellen für Pflegegeschädigte und deren Angehörige:

Handeln statt Misshandeln, Initiative
  Breite Str. 107a
  53111 Bonn
  Tel.: 02 28/63 63 21
  Fax: 02 28/63 63 31

Integration-Förderung, Vereinigung
  Klenzestr. 57c
  80469 München
  Tel.: 0 89/2 01 57 61
  Fax: 0 89/2 01 54 60

Menschenrechtsverletzungen, Arbeitskreis gegen
  c/o Rechtsanwalt Alexander Frey
  Riemerschmidstr. 41
  80933 München
  Tel.: 0 89/3 13 30 28
  Fax: 0 89/3 13 27 51

Städtische Beschwerdestelle für Probleme in der Altenpflege
  Marienplatz 8
  80313 München
  Tel.: 0 89/23 32 08 52
  Fax: 0 89/23 32 19 73

Ausschließlich für Pflegebedürftige, die in München versorgt werden. Clearing-stelle ohne Möglichkeit direkter Intervention, jedoch mit hoher Akzeptanz bei der Verwaltungsspitze.

Hilfe bei der Finanzierung von Arzthaftungsprozessen

Foris AG
Matterhornstr. 44
14129 Berlin
Tel.: 0 30/80 48 64
Fax: 0 30/80 48 64 24

Übernimmt das Prozesskostenrisiko bei über 100 000 Mark Streitwert, verlangt dafür im Fall des Obsiegens 50 Prozent der eingeklagten Summe. Betreibt keine Rechtsberatung, übernimmt aber die Prozesshoheit: So müssen zum Beispiel Vergleiche, die der Foris als annehmbar erscheinen, akzeptiert werden. Antrag auf Beteiligung nur durch den Anwalt des Geschädigten.

Volker Angres/Claus-Peter Hutter/Lutz Ribbe

Futter fürs Volk

Was die Lebensmittelindustrie uns auftischt

Ein Lebensmittelskandal jagt den anderen. Durch die industrielle Massenproduktion scheint unsere Nahrung geradezu zwangsläufig immer wieder verdorben zu werden. Fertigprodukte, gentechnische Wunder aus den Laboratorien der Lebensmittelkonzerne, selbstkochende Nudelsuppen – alles ist billiger und bequemer als je zuvor. Doch wir zahlen einen hohen Preis dafür: unsere Gesundheit. Weil die Autoren meinen, das muss nicht sein, zeigt dieses Buch auch Auswege aus der Lebensmittelkrise und gibt wertvolle Verbrauchertipps: Vom richtigen Einkaufen über die Grundregeln einer gesunden Ernährung bis zu über 700 wichtigen Adressen.

Das Handbuch für alle, die wissen wollen, wie man sich heute – ganz ohne Askese – noch gut und gesund ernähren kann!

»Ein Buch gegen das Mittagessen aus der Mikrowelle und für eine naturnahe Ernährung. Seriös recherchiert und leidenschaftlich geschrieben.«

Berliner Morgenpost

»Ein einzigartiges Feuerwerk des ›schlechten Geschmacks‹ – informativ und intelligent, witzig und locker im Stil.«

Politische Ökologie

Knaur

Hans Herbert von Arnim

Vom schönen Schein der Demokratie

Politik ohne Verantwortung – am Volk vorbei

Alle Macht geht vom Volke aus – theoretisch. Denn in Wahrheit sind Wahlen, Volksbegehren und Volksentscheid stumpfe Waffen im Kampf um die politische Mitsprache. Die politische Klasse hat die Instrumente demokratischer Bürgerbeteiligung durch eine Fülle einschränkender Bestimmungen weitgehend entschärft. Ungestört vom Volk schiebt einer dem anderen die Verantwortung zu: Die Länder sind politisch kastriert, die Bundesregierung ist durch den Bundesrat gelähmt, der lässt gern das Bundesverfassungsgericht entscheiden, und im Zweifel ist sowieso die EU zuständig. Das Ergebnis: Die Politik ist handlungsunfähig, dringende Reformen werden nicht angepackt.

Eindringlich analysiert Hans Herbert von Arnim nicht nur die unerträglichen Defizite des demokratischen Systems – er zeigt auch, wie sich die vorhandenen Möglichkeiten nutzen lassen, um die Mitsprache der Bürger zu stärken, die Kontrolle der politischen Institutionen zu verbessern und die Handlungsfähigkeit des Systems wiederherzustellen.

»Arnim hat sich die Freiheit genommen, radikal zu denken, zu beschreiben und Alternativen zu entwickeln. Das ist gut so.«
Hessischer Rundfunk

»Ein notwendiges Buch zur rechten Zeit.«
Die Zeit

»Arnims Kritik ist – en gros und en detail – berechtigt.«
Berliner Zeitung

»Ein lesenswertes, ein wichtiges Buch.«
Die Öffentliche Verwaltung

»Es gibt kein größeres Lob, als das Buch auch den ›Nicht-Juristen‹ wärmstens zu empfehlen (Schule, Hochschule, Erwachsenenbildung, politische Bildung usf.).«
Historisches politisches Buch

Knaur

Hans-Ulrich Grimm

Die Suppe lügt

Die schöne neue Welt des Essens

Was ist eigentlich drin in unseren Lebensmitteln? Hans-Ulrich Grimms Recherchen beweisen: Unsere Nahrung wird mit einem Cocktail verschiedenster Chemikalien behandelt – und durchaus nicht immer zum Nutzen der Verbraucher.

Ein ungemein informatives und spannendes Buch über den ganz normalen Wahnsinn der Lebensmittelchemie.

»Grimm klärt auf, unterhaltsam und informativ.«

Frankfurter Allgemeine Zeitung

Knaur